Sucht medizin· Kongreß
7.-9. 11.08
Berlin
Savoy-Hotel

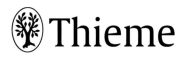

Kompendium Sucht

Herausgegeben von
Michael Krausz
Christian Haasen

Mit Beiträgen von

Frank Andersohn
Markus Backmund
Raphaela Basdekis-Josza
Peer Briken
Eva Brückner
Georg Farnbacher
Brigitte Gemeinhardt
Christian Haasen

Anne Karow
Eva Kleinemeier
Michael Krausz
Anke Lachmann
Evangelia Nika
Michael Prinzleve
Jens Reimer
Mariam Ujeyl

9 Abbildungen
18 Tabellen

Georg Thieme Verlag
Stuttgart · New York

Bibliographische Information
Der Deutschen Bibliothek

Die Deutsche Bibliothek verzeichnet diese Publikation
in der Deutschen Nationalbibliographie; detaillierte
bibliographische Daten sind im Internet über
http://dnb.ddb.de abrufbar

Wichtiger Hinweis: Wie jede Wissenschaft ist die Medizin
ständigen Entwicklungen unterworfen. Forschung und klinische Erfahrung erweitern unsere Erkenntnisse, insbesondere
was Behandlung und medikamentöse Therapie anbelangt.
Soweit in diesem Werk eine Dosierung oder eine Applikation
erwähnt wird, darf der Leser zwar darauf vertrauen, dass Autoren, Herausgeber und Verlag große Sorgfalt darauf verwandt haben, dass diese Angabe **dem Wissensstand bei Fer-
tigstellung des Werkes** entspricht.
Für Angaben über Dosierungsanweisungen und Applikationsformen kann vom Verlag jedoch keine Gewähr über-
nommen werden. **Jeder Benutzer ist angehalten,** durch sorgfältige Prüfung der Beipackzettel der verwendeten Präparate
und gegebenenfalls nach Konsultation eines Spezialisten
festzustellen, ob die dort gegebene Empfehlung für Dosierungen oder die Beachtung von Kontraindikationen gegenüber der Angabe in diesem Buch abweicht. Eine solche Prüfung ist besonders wichtig bei selten verwendeten Präparaten oder solchen, die neu auf den Markt gebracht worden
sind. **Jede Dosierung oder Applikation erfolgt auf eigene Gefahr des Benutzers.** Autoren und Verlag appellieren an jeden
Benutzer, ihm etwa auffallende Ungenauigkeiten dem Verlag
mitzuteilen.

© 2004 Georg Thieme Verlag
Rüdigerstraße 14
D-70469 Stuttgart
Telefon: + 49/ 0711/ 8931–0
Unsere Homepage: http://www.thieme.de

Printed in Germany

Umschlaggestaltung: Thieme Verlagsgruppe
Satz: Gulde Druck, Tübingen
Druck: Westermann Druck, Zwickau

ISBN 3-13-128261-4   1 2 3 4 5 6

Anschriften

Dr. med. Frank Andersohn
Institut für Klinische Pharmakologie
Charité – Universitätsmedizin Berlin
Campus Charité Mitte
Schumannstraße 20/21
10117 Berlin

Dr. med. Markus Backmund
Krankenhaus München-Schwabing
Klinik für Innere Medizin 3
Bereich Suchtmedizin
Kölner Platz 1
80804 München

Dr. med. Raphaela Basdekis-Josza
Klinik und Poliklinik für Psychiatrie und Psycho-
therapie des Universitätsklinikums
Hamburg-Eppendorf
Martinistraße 52
20246 Hamburg

Dr. med. Peer Briken
Klinik und Poliklinik für Psychiatrie und Psycho-
therapie des Universitätsklinikums
Hamburg-Eppendorf
Martinistraße 52
20246 Hamburg

Dr. phil. Eva Brückner
Klinik und Poliklinik für Psychiatrie und Psycho-
therapie des Universitätsklinikums
Hamburg-Eppendorf
Martinistraße 52
20246 Hamburg

Georg Farnbacher
Klinik und Poliklinik für Psychiatrie und Psycho-
therapie des Universitätsklinikums
Hamburg-Eppendorf
Martinistraße 52
20246 Hamburg

Dipl.-Psych. Brigitte Gemeinhardt
Klinik und Poliklinik für Psychiatrie und Psycho-
therapie des Universitätsklinikums
Hamburg-Eppendorf
Martinistraße 52
20246 Hamburg

PD Dr. med. Christian Haasen
Klinik und Poliklinik für Psychiatrie und Psycho-
therapie des Universitätsklinikums
Hamburg-Eppendorf
Martinistraße 52
20246 Hamburg

Dr. med. Anne Karow
Klinik und Poliklinik für Psychiatrie und Psycho-
therapie des Universitätsklinikums
Hamburg-Eppendorf
Martinistraße 52
20246 Hamburg

Dipl.-Psych. Eva Kleinemeier
Klinik und Poliklinik für Psychiatrie und Psycho-
therapie des Universitätsklinikums
Hamburg-Eppendorf
Martinistraße 52
20246 Hamburg

Prof. Dr. med. Michael Krausz
Klinik und Poliklinik für Psychiatrie und Psycho-
therapie des Universitätsklinikums
Hamburg-Eppendorf
Martinistraße 52
20246 Hamburg

Dipl.-Ing. Anke Lachmann
Klinik und Poliklinik für Psychiatrie und Psycho-
therapie des Universitätsklinikums
Hamburg-Eppendorf
Martinistraße 52
20246 Hamburg

Dr. med. Evangelia Nika
Klinik und Poliklinik für Psychiatrie und Psycho-
therapie des Universitätsklinikums
Hamburg-Eppendorf
Martinistr. 52
20246 Hamburg

Dipl.-Psych. Michael Prinzleve
Klinik und Poliklinik für Psychiatrie und Psycho-
therapie des Universitätsklinikums
Hamburg-Eppendorf
Martinistraße 52
20246 Hamburg

Dr. med. Jens Reimer
Klinik und Poliklinik für Psychiatrie und Psycho-
therapie des Universitätsklinikums
Hamburg-Eppendorf
Martinistraße 52
20246 Hamburg

Dr. med. Mariam Ujeyl
Klinik und Poliklinik für Psychiatrie und Psycho-
therapie des Universitätsklinikums
Hamburg-Eppendorf
Martinistraße 52
20246 Hamburg

Vorwort

Die Therapie von Suchterkrankungen macht in vielfältiger Art und Weise grundsätzliche Dilemmata der Psychiatrie und psychosozialer Interventionen deutlich. In besonderer Art und Weise wurde und wird die Suchttherapie beeinflusst durch die Gesamtstrukturen des Hilfesystems und seine Trennung in unterschiedliche, wenig miteinander kommunizierende Teile, verschiedene Finanzierungsträger und politische Rahmenbedingungen. Ganz offensichtlich sind dies keine Bedingungen und Strukturen, die sich aus den Bedürfnissen der Patientinnen und Patienten oder einer wie auch immer gearteten wissenschaftlichen Theorie ableiten – eigentlich ein unbefriedigender Zustand. Nicht die therapeutischen Erfordernisse oder Bedürfnisse der Betroffenen sind Ausgangspunkt des Behandlungssystems, sondern das bestehende Finanzierungs- und Versorgungssystem definiert einen Rahmen sowie die begrenzten Möglichkeiten. Insofern ist es berechtigt und nützlich, nicht immer bestehende Therapieansätze auch prospektiv als Rahmen vorauszusetzen, sondern von einem sehr grundlegenden Wandel in den nächsten Jahren und Jahrzehnten auszugehen. Hierfür ist aber eine konsequentere und wissenschaftlich fundiertere Konzeptbildung notwendig. Beispiele dafür sind die zunehmende Entwicklung integrierter Versorgungsangebote, wie der so genannten qualifizierten Entzüge, Forderungen nach mehr ambulanten Angeboten und der Trend zur Diversifikation von psychotherapeutischen und psychopharmakologischen Interventionsstrategien. Dies sollte man auch bei der Beschäftigung mit der Weiterbildung und der Diskussion um Standards im Hinterkopf behalten.

Genauso wichtig wie das Schaffen der Voraussetzungen im Versorgungssetting und im Hilfesystem sowie der sinnvolle Einsatz der zur Verfügung stehenden Ressourcen sind die in der Suchttherapie verankerten Wirkungs- und Interventionsmodelle, die wir in diesem Buch zu skizzieren versuchen – auch um die Neugierde zur weiteren Beschäftigung mit diesen Themen zu wecken. Einer der grundsätzlichen Aspekte dieser Modellbildung zur Betrachtung süchtigen Verhaltens sowie Grundlage der Behandlungsplanung und Interventionsstrategie ist die Frage nach dem grundsätzlichen Verlaufsmuster, der Bedeutung süchtigen Verhaltens im langfristigen biographischen Rahmen als entweder kurzfristig akutes oder eher langfristig chronisches Geschehen. Ist es also notwendig, kurzfristig intensive Anstrengungen zu übernehmen, um die »Erkrankungen« zu beenden und zu heilen? Oder bedarf es bei abhängigen Patientinnen und Patienten einer längerfristigen Versorgung, der professionellen Einbettung in das ambulante Hilfesystem, verbunden mit einem optimalen Krisenmanagement? Dies klingt fast wie eine rhetorische Frage, betrachtet man die Argumentation der Kostenträger nicht. Überall auf der Welt wird das Behandlungsangebot eher limitiert, und die Betroffenen müssen mit dem Stigma der unheilbaren, nicht mehr beeinflussbaren und nicht mehr therapierbaren Kranken leben – so z.B. in den USA, wo die meisten Kostenträger nur noch 3 Suchttherapien bezahlen. Und dann? Oder in Deutschland, wo Entgiftungsbehandlungen auf wenige Tage beschränkt werden. Und dann? Ist dann der Beweis erbracht, dass die Patienten nicht wollen, dass sie selber schuld sind an ihrem Elend?

Umgekehrt gefragt: Sind Suchttherapie und Suchtmedizin ihr Geld wert? Misst man diese Frage an den Erwartungen vieler Betroffener und ihrer Familie sowie der Kostenträger in Richtung einer schnellen Beseitigung von Problemen, einer Heilung im radikalen Sinne, so sind diese Erwartungen genauso begründet wie bei nahezu allen anderen chronischen Prozessen auch. Für Sucht gilt bezüglich dieser Diskussion dasselbe wie für Hochdruck, Asthma und Diabetes. Umgekehrt ist es möglich, außerordentlich effektiv den Verlauf bis hin zu einer stabilen und gesunden Lebensführung positiv zu beeinflussen. Dazu ist es notwendig, ein den Bedürfnissen der Patientinnen und Patienten sowie ihren Möglichkeiten angepasstes Versorgungsangebot bereitzustellen.

Grundlage für diese Entwicklung sind eine entsprechende Qualifikation, eine kontinuierliche berufsbegleitende Weiterbildung und eine zwischen Wissenschaft und Praxis austarierte Weiterentwicklung der Angebote. Dazu wollen wir mit diesem Buch beitragen – im vollen Bewusstsein, dass der von uns skizzierte Stand eine Zwischenbilanz und nicht der Weisheit letzter Schluss ist.

Hamburg, Sommer 2003

Michael Krausz
Christian Haasen

Inhalt

1 Zwischen Mystik und Evidenz – zum Stand der Modellbildung in der Suchtforschung 1
M. Krausz

1.1 Modelle und Alltag 1
1.2 Beiträge zur Modellbildung 2
1.2.1 Ansätze naturwissenschaftlicher Modellbildung 2
1.2.2 Ansätze klinisch-psychiatrischer Modellbildung 3
1.2.3 Sozialwissenschaftliche Modellbildung ... 6
1.2.4 Zwischenbilanz interdisziplinärer Modellbildung 8
1.3 Fazit 10
1.4 Literatur 10

2 Diagnostik und Klassifikation von psychischen und Verhaltensstörungen durch psychotrope Substanzen 11
E. Kleinemeier

2.1 Einleitung 11
2.2 Begriffsklärung 12
2.3 Klassifikation 14
2.4 Instrumente 17
2.4.1 Screeningtests 18
2.4.2 Checklisten 19
2.4.3 Strukturierte Interviews 19
2.4.4 Standardisierte Interviews 20
2.4.5 „Addiction Severity Index" 20
2.5 Zusammenfassung 21
2.6 Literatur 21

3 Epidemiologie der Störungen durch psychotrope Substanzen 23
M. Ujeyl, C. Haasen

3.1 Allgemeine Begriffsbestimmung 23
3.2 Erhebungsmethoden 24
3.3 Substanzspezifische epidemiologische Daten 26
3.3.1 Störungen durch Alkohol 26

3.3.2 Störungen durch Nikotin 28
3.3.3 Störungen durch Medikamente 29
3.3.4 Störungen durch illegale Drogen 31
3.4 Literatur 32

4 Ziele der Suchttherapie 35
E. Kleinemeier

4.1 Das Abstinenzparadigma 35
4.2 Kontrollierter Konsum 36
4.3 Behandlungsziele 37
4.4 Literatur 38

5 Behandlungsansätze 39
M. Prinzleve

5.1 Harm Reduction als Teil von Suchttherapie 39
5.1.1 Grundgedanken von Harm Reduction 39
5.1.2 Umsetzung von Harm Reduction: Spritzentauschprogramme, Safer-Use-Beratung und Drogenkonsumräume 41
5.1.3 Empirische Untersuchungen zur Effektivität von Harm-Reduction-Maßnahmen 48
5.1.4 Ausblick 50
5.2 Entgiftung 51
F. Andersohn
5.2.1 Einleitung 51
5.2.2 Alkohol 51
5.2.3 Benzodiazepine 56
5.2.4 Opiate 59
5.3 Entwöhnungsbehandlung und stationäre Psychotherapie 62
E. Brückner
5.3.1 Gruppentherapie 63
5.3.2 Einzeltherapie 64
5.3.3 Verhaltenstherapeutische Interventionen .. 65
5.4 Sucht und Familie 71
B. Gemeinhardt, G. Farnbacher
5.4.1 Systemische Perspektive der Sucht 71
5.4.2 Kinder in „Suchtfamilien" 73
5.4.3 Partnerschaft und Sucht 75
5.4.4 Ko-Abhängigkeit 76

5.4.5 Therapeutische Interventionen und Strate-
       gien   77
5.4.6 Schlussfolgerung   82
5.5   Substitution   82
       C. Haasen, J. Reimer, A. Karow
5.5.1 Einleitung   82
5.5.2 Substitution mit Methadon   83
5.5.3 Substitution mit Codein   84
5.5.4 Substitution mit Buprenorphin   85
5.5.5 Substitution mit Morphin   86
5.5.6 Substitution mit Heroin   87
5.6   Ambulante Suchttherapie   89
       G. Farnbacher, B. Gemeinhardt
5.6.1 System der ambulanten Hilfen und seine
       Veränderungen   89
5.6.2 Beratungsstellen   90
5.6.3 Niedergelassene Ärzte   93
5.6.4 Weitere Hilfsangebote   94
5.6.5 Selbsthilfegruppen   95
5.6.6 Methodenvielfalt – ein Problem?   97
5.6.7 Behandlungsansätze   98
5.6.8 Qualitätssicherung   99
5.6.9 Ausblick   99
5.7   Literatur   99

6   Psychiatrische Komorbidität bei
       Suchterkrankungen   105
       R. Basdekis-Jozsa

6.1   Epidemiologie   105
6.2   Diagnostik, Risikofaktoren, Verlaufsindi-
       katoren   108
6.3   Screening   110
6.4   Behandlungsmethoden   110
6.4.1 Integrative Behandlung   111
6.4.2 Case Management   111
6.5   Fazit für die Praxis   113
6.6   Zusammenfassung   114
6.7   Literatur   115

7   Notfälle in der Suchtbehandlung . . .   119
       M. Backmund

7.1.   Einleitung   119
7.2   Alkoholintoxikation   121
7.3   Opioidintoxikation   122
7.3.1 Präklinische Notfalltherapie   122
7.3.2 Therapie der Komplikationen   123
7.4   Cannabisintoxikation   123
7.4.1 Präklinische Notfalltherapie   123
7.4.2 Therapie der Komplikationen   124
7.5   Kokainintoxikation   124

7.5.1 Präklinische Notfalltherapie   125
7.5.2 Therapie der Komplikationen   125
7.6   Amphetaminintoxikation (Psychostimu-
       lanzien, Entaktogene, Halluzinogene) . . .   126
7.6.1 Therapie der Komplikationen   126
7.7   Intoxikation mit Halluzinogenen: Lysergs-
       säurediethylamid (LSD), Phenzyklidin
       (PCP)   126
7.7.1 Präklinische Notfalltherapie   126
7.7.2 Therapie der Komplikationen   126
7.8   Literatur   127

8   Suchtbehandlung unter besonderen
       Bedingungen   129
       E. Nika, P. Briken

8.1   Schwangerschaft   129
8.2   Kinder und Jugendliche   133
8.3   Prostitution   133
8.4   Obdachlosigkeit   135
8.5   Haft   138
8.6   Fazit für die Praxis   141
8.7   Was hat sich in den letzten 3–5 Jahren
       verändert?   141
8.8   Literatur   142

9   Gesundheitssystemforschung und
       Suchthilfe   143
       A. Lachmann

9.1   Struktur des Suchthilfesystems   143
9.2   Modelle   144
9.3   Sucht als chronische Erkrankung   144
9.4   Evaluation   144
9.5   Sozioökonomische Bedeutung   145
9.6   Fazit   147
9.7   Literatur   147

10   Aktuelle Entwicklungen in der
       Suchtforschung   149
       M. Krausz

10.1   Forschungsgebiet   149
10.2   Epidemiologische Forschung   149
10.3   Neurobiologie und Pharmakologie   150
10.4   Substitutionsforschung   150
10.5   Psychiatrische Suchtforschung – Komor-
       bidität schwerer psychiatrischer Störun-
       gen und Sucht   150
10.6   Interventionsforschung   150
10.7   Zusammenfassende Bewertung der
       Suchtforschung   151

10.8 Literatur 151

11   Nichts ist so beständig wie der Wandel – Anforderungen an das Suchthilfesystem in den nächsten Jahren 153
M. Krausz

11.1 Rahmenbedingungen des aktuellen Hilfesystems 153
11.2 Wie sehen vor diesem Hintergrund die Voraussetzungen für die Entwicklung des Hilfesystems sowie die Grundannahmen aus? 154

11.3 Erfolgreiche Behandlung ist möglich 154
11.4 Differenzierung der Indikation – Differenzierung der Ziele 154
11.5 Ambulante Versorgung 154
11.6 Neudefinition der stationären Suchttherapie 155
11.7 Standardisierung und Qualitätssicherung 155
11.8 Literatur 156

Sachverzeichnis 157

1 Zwischen Mystik und Evidenz – zum Stand der Modellbildung in der Suchtforschung

M. Krausz

Die Forschung zu medizinischen, biologischen, psychischen und sozialen Aspekten der Sucht ist in den 1990er Jahren intensiviert worden und hat eine Reihe innovativer und klinisch relevanter Ergebnisse vorlegen können. Ähnlich wie in anderen Bereichen sozialwissenschaftlicher, psychologischer, biologischer, neurowissenschaftlicher und psychiatrischer Forschung ist damit von den Einzeldisziplinen auch die Modellbildung zu Teilprozessen weiterentwickelt worden.

Die Fragen der Modellbildung und der Ätiologie haben eine ganz entscheidende Wirkung auf den gesellschaftlichen und therapeutischen Umgang mit den Betroffenen. Das Abstinenzparadigma ebenso wie die Leidensdrucktheorie oder die gesellschaftliche Ausgrenzung der Abhängigen von illegalen Drogen stehen in Zusammenhang mit ätiologischen Vorstellungen. Sie sind mit der Beurteilung der Langzeitperspektiven, der Möglichkeiten der Verhaltensänderungen und der Gewichtung verlaufsbeeinflussender Faktoren verwoben, wie dies in einem anderen Schwerpunktbereich der psychiatrischen Forschung, der Schizophrenieforschung, deutlich wurde: Verlaufs- und Therapieforschung haben hier in den letzten Jahrzehnten die früher überwiegend pessimistischen Prognosen relativieren können.

1.1 Modelle und Alltag

Indirekt sind die zugrunde liegenden Modelle der Sucht und ihre wissenschaftliche Verankerung verantwortlich für alle wesentlichen Weichenstellungen in der Gesundheitspolitik, im Versorgungssystem, der Finanzierung und vor allem den Entscheidungen zum therapeutischen Vorgehen – auch wenn dies in der Regel nicht offen diskutiert wird. Für die Relevanz der Suchtmodelle sollen hier 3 Beispiele herausgegriffen werden:

- **Ziele zwischen Harm Reduction und Abstinenz.** Viele Jahrzehnte lang war die Abstinenz einziges akzeptiertes Ziel der Suchtbehandlung. Dies ist bis

heute konstitutiv für die Aufteilung der Behandlungswege in Entzug und Entwöhnung sowie für viele Einrichtungen der Suchttherapie – sowohl in Bezug auf die Aufnahmevoraussetzungen als auch die Durchführung der Therapie. Die zugrunde liegende Vorstellung hat grundsätzliche wie auch spezifische Aspekte. Am extremsten ist sicher die Ideologie der „Anonymen Alkoholiker" (AA) mit der Vorstellung von Sucht als einer allergieähnlichen Erkrankung – mit dem Effekt einer klar ablehnenden Haltung auch gegenüber den meisten Medikamenten. Aber auch in vielen Einrichtungen der Drogenhilfe wird aufgrund des Abstinenzparadigmas selbst eine medikamentöse Therapie begleitender körperlicher Erkrankungen kritisch gesehen.

- **Sucht als chronischer Prozess.** Sucht ist in aller Regel ein chronischer, mit Rückfällen verbundener Prozess, in dem es auf ein kontinuierliches, prozessorientiertes Behandlungsangebot ankommt. Wichtiger Erfolgsfaktor ist das über Jahre hinweg bestehende ambulante Hilfsangebot. Die Versorgungsstrukturen sind darauf jedoch nicht eingestellt. Die Hilfe dreht sich um die Behandlung der körperlichen Begleiterkrankungen beim Hausarzt und der Notfälle mit anschließender Entgiftung in der Klinik – so als ob man bei Diabetikern nur die Gefäßerkrankungen und das Koma therapieren würde. Dies geht bis zur Verweigerung von Kostenübernahmen durch die Kostenträger wegen zu häufiger Rückfälle. Hier schimmert die alte Position von der Sucht als Verhaltensstörung, Willensschwäche und Dissozialität durch. Diese ist unvereinbar mit dem Krankheitsparadigma der Reichsversicherungsordnung (RVO).

- **Sucht und Strafe.** Dies beeinflusst auch den großen Bereich der Rechtsprechung und die Begutachtung im Zusammenhang mit vielen Delikten, insbesondere auch bei Dogenabhängigkeit.

Die klinischen Anforderungen im Zusammenhang mit z.B. der AIDS-Epidemie unter Drogenabhängigen haben hier eherne Grundsätze zum Wanken gebracht und das Hilfesystem im Drogenbereich grundsätzlich entsprechend der WHO-Zielbereiche geändert. Mit der Diskussion über die Programme um das kontrollierte Trinken ist Ähnliches auch für die zentrale Substanz der Suchtmedizin etabliert worden.

1.2   Beiträge zur Modellbildung

Als produktive Annäherung sollen hier exemplarische Beiträge der verschiedenen methodischen Zugänge geschildert werden, die als Grundlage „nicht-reduktionistischer" Modelldebatten dienen könnten.

1.2.1 Ansätze naturwissenschaftlicher Modellbildung

„Addiction is a brain disease and that matters." Eine der exponiertesten Positionen in der Suchttherapie ist sicher die des amerikanischen „National Institute of Drug Abuse" (NIDA). Dieser international wichtigste Projektträger in der Suchtforschung definiert die Hirnerkrankung als Kern der Suchtproblematik. Andere neurobiologische Modelle argumentieren mehr in Richtung Phänomenologie und einer Verbindung von Neurobiologie und Verhaltensforschung (Roberts u. Koob 1997).

Neurobiologische Mechanismen. Zum Verständnis der neurobiologischen Mechanismen von Sucht ist eine Integration neurowissenschaftlicher, sozialpsychologischer, experimentell-psychologischer und psychiatrischer Erkenntnisse notwendig. Sucht präsentiert sich als ein spiralförmiger Prozess der Dysregulation des zerebralen Belohnungssystems, welcher zunehmend ansteigt, was in einem kompulsiven Drogengebrauch und einem Kontrollverlust über den Drogenkonsum enden kann. Sensitivierung und Anpassung tragen zu diesem hedonistischen, homöostatischen Dysregulationsprozess bei – genauso wie die neurobiologischen Mechanismen, wie das meso-limbisch-dopaminerge System, das Opioidsystem und das zerebrale Hormon-Stress-Regulationssystem.

Definition der Abhängigkeit. Die meisten Definitionen von Drogen- oder Substanzabhängigkeit sind auf die überwältigende Verwicklung in einen kompulsiven Drogengebrauch zurückzuführen. Eine Reihe von Symptomen beschreiben Kontrollverlust bei der Einnahme und eine sich einengende Zahl verschiedener

Verhaltensantworten in Bezug auf die Drogensuche (Andrews et al. 1999). Bei Menschen werden allerdings die wenigsten Drogenkonsumenten abhängig. Ähnlich stabiles Drogenkonsumverhalten kann auch bei Tieren ohne Anzeichen von Abhängigkeit beobachtet werden, auch bei intravenöser Verabreichung. Viele Faktoren – wie Verfügbarkeit, Applikation, Genetik, Geschichte des Drogenkonsums, Stress, Lebensereignisse – beeinflussen den Übergang vom Drogenkonsum zur Drogensucht. Die aktuelle Herausforderung besteht darin, die neurobiologischen Elemente zu beschreiben, welche individuelle Unterschiede in der Vulnerabilität bezüglich dieses Übergangs zur Drogenabhängigkeit kennzeichnen.

Scheitern der Selbstregulation. Wichtige Elemente, die das Scheitern der Selbstregulation des Drogenkonsums ebenso wie andere Verhaltensweisen, wie pathologisches Glücksspielen und Essstörungen, mit beeinflussen, wurden sozialpsychologisch untersucht. Es ist dabei wichtig zu konzeptualisieren, wie diese Regulationsstörungen letztendlich in Sucht im Fall des Drogenkonsums oder suchtähnlichen Verhaltensweisen bei Nichtkonsum von Drogen enden. Verhaltensweisen, welche zum Übergang von Verhaltensweisen zur breiten Palette der Dysregulationen beitragen, können zu einem spiralförmigen Abwärtsprozess führen. Dies beschreibt, wie in manchen Fällen die Selbstregulation scheitert und dies zu emotionalem Stress führt, der einen Zirkel wiederholten Scheiterns der Selbstregulation mit weiteren negativen Affekten bewirkt – beispielsweise kann der Mangel an Stärke zu einem initialen Drogenkonsum oder Rückfall bzw. anderen Selbstregulationsschwächen führen. Psychiatrie und experimentelle Psychologie untersuchen denselben Suchtkreislauf, und die Neurobiologie hat begonnen, die neurobiologischen Elemente dieses Zirkels zu identifizieren, die den Zusammenbruch der hedonistischen Homöostase, bekannt als Sucht, bewirken. Obwohl viele Studien auf Tiermodellen basieren, ist es nicht möglich, alle Elemente der Suchtentwicklung bei Menschen an Tiermodellen zu studieren.

Neurobiologische Verstärkungsmechanismen. Die Hauptfrage in der Suchtforschung bleibt, ob sich die neurobiologischen Verstärkungsmechanismen mit chronischem Konsum oder Abstinenz verändern. Geschichtlich hat sich die Untersuchung von Drogen- oder Substanzmittelabhängigkeit auf die Entzugssymptome bei plötzlichem Ende des Konsums konzentriert. Dagegen arbeiten aktuelle Konzeptualisierungen mit Abstinenzsymptomen, die substanzüber-greifend mehr die motivationale Natur ansprechen wie auch negative affektive Zustände – wie Depression, Dysphorie, Irritabilität und Angst. Bestätigend zu diesen klinischen Beobachtungen konnten Tierstudien mit intrakranieller Selbststimulation zeigen, dass eine Einschränkung im Belohnungssystem mit Entzugssymptomen assoziiert ist – abhängig von Dosierung und Dauer der Exposition, aber nicht länger als 96 Stunden nach dem Entzug. Auf dem neurobiologischen Niveau wurden 2 neuroadaptive Modelle konzeptualisiert, um den Wechsel der Motivation für drogensuchendes Verhalten zur Erklärung kompulsiven Konsums zu erklären:

- Die Gegenanpassungshypothese war eng verbunden mit der Entwicklung von hedonistischer Toleranz.
- Im Gegensatz dazu unterstellt die Sensitivierungshypothese ein progressives Ansteigen der Drogeneffekte bei wiederholter Verabreichung.

Beide Konzepte basieren auf der molekularbiologischen Analyseebene, und beide könnten als innersystemische oder intersystemische Wechsel beschrieben werden. Auf einem neurochemischen Niveau sind die Veränderungen assoziiert mit Neurotransmitterwirkungen, welche verstärkende Effekte dieser Drogen unterstützen.

Stress. Als Umweltfaktor im Zusammenhang mit der Vulnerabilität hat man sich wesentlich auf die Rolle von Stress konzentriert. Eine modifizierte Antwort in Stresssituationen durch vormals Opiat- oder Kokainabhängige wurde gut dokumentiert und in Verbindung mit chronischen Rückfällen gebracht (Kreek 1996, Mason et al. 1998).

1.2.2 Ansätze klinisch-psychiatrischer Modellbildung

Selbstregulation, Selbstbestimmung, Selbstmedikation? Die Einbeziehung des funktionellen Hintergrundes, der Bedeutung psychotroper Substanzen in der Kultur sowie der Suchtentwicklung im Kontext menschlicher Bewältigungsstrategien für die Beurteilung von Sucht könnte einiges an Paradigmen ganz verschiedener Kontexte relativieren und infrage stellen. Warum jedoch geschieht dies so selten? Oft nur implizit wirksame Paradigmen, wie z.B. das Abstinenzparadigma, oder die Übertragung einfacher me-

dizinischer Krankheitsmodelle auf psychiatrische Störungen behindern in ihrem Dogmatismus oft sowohl ein empirisch offenes Herangehen als auch wissenschaftlich begründeten therapeutischen Pluralismus, gerade in der Beeinflussung süchtigen Verhaltens.

Die Ausgangshypothese ist, dass der Versuch von Menschen mit psychischen Störungen, die eigene Befindlichkeit mit psychotropen Substanzen zu beeinflussen, einem teilweise funktionellen und kulturell verankerten Muster pharmakogener Bewältigungsversuche entspricht, welches auf der Grundlage körpereigener Steuersysteme wirkt. In Erweiterung der Selbstmedikationshypothese (Khantzian 1985) könnte es also als ein Versuch der Erhaltung oder Wiedergewinnung von Selbstbestimmung verstanden werden, der abhängig von Zeit und Kontext in sein Gegenteil umschlagen kann. Sucht ist ein primär sozialer, interaktioneller Prozess, dessen materielle Folgewirkungen im Verlauf zunehmend an Bedeutung gewinnen, den Prozess aber nur ausnahms- und zeitweise dominieren (Krausz u. Haasen 1996).

Funktionalität und Natur – Materialisierung des Sozialen

„Chemie" der Emotionen und Gedanken. Unabhängig davon, welche ätiologischen Vorstellungen man von der Entwicklung einer Drogenabhängigkeit hat oder ob Sucht nun eine Gehirnerkrankung bzw. lediglich ein abweichendes Verhalten (Vogt u. Scheerer 1989) ist – Emotionen und Gedanken haben ihren materiellen Niederschlag im menschlichen Körper in Form von „Chemie": Positive wie negative Nachrichten werden via Neurotransmitter übertragen, und auch die letztendlich wahrgenommenen Affekte oder die affektiven Tönungen von Gedanken sind verbunden mit der Freisetzung von Neurotransmittern an der richtigen Stelle. Ohne diese filigrane Steuerung und Orientierung, ohne das hochentwickelte System neurogener, morphologischer Repräsentanzen und ihrer Informations- und Steuerungssysteme wäre menschliche Existenz undenkbar (Spitzer u. Casas 1997).

Funktionelle Organisation. Nur durch die funktionelle Organisation des menschlichen Körpers und der Psyche erreicht der Mensch seinen heutigen Entwicklungsstand trotz ständig wechselnder Bedingungen. Die Subsysteme sollen alle dazu beitragen, allgemein die Chancen für das Überleben zu verbessern und wandelnde Anforderungen zu bewältigen. Die Stressforschung hat dies gut belegen können. Das gesamte System beginnt unter externen Anforderungen, seine Leistungsfähigkeit zu maximieren und anders zu funktionieren. Deshalb sind die zur Wirkung psychotroper Substanzen analogen endogenen Systeme oder Substanzen wichtiger Bestandteil menschlicher Anpassungsleistungen.

Funktionalität und Kultur

Kulturelle Bedeutung. Der Konsum psychotroper Substanzen hat in unserer Kultur eine lange Geschichte und eine große Bedeutung (Pfeiffer 1991). Er war quasi immer vorhanden, aber teilweise aus der Sphäre öffentlicher Reflexion verdrängt. Wie Sexualität ist er gewissermaßen einer doppelten Buchführung ausgesetzt. Der deregulierte, ausschließlich abhängige Konsum hat beträchtliche soziale, individuelle und gesellschaftliche Folgen, die wiederum gerade angesichts einer wachsenden Hilflosigkeit diesem Phänomen gegenüber in den Brennpunkt der Diskussion gerückt sind.

Problem der Suchtdefinition. In Psychologie und Psychiatrie und im Gesamtfeld der Suchtforschung ist dazu das Verhältnis von psychischer Krankheit und Sucht ein heiß diskutiertes und umstrittenes (Vogt u. Scheerer 1989) – bis hin zur Infragestellung des Krankheitskonstrukts durch die „Systemtheorie". Eine Suchtdefinition muss von der kulturellen Normalität des Drogenkonsums in unserer Gesellschaft ausgehen und sich darauf beziehen. Der regelmäßige Gebrauch von Kaffee, Tee, Tabak und Alkohol prägt unseren Alltag. Mit stofflichen Hilfen und Krücken wird sich in Schwung gebracht oder die Anspannung gemildert. Drogenkonsum dient der Alltagsbewältigung als Genussmittel ebenso wie als Mittel der Angst- und Stressregulation.

Sucht – Konsum. In der westeuropäischen Kultur ist Alkohol der wichtigste kulturell integrierte psychische und soziale Befindlichkeitsregulator. Die entsprechenden Regeln über „richtigen" und „falschen" Gebrauch werden in der Sozialisation erworben. Bei Sucht – in Abgrenzung zum „sozialen Konsum" (Antons et al. 1987) geht es um ein kulturell bestimmtes Ausmaß des Verlassens dieser Muster. Sucht ist immer in Bezug auf diese Standards definiert (First u. Pincus 1999). Dabei ist der selbstschädigende Konsum nicht einfach eine personale Eigenschaft, sondern als Symptom eines belasteten Verhältnisses, einer „Beziehungsstörung" des Menschen – zu sich

selbst, zu seinem Körper, zur sozialen und materiellen Umwelt – zu verstehen. Störung bedeutet hier, analog zum ICD-10, dass das kulturell übliche Maß an Handlungsfähigkeit und Autonomie verloren geht (Sartorius et al. 1993). Sucht bezeichnet somit spezifische Phänomene im Zusammenhang mit psychotropen Substanzen, die aus Spannungen des Individuums in seinem Kontext und fehlgeschlagenen „medikamentösen Bewältigungsversuchen" dieser Spannungen erwachsen (Wurmser 1985). Von Sucht – im Unterschied zu exzessivem Konsum – kann man erst sprechen, wenn die dysfunktionalen Momente dieser Bewältigungsart überwiegen.

Soziale Bewertung des Konsums. Das Bedürfnis, sich durch psychotrope Substanzen affektiv zu beeinflussen, existierte schon immer. Teilweise war dies sogar überlebensnotwendig, z.B. bei kriegerischen Auseinandersetzungen zur Überwindung von Angst. Die Gefahr eines schädlichen Konsums in Relation zum kulturellen Konsens korrelierte mit der Stabilität sozialer Strukturen, das heißt der Ritualisierung und sozialen Begrenzung des Konsums (Pfeiffer 1991) – genauso wie noch heute Drogen zur Leistungssteigerung oder als Möglichkeit zum Aushalten extremer Arbeits- und Lebensbedingungen eingesetzt werden (Dimension des sozialen Systems). Die gesellschaftliche Umgestaltung mit Individualisierung und Auflösung sozialer Netze hat auch soziale Regularien des Konsums verändert und Kontrollmechanismen beseitigt. Internationale Vernetzung und kulturelle Komplexität (Vogt u. Scheerer 1989) vermischen die regionalen und nationalen Traditionen. Dies lässt sich z.B. an der weltweiten Amphetamin- und MDMA-Konsumwelle beispielhaft studieren. Die Formen pharmakogener Bewältigung wechseln – was erwünscht ist und was tabu, entscheidet sich nach sozialer Zweckmäßigkeit. Was genommen werden darf, ist ein kultureller Kompromiss, der sich über die Zeit wandelt und sich zwischen Regionen und Kulturen unterschiedlich darstellt sowie die historische Dimension dieses Prozesses markiert.

Individuelle Funktionalität

Bereitliegende Reaktionsweise. Jeder Mensch verfügt über bevorzugte bzw. für ihn zur Verfügung stehende Mechanismen der Konfliktregulation, die er sich teilweise in der Entwicklung angeeignet hat, die ihm aufgrund seiner Disposition zur Verfügung stehen oder die für sein soziales und familiäres Umfeld typisch sind. Der Kinderpsychiater Lempp schlug dafür den Terminus der bereitliegenden Reaktionsweise vor. Mit dem Begriff der bereitliegenden Reaktionsweise, der in der psychiatrischen Kategorienbildung bisher eine nebengeordnete Rolle spielt, ist gemeint, dass in psychischen Überlastungs- oder Krisensituationen dem Individuum nur eine begrenzte Anzahl an „Reaktionsweisen" zur Verfügung steht und er entsprechend seiner Individuation sowie der konkreten Krisenkonstellation auf diese auch immer zurückgreift. Es ist wahrscheinlich, dass diese Reaktionsweisen mit „normalen", sozial akzeptierten psychischen Reaktionen des Menschen unterhalb der Ebene des Devianten oder Krankhaften eng zusammenhängen. Vielleicht wären eine genauere Eingrenzung der Kategorie und die Abgrenzung der unterschiedlichen Grundreaktionsweisen vorzunehmen.

Die Aktivierung oder Aktualisierung solcher „Reaktionsweisen" wirkt auf dem Hintergrund von Risikokonstellationen und nicht kumulativ, sie wird beeinflusst durch deren Verhältnis zu vorhandenen anderen Copingstrategien und stabilisierenden Elementen im individuellen Beziehungssystem, z.B. auch tragfähiger therapeutischer Strukturen. Der übermäßige bis schädliche Konsum psychotroper Substanzen bzw. der Versuch einer pharmakogenen Konfliktlösung ist eine solche grundlegende Reaktionsweise, die für bestimmte Menschen ein zentrales, wiederkehrendes Muster repräsentiert. Zumindest für bestimmte Lebensphasen oder Abschnitte sind die daraus gewonnen Effekte für den Betroffenen entlastend oder gar stabilisierend, verglichen mit anderen bedrohlichen, destabilisierenden innerpsychischen oder interaktionellen Faktoren (s. Kapitel 6).

Sucht als organisierendes Lebensprinzip. Steinglass (1981) geht aus der biographischen Perspektive so weit, von Sucht als einem organisierenden Lebensprinzip zu sprechen. Studien zur Bedeutung der Familiendynamik bei Abhängigen unterstreichen die Bedeutung des Familiensystems und seiner Geschichte für süchtiges Verhalten (Kaufman u. Kaufman 1979). Viele Studien haben an unterschiedlichen Stichproben die Relevanz dieses Zusammenhangs nachgewiesen. Insofern kann der Konsum psychotroper Substanzen im Fall belastender psychischer Phänomene und negativer Affekte als nahe liegender Versuch der Selbstregulation, als ein Versuch der Bewältigung und Selbstkontrolle mit Hilfe einer schwer oder nicht steuerbaren Selbstmedikation aufgefasst werden, die kulturell integriert und verbreitet ist.

Die hohe Koinzidenz von psychischer Krankheit und schädlichem Konsum kann also nicht überraschen, knüpft sie doch an sowohl im originären Stoffwechsel als auch in der pharmakogenen Bewältigung verankerten Bewältigungsstrategien an. Der therapeutische Umgang damit muss also einerseits auf hohem Niveau die entsprechenden Risikofaktoren identifizieren und andererseits helfen, alternative Bewältigungsstrategien zu vermitteln.

Konstrukt der Funktionalität. Der Vorteil des Konstrukts der Funktionalität besteht in der Möglichkeit, die „Vorzeichen" einer Symptomatik unabhängig von ätiologischen Hypothesen und moralischen Implikationen zu beschreiben. Funktionalität ist dabei als Prozess- wie auch als Verhältnissumme gemeint. Was anfangs durchaus funktional, z.B. im Sinne von psychisch entlastend, wirken kann, ist möglicherweise im weiteren Verlauf hochgradig dysfunktional. Insofern ist es möglich, in dem Konstrukt der Funktionalität, die ebenfalls eine institutionelle wie auch eine individuelle Seite aufweist, Verhältnisse abzubilden: Was individuell funktional sein kann, ist unter Umständen z.B. familiär oder sozial hochgradig dysfunktional – ein Widerspruch, aus dem ein wirkungsvolles und bedeutendes Spannungsfeld entstehen kann, das bis zur unproduktiven Paralyse von Veränderungsbemühungen führt bzw. führen kann. Für unser Forschungsgebiet ist insbesondere der Gegensatz von kurzfristiger bzw. anfänglicher subjektiver Funktionalität des Konsums psychotroper Substanzen und seiner langfristig dysfunktionalen Folgen bedeutsam.

Therapeutische Implikationen. Dieser Widerspruch gilt übrigens ebenso für eine ganze Reihe von therapeutischen Strategien (auch im Rahmen der Psychopharmakabehandlung), die anfangs funktional und sinnvoll sind, aber langfristig Krankheitswert bekommen können. Beispiele hierfür sind die Antidepressivabehandlungen ohne psychotherapeutische Begleittherapie oder die Angstbehandlung mit Benzodiazepinen ohne entsprechende Psychotherapie, die in eine Abhängigkeit von entsprechenden Präparaten umschlägt. Andererseits kann die anfängliche Angstreduktion durch z.B. Benzodiazepine, wenn diese entsprechend früh eingesetzt werden, mittels Psychotherapie oder Veränderung der Lebensumstände die Chance eröffnen, entsprechende Veränderungen und Selbstreflexion zu vollziehen. Gleiches gilt wahrscheinlich auch für andere Formen der Psychopharmakabehandlung. So verstanden ließe sich eine konstruktive Behandlungsphilosophie, die sowohl individuell als auch langfristig zugeschnitten ist, nur unter dem Aspekt der individuellen Funktionalität im Rahmen der konkreten Biographie begründen.

1.2.3 Sozialwissenschaftliche Modellbildung

Drogenkarriere als Kontingenznetz im Lebenslauf. Ausgangspunkt für eine Modellvorstellung aus sozialwissenschaftlicher Perspektive ist eine generelle Vorstellung über die Entwicklungsbedingungen und die Entwicklungsdynamik der individuellen Lebenspraxis und die hier erfolgende Verknüpfung von Handlungsorientierungen und Motivationen mit sozialen Bedingungen. In diese Richtung geht ein Verständnis der „Drogenkarriere als Kontingenznetz im Lebenslauf", wie es Groenemeyer (1990) propagiert hat: „Untersuchungen zum nichtabhängigen Drogengebrauch und zu seiner Verflechtung mit anderen Lebensbereichen haben Ansatzpunkte für die Annahme ergeben, dass eine adäquate Berücksichtigung sozialer Bedingungen bei der Erklärung der Entwicklung des illegalen Drogengebrauchs zu einer Ausweitung des Verlaufsmodells (über probabilistische und konstruktionistische Modelle hinaus) führen muss. Dies gilt insbesondere dann, wenn der Drogengebrauch nicht als eine isolierte Verhaltensform betrachtet wird, sondern als eingebunden in einem Komplex anderer Bereiche, die zusammengenommen die Lebenspraxis ausmachen. Wenn man die Annahme von Devianz als sozialen Entwicklungsprozess ernst nimmt, so muss man die Annahme eines einheitlichen Zieles oder eines Endpunkts der Entwicklung fallen lassen. Daraus folgt auch, dass aus unterschiedlichen sozialen Bedingungen verschiedene Entwicklungswege zum gleichen Ziel führen können. Andererseits ist damit die Entwicklungsform aber keineswegs ungeordnet und zufällig, sondern orientiert sich an bestimmten Ablaufschemata, die sich allerdings als empirische Regelmäßigkeiten ergeben und nicht als quasinormative Verlaufskurven."

Begriff der Karriere. Hier besteht nicht die Annahme eines einheitlichen Entwicklungsweges oder einer immanenten Entfaltungslogik des Drogengebrauchs, sondern Veränderung wird als ein sozialer Prozess definiert – allerdings in diesen Modellen eher mechanistisch über äußere soziale Reaktions- und Definitionsprozesse. Der Vorteil des Begriffs „Karriere" oder

des Karrierekonzepts und seiner Übertragung in den Drogenbereich besteht darin, dass er als eine Klammer zwischen Strukturen (sozialen Bedingungen) einerseits und individuellen Orientierungen und Perspektiven andererseits dienen kann – nach Goffman (zitiert nach Groenemeyer 1990): „Zu den Vorteilen des Begriffs der Karriere gehört seine Doppelseitigkeit. Einerseits berührt er jene hoch und heilig gehaltenen Dinge wie das Selbstbild und das Identitätsgefühl; andererseits betrifft er offizielle Stellung, rechtliche Verhältnisse sowie den Lebensstil und ist Teil eines der Öffentlichkeit zugänglichen institutionellen Ganzen. Der Begriff der Karriere erlaubt uns also, uns zwischen dem persönlichen und dem öffentlichen Bereich, zwischen dem Ich und der relevanten Gesellschaft hin und her zu bewegen, ohne dass wir allzu sehr auf Angaben darüber angewiesen sind, wie der betreffende Einzelne sich in seiner eigenen Vorstellung sieht." Möglicherweise – wenn er im Drogenbereich nicht in einem anderen Sinn verstanden wird und abgenutzt ist – könnte dies ein Begriff sein, der sich auf ein „Verhältnis" von (hier) sozialen Bedingungen und individuellen Orientierungen im Verlauf bezieht.

Diesen Entwicklungsprozess kann man unter verschiedenen Fragestellungen betrachten:

*   Können die Ursachen oder Gründe für das Auftreten der Devianz als ein Prozess begriffen werden, bei dem verschiedene soziale Bedingungen im Zeitverlauf analysiert werden? Abweichendes Verhalten ist in diesem Sinne aus den Bedingungen des Lebenslaufs zu erklären.
*   Unter einer weiteren Perspektive können die Verlaufsformen und Entwicklungen der Devianz selbst zum Thema gemacht werden. In diesem Fall untersucht man nicht die Devianz als ein Ereignis oder als den Zustand einer Person oder Gruppe von Personen, sondern macht bestimmte Muster mehrerer gleicher oder ähnlicher Abweichungsformen im Zeitverlauf zum Thema. Für bestimmte Delikttypen ist ein geordnetes Muster verschiedener vorangehender oder damit verknüpfter Delikte geradezu typisch.
*   Als eine dritte Perspektive können die mit dem abweichenden Verhalten verbundenen Prozesse der Identifikation und Sozialisation zum Thema gemacht und als Bedingungen für die Entwicklung des devianten Verhaltens analysiert werden.

Diese 3 Ebenen der Analyse devianter Prozesse bilden in dem Sinne eine Einheit, als sie wechselseitig miteinander verknüpft sind. Die Entwicklung abweichender Orientierungen ist durch die biographische Entwicklung ebenso bedingt wie durch den Ablauf des abweichenden Verhaltens selbst (Groenemeyer 1990).

Entstehungsmodelle. Wie sind die Entwicklungsdynamik der Lebenspraxis und die Entwicklung des Drogengebrauchs in ihrem Zusammenhang zu analysieren? Eine Fragestellung ist die nach der Struktur und der Dynamik der Lebenspraxis mit illegalem Drogengebrauch. Grob unterschieden werden:

- Deterministische Modelle, z.B. die Vorstellung der Eigendynamik einer Drogenkarriere analog der Entwicklung von Infektionskrankheiten: Wird man befallen, nimmt die Krankheit einen natürlichen bzw. typischen Verlauf, wobei „Spontanheilungen" auch im medizinischen Modell nicht ausgeschlossen sind (für die Drogenkarriere würde dies die Annahme einer „automatischen Verelendungskarriere" als Hauptentwicklungsrichtung des Drogenkonsums bedeuten).
- Probabilistische Karrieremodelle: Becker hat den Karrierebegriff für die Analyse devianter Verhaltensweisen als Abgrenzung gegen eine ätiologische Perspektive populär gemacht, die Devianz wie eine Krankheit behandelt, für die es eine einheitliche Ursache zu finden gibt. Demgegenüber sollte mit dem Karrieremodell besonders der Prozesscharakter der Devianz betont werden, die sich unter wechselseitigem Einfluss von sozialen Reaktionen und individuellen Motivationen entwickelt. Dabei erfordert jede Stufe der Karriere eine eigene Erklärung durch soziale Bedingungen, die dann für die Entwicklungsdynamik der Karriere verantwortlich sind. Es gibt notwendige Bedingungen, ohne die ein Übergang zur nächsthöheren Stufe unmöglich ist, und nichtnotwendige, aber hinreichende Bedingungen, die einen Umstieg wahrscheinlicher machen.

Karrieremodell. In repräsentativen Längsschnittuntersuchungen wurde die Annahme phasenspezifischer Bedingungen bestätigt – wenn auch in einer ätiologischen Perspektive, gegen die Becker sein Karrieremodell gerade konzipiert hatte. Dennoch bleibt dieses Karrieremodell formal an die Annahme einheitlicher Verlaufsmuster gebunden. Kontingenzen bestehen über die Möglichkeit des Karriereabbruchs und des Verbleibens auf einer Stufe. Insofern besteht keine Zwangsläufigkeit für den Fortgang der Ent-

wicklung. Allerdings erhöht sich mit dem Erreichen einer Stufe allein dadurch die Wahrscheinlichkeit, auch die nächsthöhere zu erreichen. Untersuchungen zum nichtabhängigen Drogengebrauch und zu seiner Verflechtung mit anderen Lebensbereichen haben Ansatzpunkte für die Annahme ergeben, dass eine adäquate Berücksichtigung sozialer Bedingungen bei der Erklärung der Entwicklung des illegalen Drogengebrauchs zu einer Ausweitung des Verlaufsmodells führen muss. Dies gilt insbesondere dann, wenn der Drogengebrauch nicht als eine isolierte Verhaltensform betrachtet wird, sondern als eingebunden in einem Komplex anderer Bereiche, die zusammengenommen die Lebenspraxis ausmachen.

Devianz als sozialer Entwicklungsprozess. Wenn man die Annahme von Devianz als sozialen Entwicklungsprozess ernst nimmt, so muss man die Annahme eines einheitlichen Zieles oder eines Endpunkts der Entwicklung fallen lassen. Daraus folgt auch, dass aus unterschiedlichen sozialen Bedingungen verschiedene Entwicklungswege zum gleichen Ziel führen können. Andererseits ist damit die Entwicklungsform keineswegs ungeordnet und zufällig, sondern orientiert sich an bestimmten Ablaufschemata, die sich allerdings als empirische Regelmäßigkeiten ergeben und nicht als quasinormative Verlaufskurven. Die Stadienfolge bildet in diesem Sinn keine Sequenz, die nicht irreversibel ist, und sie ist offen für Zwischeneinstiege. Diese Annahmen können auch als Grundpostulate einer Sozialisationstheorie angesehen werden, die sich nicht an einheitlichen Entwicklungswegen und biologischen Reifungsprozessen orientiert, sondern Veränderung als einen sozialen Prozess definiert.

Deviante Karriere. Mit den Annahmen sozialer Bedingtheit werden von Rubington und Weinberg Kontingenzen einer devianten Karriere unter einer interaktionistischen Perspektive konstruiert. Der klassische Weg dabei ist die Folge, wie sie bereits von Becker beschrieben wurde: 1. Ein Individuum begeht eine Handlung, die 2. als deviant definiert wird und dem Individuum damit 3. einen devianten Status zuweist. Darauf kann dann 4. eine offizielle Reaktion erfolgen, die 5. eine Verstärkung der Integration in die deviante Subkultur bewirkt. Erst daraus entstehen 6. eine abweichende Selbstdefinition und -identität. Rubington und Weinberg konzipieren diese Stadien als Korridor mit offenen Ein- und Ausgangstüren, das heißt die deviante Karriere kann in jedem Stadium beginnen und sich sowohl in Richtung auf abweichende Identität als auch in Richtung auf stärkere Konformität entwickeln und jederzeit wieder abbrechen.

Biographischer Ansatz. Groenemeyer (1990) schildert mit dem Ziel der Überwindung von Schwächen in Richtung einer behavioristischen Verkürzung ein von Forster und Pelikan 1977 vorgestelltes biographisches Modell psychischer Störungen: „Gesellschaftliche Reaktionen gehen hier, ebenso wie individuelle Erfahrungen und Kompetenzen, als Ressourcen in die Bedingungen des Karriereverlaufs ein. Sie bestimmen zusammen mit den aktuellen Bedingungen die individuellen Auseinandersetzungen mit Problemen und auch die Bedeutung und Wirksamkeit professioneller Interventionen oder stigmatisierender Reaktionen auf das Verhalten." Grundlegend für das Modell ist zudem, dass jeweils spezifische Interventionsformen und Einrichtungen in den verschiedenen Stadien wirksam werden können. Interventionen in den Entwicklungsprozess sind demnach stadienspezifisch zu konzipieren und können in der intendierten Weise nur insoweit wirksam werden als sie mit individuellen Bewältigungskapazitäten und -orientierungen sowie mit denen der näheren Netzwerke in Beziehung gebracht werden können. Biographische Bedingungen sind damit nicht nur für die Erklärung des Prozesses bedeutsam, an dessen Endpunkt abweichendes Verhalten steht – Erfahrungen aus der gesamten Lebenspraxis konstituieren einerseits soziale Bedingungen und Beziehungen, auf die zurückgegriffen wird und mit denen sich auch Interventionen auseinandersetzen müssen, andererseits sind sie aber auch die Grundlage individueller Motivationen und Kompetenzen, die als Ressourcen und als Handlungsorientierungen in spätere Handlungen eingehen und so die Entwicklung der Lebenspraxis mit beeinflussen.

Die Richtung der weiteren Entwicklung an diesen Entscheidungspunkten ist dabei nicht die ausschließliche Folge gesellschaftlicher Reaktionen und Selektionsprozesse, sondern als sozial bedingter Prozess individuell steuerbar – wenn dabei auch das Verhältnis von individueller Selbststeuerung und sozialer Fremdsteuerung, z.B. in Form mächtiger institutioneller Interventionen, jeweils unterschiedlich ausfallen kann.

1.2.4 Zwischenbilanz interdisziplinärer Modellbildung

Problem der Suchtdefinition. Bei einer vorläufigen Arbeitsdefinition von „Sucht" oder „Abhängigkeit" (die Begriffe werden hier synonym verwandt) geht es um die Frage, welche Teilgruppe von Phänomenen in Zusammenhang mit dem Konsum psychotroper Substanzen diese Begriffe bezeichnen sollen. Auch wenn jedes menschliche Verhalten „süchtig" entgleisen kann, bezieht sich der Suchtbegriff im Folgenden zunächst auf psychotrope Substanzen. Hinsichtlich der Extreme ist das Phänomen „Sucht" für das Alltagsverständnis wie auch für die Wissenschaft kaum umstritten. Die Schwierigkeiten liegen im Übergang zwischen dem integrierten und akzeptierten Konsum verschiedener Drogen, einem exzessiven Konsum und z.B. dem körperlich und psychisch kranken Trinker. Eine Suchtdefinition geht von der kulturellen Normalität des Drogenkonsums in unserer Gesellschaft aus. Unter Sucht verstehen wir eine „übermäßige Bindung" an psychotrope Substanzen. Dabei ist diese „übermäßige Bindung" nicht einfach eine personale Eigenschaft, sondern als Symptom eines belasteten Verhältnisses, einer „Beziehungsstörung" des Menschen – zu sich selbst, zu seinem Körper, zur sozialen und materiellen Umwelt – zu verstehen. Störung bedeutet hier, dass das kulturell übliche Maß an Handlungsfähigkeit und Autonomie verloren geht. Sucht ist als ein eigenständiges Syndrom zu verstehen, das sich über die „Beziehungsstörung" bzw. die Störung in der Realitätsverarbeitung im Sinne eines Kreislaufs legt. Dieser missglückte Bewältigungsversuch wird, bezogen auf die konsumierte psychotrope Substanz, als „Kontrollverlust" beschrieben (Dilling u. Dittmann 1990).

Kontrollverlust. Die eingeschränkte Kontrolle über die Verhaltensweise („Kontrollverlust") kann – entsprechend dem ICD-10 – auf den Ebenen des zwanghaften Konsummusters („starker Wunsch oder eine Art Zwang"), der verminderten Kontrollfähigkeit, des körperlichen Entzugssyndroms, der Toleranzentwicklung, der zunehmenden Zentrierung der Interessen auf die Droge („fortschreitende Vernachlässigung anderer Vergnügungen") und des Nachweises eindeutiger schädlicher Folgen (physisch und psychisch) operationalisiert werden. Aus den genannten Störungen erwachsen auch andere Syndrome – etwa psychische Probleme oder Störungen, psychiatrische Erkrankungen, psychosomatische Beschwerden, abweichendes Verhalten, Delinquenz –, teilweise in verschiedenen Kombinationen. Gemeinsamer Ausgangspunkt von Sucht und anderen Problemen (psychische Probleme oder Störungen, abweichendes Verhalten) ist die Störung der Beziehungen – oder anders ausgedrückt die nicht gelingende Adaptation zwischen Subjekt und seinem näheren und weiteren Umfeld. In all diesen Bereichen verselbstständigt und verfestigt sich ein ursprünglich funktionaler Bewältigungsversuch im Sinne eines eingeengten Verhaltensmusters und behindert die Adaption.

Sucht als psychopathologisches Syndrom. Ein solches dekompensiertes Konsumverhalten gegenüber psychotropen Substanzen ist eher als eine zeitweilige Verstrickung denn als Krankheit im medizinischen Sinne zu verstehen. Wird diese Verstrickung aus der Sicht des psychischen Funktionierens betrachtet, handelt es sich um eine Verhaltensstörung. Im Sinne eines psychiatrischen Krankheitsverständnisses ist die Sucht im Kern ein psychopathologisches Syndrom. Wenn Abhängigkeit bzw. Sucht als Symptom einer schwerwiegenden Störung des Realitätsbezugs in Folge von exzessivem Konsum psychotroper Substanzen entsteht bzw. mit diesem in Zusammenhang zu bringen ist, gehen in diese Definition immer verschiedene Dimensionen ein:

- der exzessive Konsum von Drogen,
- Konsequenzen auf personaler (somatischer und psychischer) Ebene,
- soziale Konsequenzen (Zentrierung der Interessen auf die Substanz),
- Störung des Realitätsbezugs,
- kulturelle Bewertungen (Konstrukte zu akzeptablem bzw. unakzeptablem Konsum für die verschiedenen Drogen; Labeling).

Hilfsbedürftigkeit. Da es weder auf dem Kontinuum „Konsum psychotroper Substanzen" eine klare Grenze etwa zwischen „normalem" (das „Wohlbefinden" im Sinne der WHO-Definition steigerndem) und „gestörtem Konsum" gibt noch der „Realitätsbezug" klar in gelingenden und beeinträchtigten zu trennen ist und schließlich auch die Ebene somatischer und psychischer Beeinträchtigungen als ein Kontinuum von Problemen über Störungen bis zu pathologischen Zuständen zu verstehen ist, ist die Sucht bzw. Abhängigkeit nur als ein „gestörtes" Verhältnis dieser Ebenen zu verstehen. Streng genommen geht es nicht um einen „süchtigen Menschen", sondern um bestimmte Merkmale bzw. Störungen seiner Beziehungen und

Handlungen, die man „süchtig" nennt. Eine weitere wesentliche Scheidelinie der Sucht auf dem Kontinuum des Drogenkonsums ist das Signal subjektiver Hilfsbedürftigkeit durch den Drogenkonsumenten, der sein Konsumverhalten nicht mehr ausreichend in den Griff bekommt und sich an professionelle Helfer wendet. Auch dieser Punkt ist immer eine „Konstellation", in welche spezifische Drogenwirkung, kulturelle Aspekte im Verhältnis zur Droge (gesellschaftlicher Druck), Beziehungen, Selbstbild und anderes mit eingehen.

Drogenkonsum als biographischer Teilprozess. Drogenkonsum, der sich unter bestimmten Umständen gemäß ICD-10 zum „schädlichen Gebrauch" bzw. zur „Abhängigkeit" entwickelt, verstehen wir als einen biographischen Teilprozess. Dieser kann zu verschiedenen Zeitpunkten unproblematisch sein, den Charakter einer Verhaltensstörung oder einer Krankheit haben, Grundlage einer Verhaltensstörung oder Teil einer Krankheit sein. Hierbei haben die verschiedenen Disziplinen – somatische Medizin, Psychiatrie oder Psychotherapie – ein unterschiedliches Krankheitsverständnis.

Behandlungsbedürftigkeit, Realitätsbewältigung, Risikokonstellation. Zur Beantwortung der Frage des Krankheitsverständnisses im Einzelfall gehört die genaue Operationalisierung dieses Prozesses auf allen betroffenen Ebenen, insbesondere auf der Ebene der somatischen Beeinträchtigung, der sozialen Folgen unter Einschluss z.B. der juristischen Situation, der Beziehungssituation und der psychischen Befindlichkeit. Wichtig für die auch temporäre Einordnung sind das Ausmaß somatischer und psychiatrischer Hilfs- bzw. Behandlungsbedürftigkeit sowie die Bedeutung des süchtigen Verhaltens für den individuellen Lebensprozess im Sinne der Dominanz. Insofern bezieht sich die Herausbildung abhängigen oder süchtigen Gebrauchs psychotroper Substanzen immer auf alle Ebenen – das somatische, psychische, soziale und Beziehungsgeschehen. Die Konstellation der Ebenen zueinander sowie die Widersprüche zwischen und in den Bereichen, verbunden mit der Fähigkeit zur Realitätsbewältigung, konstituieren eine individuelle Risikokonstellation in Richtung auf Destabilisierung und Krankheit.

Die Bewertung einzelner Aspekte unterliegt großen kulturellen und regionalen Unterschieden. Genauso wie Normalität generell ein dynamischer Prozess ist und das, was unter Gesundheit oder Krankheit,

Devianz oder Normvariante verstanden wird, Teil einer informellen gesellschaftlichen und sozialen Übereinkunft ist, fußt auch das „Suchtverständnis" auf gesellschaftlichen Standards (Antons et al. Schulz 1987). Eine zusätzliche Schwierigkeit der Definition besteht darin, dass diese kulturellen Standards nicht starr, sondern in Bewegung sind und gesellschaftlich umkämpft werden. Der Begriff des Teilprozesses soll darüber hinaus ausdrücken, dass sich Sucht nicht losgelöst von der individuellen Lebensgeschichte interpretieren lässt. Auch wenn eine Sucht die Biographie zeitweise dominiert oder stark beeinflusst, bleiben immer auch noch Teile der individuellen Lebensdynamik davon unabhängig und können im Fall von Abstinenz oder anderweitiger Stabilisierung Grundlage neuer Entwicklungsrichtungen, weniger autodestruktiver Bewältigungsmechanismen der Realität sein. Folgt man dieser Argumentation, so kann es eine kulturübergreifende Definition nur auf höherem Abstraktionsniveau geben, wie auch von der WHO vorgeschlagen. Klinisch relevant für das Verständnis des dynamischen Geschehens „Sucht" ist die Erfassung der individuellen Situation vor dem Hintergrund des persönlichen Lebenslaufs und dessen sozialer Einbettung.

1.3   Fazit

Der Prozess der Theorienbildung und die Auseinandersetzung um Störungsmodelle in einem Fach sind konstitutiv für seine Rolle in der Wissenschaft. Die Qualität der Beiträge, die Fähigkeit, sich trotz unterschiedlicher Positionen aufeinander zu beziehen, und die Praxisrelevanz dieses Diskurses sind Zeichen der wissenschaftlichen Reife. Die hier vorgetragenen Beispiele sind, gemessen an diesen Kriterien, konstruktiv sowie wert der weiteren Prüfung und Debatte in einem insgesamt sehr frühen Stadium der Theorieentwicklung jenseits der Glaubensbekenntnisse.

1.4   Literatur

Andrews G, Slade T, et al. Classification in psychiatry: ICD-10 versus DSM-IV. Br J Psychiatry. 1999;174:3–5.

Antons K, Antons-Brandi V, et al. Ein Modell für das Entstehen von süchtigem Alkoholismus. Normales Trinken und Suchtentwicklung. K. Antons and W. Schulz; 1987;245–53.

Dilling H, Dittmann V. Die psychiatrische Diagnostik nach der 10. Revision der internationalen Klassifikation der Krankheiten (ICD-10). Nervenarzt. 1990;61:259–70.

First MB, Pincus HA. Classification in psychiatry. Br J Psychiatry. 1999;175:205–9.

Groenemeyer A. Drogenkarriere und Sozialpolitik. Pfaffenweiler: Centaurus Verlagsgesellschaft; 1990.

Kaufman E, Kaufman PN. Family therapy of drug and alcohol abuse. 1979.

Khantzian EJ. The self-medication hypothesis of addictive disorders: focus on heroin and cocaine dependence. Am J Psychiatry. 1985;142:1259–64.

Krausz M, Haasen C. Langzeitperspektiven süchtigen Verhaltens. Freiburg im Breisgau: Lambertus; 1996.

Kreek MJ. Opiates, opioids and addiction. Molecular Psychiatry. 1996;1: 232–54.

Mason BJ, Kocsis JH, et al. Psychiatric comorbidity in methadone maintained patients. J Addictive Dis. 1998;17:75–89.

Pfeiffer WM. Transkulturelle Aspekte zur Theorie von Mißbrauch und Abhängigkeit. Theorie der Sucht. Berlin: W. Feuerlein/Heidelberg: Springer; 1991;71–93.

Roberts AJ, Koob GF. The neurobiology of addiction. Alcohol Health Research World. 1997;21:101–6.

Sartorius N, Kaelber CT, et al. Progress toward achieving a common language in psychiatry: results from the field trial of the clinical guidelines accompanying the WHO classification of mental and behavioral disorders in ICD-10. Arch General Psychiatry. 1993;50:115–24.

Spitzer M, Casas B. Project for a scientific psychopathology. Curr Opinion Psychiatry. 1997;10:395–401.

Steinglass P. The impact of alcoholism on the family. J Stud Alcohol. 1981;42:288–303.

Vogt I, Scheerer S. Drogengebrauch. Drogen und Drogenpolitik: Ein Handbuch. Frankfurt: Campus; 1989;5–29.

Wurmser L. Denial and split identity: Timely issues in the psychoanalytic psychotherapy of compulsive drug users. J Subst Abuse Treat. 1985;2:89–96.

2 Diagnostik und Klassifikation von psychischen und Verhaltensstörungen durch psychotrope Substanzen

E. Kleinemeier

2.1 Einleitung

Bei der Diagnostik süchtigen Verhaltens handelt es sich um ein schwieriges Feld, da es für die Komplexität von Suchtphänomenen bisher kein einheitliches theoretisches und nosologisches Modell gibt. Die unterschiedlichen Stellen des Versorgungssystems unterscheiden sich in der Begriffsbestimmung zusätzlich derart, dass verschiedene professionelle Hintergründe zu unterschiedlichen Schlussfolgerungen führen können. Mit den deskriptiven Klassifikationssystemen ICD-10 (Dilling et al. 1993) und DSM-IV (Saß et al. 1996) erfolgt nach Freyberger und Stieglitz (2001a) heute eine hinreichend zuverlässige kategoriale Zuordnung zu den wesentlichen diagnostischen Clustern. Als problematisch ist die psychometrische Erfassung anzusehen, da nur wenige Instrumente existieren, die das gesamte Spektrum süchtigen Verhaltens erfassen.

In diesem Kapitel sollen die wichtigsten Aspekte der Diagnostik und Klassifikation von Suchterkrankungen erläutert werden. Hierfür werden einleitend die Anforderungen an die Diagnostik süchtigen Verhaltens genannt. Im Bereich der Suchterkrankungen wird von Sucht gesprochen, von Abhängigkeit, von Substanzmissbrauch usw. Es soll versucht werden, die unterschiedlichen Begriffe im Zusammenhang mit dem Konsum psychotroper Substanzen in eine sinnvolle Systematik zu bringen. Wichtiger Bestandteil dieses Kapitels ist die klassifikatorische Suchtdiagnostik. Ziel ist es, die Klassifikation der Störungen durch psychotrope Substanzen nach ICD-10 und DSM-IV zu vermitteln sowie die Gemeinsamkeiten und Unterschiede der beiden Ansätze vorzustellen. Abschließend werden wichtige Instrumente und Verfahren für die Erfassung süchtigen Verhaltens vorgestellt.

Bedeutung der Diagnostik. Es ist zu kurz gefasst, wenn die einzige Funktion der psychiatrischen Diagnostik in der Diagnosestellung gesehen wird. Die Diagnostik psychischer Störungen besteht vor allem in der Beschreibung dieser Störungen und in der dar-

auf folgenden Klassifikation. Doch Psychodiagnostik geht darüber hinaus. Sie ist wichtig, um prognostische Aussagen über die Verläufe zu machen, um psychische Störungen zu erklären; aber auch im Bereich der Evaluation von Versorgungsmodellen und Interventionen sowie der Qualitätssicherung kommt der Diagnostik große Bedeutung zu (Baumann u. Stieglitz 2001). Eine wichtige Rolle spielt die Diagnostik weiterhin im Bereich der Erforschung psychischer Störungen. All diese Aspekte psychiatrischer und psychologischer Diagnostik lassen sich auch auf den Bereich psychischer und Verhaltensstörungen durch psychotrope Substanzen übertragen. Allerdings existiert für Suchtstörungen kein einheitliches Konzept, da sich die Substanzen hinsichtlich Einnahme und Wirkung sehr unterscheiden, und Diagnostik in diesem Bereich wird insbesondere durch die Illegalität einiger Substanzen und der damit einhergehenden Strafandrohung erschwert (Schwoon u. Krausz 2001).

Suchtspezifische Diagnostik ist Teil einer umfassenden psychosozialen und psychopathologischen Diagnostik, die je nach ihrer psychotherapeutischen und pharmakologischen Ausrichtung unterschiedlich gestaltet ist. Die generellen Aufgaben und Verfahren der suchtspezifischen Diagnostik sind in besonderem Umfang von den spezifischen Aufgaben und Settings geprägt. Die suchtspezifische Diagnostik lässt sich nach 3 unterschiedlichen Perspektiven strukturieren. Dabei handelt es sich um (Küfner 2000):

- die Störungsperspektive,
- die Ressourcenperspektive,
- die Veränderungsperspektive.

Perspektiven der suchtspezifischen Diagnostik (nach Küfner 2000)

Störungsperspektive: Erfassung von Missbrauch und Abhängigkeit sowie der weiteren Defizite und Störungen im psychosozialen Bereich; herkömmliche Sichtweise der Diagnostik

Ressourcenperspektive: Unterscheidung von persönlichen, sozialen und materiellen Ressourcen; Ressourcen können am erfolgreichsten aus früheren Bewältigungsversuchen erschlossen werden
Veränderungsperspektive: Einbeziehung der Ziele der Abhängigen, deren Beweggründe sowie ihrer Fähigkeiten, diese Ziele zu erreichen

Im Vordergrund steht in der Regel die Störungsperspektive, da es um die Erfassung von schädlichem Konsum, Abhängigkeit sowie weiterer Defiziten im psychosozialen Bereich geht. Diese störungsbezogene Diagnostik erfolgt insbesondere im Rahmen der Klassifikationssysteme ICD-10 und DSM-IV. Es kann gesagt werden, dass die Störungsperspektive die herkömmliche Sichtweise der suchtspezifischen Diagnostik widerspiegelt.

Für die ganzheitliche Erfassung des Phänomens „Sucht" sind aber auch die Ressourcen- und die Veränderungsperspektive zentral. Im Rahmen der Ressourcenperspektive werden persönliche, soziale und materielle Ressourcen unterschieden. Sie sind unverzichtbar für die Behandlungsplanung. Die Veränderungsperspektive legt den Fokus auf die Ziele des Abhängigen sowie die Begründungen und Fähigkeiten, diese Ziele zu realisieren. Hierbei geht es vor allem um die Erfassung der Motivation des Patienten bzw. der Patientin. Es wird deutlich, dass sich eine vollständige Suchtdiagnostik nicht nur auf die Störungsperspektive beschränken darf.

2.2   Begriffsklärung

Noch immer gibt es keine einheitliche und eigenständige Entität, um Sucht zu beschreiben. Einerseits liegen die Gründe in der Unterschiedlichkeit der Substanzen, andererseits gibt es keine interkulturelle Einigkeit über Sucht und Drogen. Weiter stellt die Medizin oft andere Aspekte in den Vordergrund als die Sozialwissenschaft. Trotzdem gibt es Versuche, die wichtigsten Begrifflichkeiten voneinander abzugrenzen, die in diesem Unterkapitel beschrieben werden sollen.

Begriffsklärung in der Suchtdiagnostik

Drogen: Bei Drogen handelt es sich um eine Obergruppe von Substanzen, die in der Lage sind, die Befindlichkeit, das Bewusstsein und/oder das Verhalten eines Menschen zu verändern. Der Begriff „Drogen" ist gleichbedeutend mit dem Begriff der psychoaktiven bzw. psychotropen Substanz.
Suchtmittel: Suchtmittel sind die psychoaktiven Subtanzen bzw. Drogen, die eine Abhängigkeit hervorrufen, das heißt es handelt sich um eine Untergruppe der Drogen. Bei den Suchtmitteln werden legale und illegale Suchtmittel sowie Betäubungsmittel voneinander abgegrenzt.
Sucht: Bei der Bezeichnung „Sucht" handelt es sich um einen unscharfen, umgangssprachlichen Begriff, um den gesamten Bereich der Drogen- und Alkoholproblematik zu beschreiben.
Missbrauch: Andauernder oder gelegentlich übermäßiger Drogengebrauch, der mit einer akzeptablen ärztlichen Anwendung nicht übereinstimmt bzw. mit dieser nicht in Beziehung steht; Missbrauch kann einmalig, episodisch oder chronisch betrieben werden und ist definitorisch von der Abhängigkeit zu trennen.
Abhängigkeit: Es handelt sich nicht um ein substanzübergreifendes Erscheinungsbild. Gemeinsam ist jedem Abhängigkeitssyndrom ein starkes Verlangen nach dem Suchtmittel, das so genannte Craving. Eine körperliche Abhängigkeit wird über das Vorliegen einer Toleranzentwicklung und der Entzugssymptomatik definiert.
Schädlicher Konsum: Schädlicher Konsum ist über die psychischen und physischen Schäden aufgrund des Drogenkonsums definiert. Dieses Konzept wurde in Abgrenzung zu dem alten Missbrauchskonzept im ICD-10 eingeführt.

Drogen – Suchtmittel. Bezüglich der konsumierten Substanzen ist eine Abgrenzung von Drogen und Suchtmitteln vorzunehmen. Drogen stellen eine Obergruppe dar. Es handelt sich um Substanzen mit der „Fähigkeit zur Bewirkung von Veränderungen der Befindlichkeit, des Bewusstseins und/oder des Verhaltens beim Menschen" (Uchtenhagen 2000). Nach dieser Definition ist der Begriff „Drogen" gleichbedeutend mit den Beschreibungen der psychoaktiven oder der psychotropen Substanz.

Suchtmittel sind eine Untergruppe der Drogen. Es handelt sich um diejenigen Drogen, die eine Abhängigkeit hervorrufen. Nicht alle Drogen führen zu Abhängigkeit, was noch nicht bedeutet, dass sie nicht auch ein gesundheitliches Risiko mit sich bringen können. Dies bedeutet gleichzeitig, dass nicht allein abhängigkeitserzeugende Substanzen und deren Konsum Interventionen notwendig machen. Im Rahmen der Betäubungsmittelgesetzgebung werden 3 Gruppen von Suchtmitteln unterschieden:

- Zu den legalen Suchtmitteln zählt unter anderem Alkohol. Konsum, Erwerb, Einfuhr, Weitergabe und Verkauf sind legal und unterstehen keiner Strafandrohung.
- Bei den illegalen Suchtmitteln handelt es sich um diejenigen Substanzen, die im Psychotropenabkommen von 1971 erwähnt werden und die nicht auf Rezept erhältlich sind. Erwerb, Einfuhr, Weitergabe und Verkauf dieser Präparate sind unter Strafe gestellt. In einigen Ländern ist auch der Konsum illegaler Suchtmittel verboten und untersteht damit der Strafandrohung durch den Gesetzgeber.
- Die dritte Gruppe stellen die Betäubungsmittel dar. Es handelt sich um Substanzen mit stark schmerzlindernder und bewusstseinsdämpfender Wirkung. Heroin ist ein illegales Betäubungsmittel, während viele Mittel, insbesondere Schmerzmittel, auf legalem Wege leicht zugänglich sind.

Sucht – Missbrauch. Lange Zeit waren die Begriffe „Sucht" und „Missbrauch" zentral, wenn von Störungen durch psychotrope Substanzen die Rede war. Bei der Bezeichnung „Sucht" handelt es sich letztendlich um einen unscharfen, umgangssprachlichen Begriff, um den gesamten Bereich der Drogen- und Alkoholproblematik zu beschreiben. Im Englischen wird von „Drug Addiction" in Abgrenzung zu „Drug Dependence" (Abhängigkeit) gesprochen. Vor allem die Reichweite des Suchtbegriffs half nicht, der Heterogenität des Konsums psychotroper Substanzen gerecht zu werden. Diese unterscheiden sich aufgrund ihrer Wirkungen, ihrer Folgeerscheinungen, aber auch aufgrund unterschiedlicher kultureller Vorstellungen.

Missbrauchskonzept. In der Vergangenheit wurde das Substanzmissbrauchskonzept inflationär gebraucht. Die WHO beschrieb Substanzmissbrauch 1969 als „andauernden oder gelegentlich übermäßigen Drogengebrauch, der mit einer akzeptablen ärztlichen Anwendung nicht übereinstimmt bzw. mit dieser nicht in Beziehung steht" (WHO Expert Committee on Drug Dependence 1969). Das Missbrauchskonzept wird nicht nur auf den chronischen Substanzkonsum bezogen, sondern kann auch einmalig oder episodisch betrieben werden. Missbrauch ist nach der DSM-IV-Definition von Abhängigkeit zu trennen, auch wenn der Übergang fließend sein kann. Aufgrund der fehlenden Trennschärfe des Begriffs und den Missverständnissen, zu denen er führte, gab es mit der Einführung des ICD-10 eine Empfehlung der WHO, ihn bei der Beschreibung von Störungen durch psychotrope Substanzen aufzugeben. Der Begriff „Missbrauch" schließt soziale und zwischenmenschliche Probleme explizit mit ein. Im DSM-IV wird von einem unangepassten Muster des Substanzgebrauchs gesprochen, was eine moralisierende Beurteilung bei der Diagnostik einschließt. Diese Tatsache veranschaulicht, wie in den USA, in denen das DSM-IV als Klassifikationssystem vorherrschend ist, über drogenkonsumierende Patienten und Patientinnen geurteilt wird. Genau auf dieses, auf Einstellungen beruhende Urteil wird im ICD-10 verzichtet.

Abhängigkeit, schädlicher Gebrauch. In den modernen Diagnosekonzepten stehen substanzspezifische Beschreibungen der unterschiedlichen Störungen durch psychotrope Substanzen im Vordergrund. Zentral ist hierbei der Begriff der Abhängigkeit. Auch wenn es sich dabei nicht um ein substanzübergreifendes Erscheinungsbild handelt, so hilft das Konstrukt des Abhängigkeitssyndroms, eine Abgrenzung von den Folgeerkrankungen zu ermöglichen. Es existieren unterschiedliche Formen der Abhängigkeit. Gemeinsam ist jedem Abhängigkeitssyndrom das starke Verlangen nach dem Konsum der psychotropen Substanz, das so genannte Craving. Das DSM-IV definiert das Vorliegen einer körperlichen Abhängigkeit aus dem Vorliegen einer Toleranzentwicklung und der Entzugssymptomatik. „Toleranz" bezeichnet eine Abnahme der Sensitivität für die Wirkung einer Droge nach wiederholter Einnahme, was eine Dosiserhöhung notwendig macht (Uchtenhagen 2000). Dieser Prozess kann durch physiologische Vorgänge, aber auch durch Verhaltensanpassungen an die Wirkung der Droge erklärt werden. Entzugssymptome sind substanzspezifisch. Das Entzugssyndrom ist durch ein intensiviertes Drogenverlangen charakterisiert. Es tritt in der Regel nach Absetzen einer Substanz nach langen und hohen Konsumphasen ein. Häufige Entzugssymptome sind z.B. Schlafstörungen, Übelkeit oder vegetative Beschwerden. Beide Phänomene – Toleranzentwicklung und Entzugssyndrom – müssen nicht zwangsläufig im Rahmen einer Abhängigkeit auftreten. Sie reichen auch nicht aus, um eine Abhängigkeit nachweisen zu können.

In Abgrenzung zu den alten Konzepten von Sucht und Missbrauch sowie des Abhängigkeitskonstrukts ist der „schädliche Gebrauch" ein zentraler Begriff bei der Beschreibung des Konsums psychotroper Substanzen. Er ist über gesundheitliche Schäden aufgrund des Konsums von Drogen definiert. Diese Schäden können psychischer und physischer Art sein. Die Konzepte von Abhängigkeit und schädlichem Konsum versuchen, der Heterogenität der Probleme im Zusammenhang mit dem Konsum psychotroper Substanzen eher gerecht zu werden als die alten Konzepte von Sucht und Missbrauch.

Diese Begriffsbestimmung soll Licht in den Beschreibungsdschungel im Bereich der Suchterkrankungen bringen. Bei der Darstellung der Klassifikationssysteme spielen sie eine zentrale Rolle.

2.3 Klassifikation

ICD-10, DSM-IV. Die Klassifikation von Krankheiten versucht, die beschriebenen Krankheitsbilder nach einheitlichen Vorschriften in eine eindeutige und logische Ordnung zu bringen. Hierbei besteht das Ziel darin, ein natürliches und vollständiges Bild von der Krankheit zu bekommen, was insbesondere im Bereich der psychischen Störungen oft nicht erreicht wird (Freyberger et al. 2001). Das ICD-10, Kapitel V (F) (Dilling et al. 1993), und das DSM-IV (Saß et al. 1996) sind die zentralen Klassifikationssysteme im Bereich der psychischen Störungen. Beim ICD-10 handelt es sich um die 10. Revision der „Internationalen Klassifikation psychischer Störungen" der Weltgesundheitsorganisation, während das DSM-IV („Diagnostisches und Statistisches Manual Psychischer Störungen") von der „American Psychiatric Association" (APA) entwickelt wurde. Zentrale Neuerungen in den aktuellen Versionen der Klassifikationssysteme sind die operationalisierte Diagnostik, das Komorbiditätsprinzip sowie der Versuch einer multiaxialen Diagnostik.

Neuerungen der aktuellen Klassifikationssysteme

Operationalisierte Diagnostik: Festlegung, wie bestimmte Phänomene zu erfassen sind, das heißt es gibt genaue Vorgaben, wie eine Störung festzustellen ist; im Rahmen der Suchtdiagnostik meint dies z. B. eine operationalisierte Differenzierung von Abhängigkeit und schädlichem Konsum im ICD-10.

Komorbiditätsprinzip: „Komorbidität" bedeutet das gemeinsame Auftreten verschiedener psychischer Erkrankungen bei einer Person. Nach ICD-10 sind so viele Diagnosen zu verschlüsseln, wie für die Beschreibung des klinischen Bildes notwendig sind. Das Ausmaß der Komorbidität zwischen Suchterkrankungen und anderen psychischen Störungen ist als hoch zu bewerten (Regier et al. 1990).

Multiaxiale Systeme: In multiaxialen Systemen werden verschiedene Betrachtungsebenen in die Diagnostik integriert, wie z. B. soziale Funktionseinschränkungen und psychosoziale Belastungsfaktoren.

Nach Uchtenhagen (2000) können suchtspezifische Störungsbilder nach unterschiedlichen Gesichtspunkten klassifiziert werden:

- nach verwendeten Substanzen,
- nach Symptomatologie,
- nach sozialen Auswirkungen,
- nach Stadien,
- nach dem Schweregrad der Störungen und dem Ausmaß der Behandlungsbedürftigkeit.

Die ICD-10 kombiniert die Klassifikation nach Substanzen mit der Symptomatologie und auffälligen Komplikationen.

Unterschiede zwischen ICD-10 und DSM-IV. Im Rahmen einer engen Zusammenarbeit von WHO und APA bei der Weiterentwicklung von ICD und DSM ist es zu einer weitgehenden Kongruenz der beiden Klassifikationssysteme gekommen. Beide Klassifikationssysteme weisen eine gute Reliabilität und Validität auf (Freyberger u. Stieglitz 1996). Dennoch gibt es Diskrepanzen, die auch im Bereich der Störungen durch psychotrope Substanzen sichtbar werden. Beide Systeme beziehen sich auf das dichotome Konzept von Edwards und Gross (1976), da sie Missbrauch bzw. schädlichen Konsum von Abhängigkeit als distinkte diagnostische Kategorien unterscheiden. Während im ICD-10 das Konzept des Substanzmissbrauchs aufgegeben und durch den des schädlichen Konsums ersetzt wurde, ist der Missbrauchsbegriff im DSM-IV noch zentral (Tabelle 2.1). Mit dem Festhalten am Missbrauchskonzept kam es im DSM-IV zu einer expliziten Berücksichtigung sozialer und zwischenmenschlicher Faktoren. Da soziale Faktoren interkulturell unterschiedliche Bedeutung haben, wurden sie im ICD-10 nicht aufgenommen (Freyberger u.

Stieglitz 2001b). Im Gegensatz dazu ist für die Diagnosenstellung „Schädlicher Konsum" die Identifizierung manifester Schädigungen der psychischen und physischen Gesundheit notwendig (Schwoon u. Krausz 2001). Das Konstrukt des schädlichen Gebrauchs wird von der WHO als neutraler angesehen und soll dazu führen, spezifischer den konkreten Schaden zu benennen, in Bezug auf die gesundheitlichen Auswirkungen und weniger in Hinblick auf soziale Folgen (Wittchen u. Argandoña 2000). Der explizite Ausschluss sozialer Auffälligkeiten im ICD-10 schränkt allerdings das Spektrum problematischen

Tabelle 2.**1** Missbrauchsdefinitionen in ICD-10 und DSM-IV (nach Freyberger u. Stieglitz 2001b)

ICD-10 „Schädlicher Gebrauch" (F1x.1)

- Nachweis, dass der Substanzgebrauch verantwortlich ist für die körperlichen oder psychischen Probleme, einschließlich der eingeschränkten Urteilsfähigkeit oder des gestörten Verhaltens, das eventuell zur Behinderung oder zu negativen Konsequenzen in den zwischenmenschlichen Beziehungen führen kann.
- Die Art der Schädigung sollte klar bezeichnet werden.
- Das Gebrauchsmuster besteht mindestens seit 1 Monat oder trat wiederholt in den letzten 12 Monaten auf.
- Auf die Störung treffen die Kriterien einer anderen psychischen oder Verhaltensstörung, bedingt durch dieselbe Substanz zum gleichen Zeitpunkt, nicht zu (außer akute Intoxikation: F1x.0).

DSM-IV „Substanzmissbrauch"

- Ein unangepasstes Muster von Substanzgebrauch führt in klinisch bedeutsamer Weise zu Beeinträchtigungen oder Leiden, wobei sich mindestens eines der folgenden Kriterien innerhalb desselben 12-Monats-Zeitraums manifestiert:
  - wiederholter Substanzgebrauch, der häufig zu einem Versagen bei der Arbeit, in der Schule oder zu Hause führt;
  - wiederholter Substanzgebrauch in Situationen, in denen es aufgrund des Konsums zu einer körperlichen Gefährdung kommen kann;
  - wiederkehrende Probleme mit dem Gesetz im Zusammenhang mit dem Substanzgebrauch;
  - fortgesetzter Substanzgebrauch trotz ständiger oder wiederholter sozialer oder zwischenmenschlicher Probleme, die durch die Auswirkungen der psychotropen Substanz verursacht oder verstärkt werden.
- Die Symptome haben niemals die Kriterien für Substanzabhängigkeit der jeweiligen Substanzklasse erfüllt.

Konsums ein, auf die sich Frühinterventionen konzentrieren könnten.

Abhängigkeitskonzept bei ICD-10 und DSM-IV. Im Abhängigkeitskonzept unterscheiden sich ICD-10 und DSM-IV weniger elementar. Während im DSM-IV insgesamt 7 Kriterien für die Abhängigkeit beschrieben werden, sind es im ICD-10 nur 6 (Tabelle 2.**2**). Im DSM-IV werden Zusatzkodierungen bezüglich physiologischer und psychischer Symptome vorgenommen, während im ICD-10 eine solche Zusatzkodierung nicht vorgesehen ist (Woody u. Cacciola 1997). Dennoch gilt in beiden Systemen das typische Beschaffungs- bzw. Einnahmeverhalten als charakteristisch für die psychische Abhängigkeit, während die körperliche Abhängigkeit im Wesentlichen über das Entzugssyndrom definiert wird (Freyberger u. Stieglitz 2001b).

Das ICD-10 unterscheidet sich vom ICD-9 insbesondere durch den Wechsel von einer numerischen zu einer alphanumerischen Klassifikation. Im ICD-10 erhalten Substanzstörungen die F-Nummer 1 unter dem Titel „Psychische und Verhaltensstörungen durch psychotrope Substanzen". Die verursachende Substanz wird über die 2. Stelle definiert (z.B. F10: Alkohol, F11: Opioide, F12: Cannabinoide; Tabelle 2.**3**). Die 4. und gegebenenfalls die 5. Stelle kennzeichnet das klinische Erscheinungsbild, das durch klassifikatorische Merkmale beschrieben wird (z.B. F1x.0: akute Intoxikation, F1x.2: Abhängigkeitssyndrom; Tabelle 2.**3**).

Im DSM-IV werden die Störungen im Zusammenhang mit psychotropen Substanzen in 2 Gruppen aufgeteilt. Substanzabhängigkeit und Substanzmissbrauch gehören zu den Störungen durch Substanzkonsum, während Intoxikation, Entzug, substanzinduziertes Delir und andere den substanzinduzierten Störungen zugeordnet werden. Im Rahmen dieser beiden Gruppen werden Kriterien für das klinische Erscheinungsbild über alle Substanzklassen beschrieben. Im DSM-IV werden die Besonderheiten dieser psychopathologischen Bilder für jede der 11 Substanzklassen beschrieben.

Tabelle 2.**2** Abhängigkeitsdefinitionen in ICD-10 und DSM-IV (nach Schwoon u. Krausz 2001)

ICD-10 „Abhängigkeitssyndrom" (F1x.2)	DSM-IV „Substanzabhängigkeit"
1. Ein starker Wunsch oder eine Art Zwang, psychotrope Substanzen zu konsumieren	1b. Die Substanz wird häufig in größeren Mengen oder länger als beabsichtigt eingenommen.
2. Verminderte Kontrollfähigkeit bezüglich des Beginns, der Beendigung und der Menge des Konsums.	4. Anhaltender Wunsch oder erfolglose Versuche, den Substanzgebrauch zu verringern oder zu kontrollieren.
3. Ein körperliches Entzugssyndrom bei Beendigung oder Reduktion des Konsums, nachgewiesen durch die substanzspezifischen Entzugssymptome oder durch die Aufnahme der gleichen oder einer verwandten Substanz, um Entzugssymptome zu mildern oder zu vermeiden.	2. Charakteristische Entzugssymptome der jeweiligen Substanz oder Einnahme derselben (oder einer sehr ähnlichen) Substanz, um Entzugssymptome zu lindern oder zu vermeiden.
	3. Die Substanz wird meist länger oder in größeren Mengen als geplant konsumiert.
4. Nachweis einer Toleranz. Um die ursprünglich durch niedrigere Dosen erreichten Wirkungen der psychotropen Substanz hervorzurufen, sind zunehmend höhere Dosen erforderlich.	1b. Toleranzentwicklung, definiert durch Verlangen nach ausgeprägter Dosissteigerung, um einen Intoxikationszustand oder erwünschten Effekt herbeizuführen, oder deutlich verminderte Wirkung bei fortgesetzter Einnahme derselben Substanz.
5. Fortschreitende Vernachlässigung anderer Vergnügen oder Interessen zugunsten des Subtanzkonsums; erhöhter Zeitaufwand, um die Substanz zu beschaffen, zu konsumieren oder sich von den Folgen zu erholen.	5. Viel Zeit für Aktivitäten, um die Substanz zu beschaffen, sie zu sich zu nehmen oder sich von ihren Wirkungen zu erholen.
	6. Wichtige soziale, berufliche oder Freizeitaktivitäten werden aufgrund des Substanzmissbrauchs aufgegeben oder eingeschränkt.
6. Anhaltender Substanzkonsum trotz Nachweis eindeutiger schädlicher Folgen (es sind dieselben Folgen gemeint wie bei der Kategorie „schädlicher Konsum")	7. Fortgesetzter Substanzmissbrauch trotz Kenntnis eines anhaltenden oder wiederkehrenden körperlichen oder psychischen Problems, das wahrscheinlich durch den Substanzmissbrauch verursacht oder verstärkt wurde.

Störungen im Zusammenhang mit psychotropen Substanzen im DSM-IV

Störungen durch Substanzkonsum: Substanzabhängigkeit, Substanzmissbrauch

Substanzinduzierte Störungen: Substanzintoxikation, Substanzentzug, substanzinduziertes Delir, persistierende substanzinduzierte Demenz, persistierende substanzinduzierte amnestische Störung, substanzinduzierte psychotische Störung, substanzinduzierte affektive Störung, substanzinduzierte Angststörung, substanzinduzierte sexuelle Funktionsstörung, substanzinduzierte Schlafstörung.

In beiden Systemen werden für die Klassifikation einer spezifischen Suchtstörung explizite Leitlinien und Kriterien beschrieben, die für die Diagnose notwendig sind.

Schwächen von ICD-10 und DSM-IV. Mit der Veröffentlichung der operationalisierten Klassifikationssysteme ICD-10 und DSM-IV hat die Diagnostik und Klassifikation von Substanzstörungen einen wichtigen Schritt nach vorn gemacht. Die für die Klinik relevanteste Schwäche der Systeme liegt sicherlich darin, dass explizit keine operationalisierten Schweregradbestimmungen erlaubt sind (Freyberger u. Stieglitz 2001b). Die Bestimmung von qualitativen Ausprägungen ist letztendlich über Screeninginstrumente und standardisierte Befragungen möglich. Weiter ist das Komorbiditätsprinzip auch nur deskriptiv im ICD-10 und DSM-IV verankert. Eine spezifizierte hierarchische und ätiopathogenetische Reihung ist mit den Gegebenheiten nicht möglich. Insofern sind die beiden Klassifikationssysteme nur unzureichend für die Therapieplanung und die Indikation bestimmter Interventionsformen brauchbar. Mit den Neuerungen von ICD-10 und DSM-IV sind jedoch die methodi-

Tabelle 2.3 F1 „Psychische und Verhaltensstörungen durch psychotrope Substanzen" im ICD-10

Substanzen		Klinisches Erscheinungsbild	
F10.xx	Störungen durch Alkohol	F1x.0	akute Intoxikation
F11.xx	Störungen durch Opioide	F1x.1	schädlicher Gebrauch
F12.xx	Störungen durch Cannabinoide	F1x.2	Abhängigkeitssyndrom
F13.xx	Störungen durch Sedativa oder Hypnotika	F1x.3	Entzugssyndrom
F14.xx	Störungen durch Kokain	F1x.4	Entzugssyndrom mit Delir
F15.xx	Störungen durch andere Stimulanzien, einschließlich Koffein	F1x.5	psychotische Störung
F16.xx	Störungen durch Halluzinogene	F1x.6	durch Substanzen bedingtes amnestisches Syndrom
F17.xx	Störungen durch Tabak	F1x.7	durch Substanzen bedingter Restzustand/verzögert auftretende psychotische Störungen
F18.xx	Störungen durch flüchtige Lösungsmittel	F1x.8	andere Verhaltens- und psychische Störungen durch psychotrope Substanzen
F19.xx	Störungen durch multiplen Substanzgebrauch und Konsum anderer psychotroper Substanzen	F1x.9	nicht näher bezeichnete Verhaltens- und psychische Störungen durch psychotrope Substanzen

schen Voraussetzungen geschaffen worden, unter denen eine sinnvolle klinische und wissenschaftliche Arbeit möglich wird: Kommunizierbarkeit und Reliabilität (Freyberger u. Stieglitz 2001b).

2.4 Instrumente

Grundlage einer sinnvollen Therapieplanung und auch der Suchtforschung sind verschiedene Instrumente der Diagnostik. Im Bereich der psychometrischen Erfassung von Abhängigkeit und schädlichem Konsum sind eindeutige Lücken sichtbar. So existieren im Bereich „Alkoholismus und schädlicher Alkoholkonsum" eine Vielzahl an Screenings, Interviews und Fragebögen, während im Bereich der illegalen Substanzen nur wenige nützliche und verwendbare Instrumente zu finden sind. Die Gründe für diesen Zustand sind unterschiedlich. So unterscheiden sich illegale Substanzen sowohl hinsichtlich der Einnahme als auch der Wirkungen und Folgen. Sie sind so vielfältig, dass es schwer ist, sie in einem Verfahren zu bündeln. Das heißt aber nicht, dass illegaler Drogenkonsum nicht psychometrisch zu erfassen ist: Abhängigkeit und der Konsum psychotroper Substanzen sind zuverlässig und gültig zu erfassen. In diesem Ab-

schnitt sollen unterschiedliche Verfahren vorgestellt werden, die sowohl für den Kliniker und die Klinikerin im Arbeitsalltag als auch für die Forschung relevant sind. Für unterschiedliche Phasen des diagnostischen Prozesses sowie für unterschiedliche Fragestellungen existieren verschiedene Instrumente der Suchtdiagnostik.

Einteilung der Instrumente. Stieglitz und Freyberger (2001) unterscheiden folgende Instrumente im Bereich der Suchtdiagnostik:

- Screeningverfahren,
- Checklisten,
- strukturierte Interviews,
- standardisierte Interviews.

Angelehnt an diese Unterteilung sollen in der Folge verschiedene Verfahren vorgestellt werden, wobei es diesen Rahmen sprengen würde, auf alle Verfahren der Suchtdiagnostik einzugehen, da insbesondere im Alkoholismusbereich eine Vielzahl an Verfahren existieren. Ziel ist es, einen Überblick über die Einsatzmöglichkeiten und Qualitäten, aber auch über die Grenzen der einzelnen Instrumentengruppen zu ermöglichen. Abschließend soll dann der „Addiction

Severity Index" als halbstrukturiertes Interview ausführlicher vorgestellt werden, da es das inzwischen am häufigsten eingesetzte und am gründlichsten überprüfte Diagnoseinstrument in der Suchtforschung und -therapie ist (Schwoon u. Krausz 2001).

2.4.1 Screeningtests

Einsatzbereiche. Da viele suchtspezifische Interviews sehr zeitaufwändig sind, können Screeningtests gut vorgeschaltet werden. Screeningverfahren haben die Funktion, bei einem vagen Verdacht eine Verdachtsdiagnose zu stellen und mögliche „Risikopersonen" zu identifizieren, die in der Folge dann differenzierter nachuntersucht werden müssen, das heißt Screeningverfahren haben unter anderem eine Filterfunktion. Häufig werden sie aber auch in epidemiologischen Studien eingesetzt.

Anforderungen. Ein Screeningverfahren sollte kurz und leicht auszufüllen sein, sprich ökonomisch und wenig aufwändig. Aufgrund dieser Anforderungen handelt es sich bei Screenings in der Regel um Selbstbeurteilungsverfahren, das heißt der Patient oder die Patientin beantwortet die Fragen selbst. Die meisten Screeningverfahren sind substanzspezifisch. Der größte Teil bezieht sich auf problematisches Trinkverhalten. Der „Basler Drogen- und Alkoholfragebogen" (BDA) ist eines der wenigen substanzübergreifenden Screeningverfahren, das sich sowohl auf Drogen- als auch Alkoholkonsum bezieht.

Cut-off-Werte. Bei Screeningverfahren können in der Regel Cut-off-Werte berechnet werden, die Hinweise darauf geben, ob ein problematisches Konsumverhalten oder gar eine Abhängigkeit vorliegen könnte. In Tabelle 2.4 werden verschiedene Screeningverfahren aufgelistet.

Tabelle 2.**4** Screening der Abhängigkeit (nach Schwoon u. Krausz 2001)

Screeningverfahren	Kennzeichen
CAGE (Mayfield et al., 1979)	• 4 Items • Interview oder Fragebogen • gute Sensitivität und Spezifität • Dauer ca. 2 min • Cut-off-Wert: ≥ 2
MAST „Michigan Alcoholism Screening Test" (Selzer, 1971)	• 25 Items • Interview • gute Sensitivität und Spezifität • Dauer ca. 20 min • Cut-off-Wert: ≥ 5 als Hinweis
LAST „Lübecker Alkoholismus Screening Test" (Rumpf et al., 1995)	• 7 Items • Interview oder Fragebogen • gute Sensitivität und Spezifität • Dauer ca. 5 min • Cut-off-Wert: ≥ 2
MALT „Münchner Alkoholismus Test" (Feuerlein et al., 1979)	• 24 Items zur Selbstbeurteilung • 7 Items zur Fremdbeurteilung (4fach gewichtet) • gute Sensitivität und Spezifität • Dauer: 20 min Selbstbeurteilung, 10 min Fremdbeurteilung • Cut-off-Wert: ≥ 6 (Selbstbeurteilung) als Hinweis, ≥ 11 (Fremdbeurteilung) für Abhängigkeit
BDA „Basler Drogen- und Alkoholfragebogen" (Ladewig et al., 1976)	• 22 Items • Selbstbeurteilung • keine Angaben über Sensitivität und Spezifität • Dauer ca. 15 min • kein Cut-off-Wert

Tabelle 2.5 Biochemische Screeningverfahren

Substanz	Biochemischer Nachweis
Alkohol	• Blut: nachweisbar (erhöht sind γ-GT, GOT, GPT, CDT, MCV) • Urin: nicht nachweisbar • Haare: nicht nachweisbar
Heroin	• Blut: nachweisbar bis zu 8 h • Urin: nachweisbar für 2–3 d • Haare: nachweisbar
Cannabis	• Blut: nachweisbar bis zu 2 d bei 3-wöchigem, regelmäßigem Konsum • Urin: nachweisbar (7–10 Wochen bei einmaligem Konsum, bis zu 8 Wochen bei regelmäßigem Konsum) • Haare: nachweisbar
Benzodia-zepine	• Blut: nachweisbar • Urin: nachweisbar (3 d bei geringen Mengen, 4–6 Wochen bei Langzeiteinnahme) • Haare: nicht nachweisbar
Kokain	• Blut: nachweisbar (bis zu 24 h) • Urin: nachweisbar (2–4 d über Benzoylekgonin) • Haare: nachweisbar, Rückschlüsse auf bis 12 Monate möglich

Biochemische Screeningverfahren. In diesem Zusammenhang sind auch die biochemischen Screeningverfahren zu erwähnen. Mit ihnen können sowohl anamnestischer als auch aktueller Konsum psychotroper Substanzen nachgewiesen werden. Solche Screenings erfolgen entweder über den direkten Nachweis von Metaboliten oder durch das Screening bestimmter körperlicher Schädigungen, die auf den Konsum psychotroper Substanzen zurückzuführen sind (Tabelle 2.5). Diese Verfahren sind insbesondere deshalb bedeutsam, da sie eine objektive Identifikation von Drogenkonsumenten und -konsumentinnen ermöglichen.

2.4.2 Checklisten

Bei Checklisten handelt es sich um Verfahren, die eine vorläufige diagnostische Klassifikation nach ICD-10 oder DSM-IV ermöglichen. In der Regel handelt es sich um Checklisten, die das ganze Spektrum der psychischen Störungen erfassen, während der Konsum psychotroper Substanzen in separaten Sektionen abgefragt wird. Zu den elaboriertesten Checklisten zählen die „Internationalen Diagnosen Checklisten" (ICDCL) für ICD-10 und DSM-IV, die „ICD-10-Merkmalsliste" sowie die „ICD-10 Symptom Checkliste" (Stieglitz u. Freyberger 2001). Bei den „Internationalen Diagnosen Checklisten" werden verschiedene klinische Erscheinungsbilder der Störungen durch psychotrope Substanzen erfasst (z.B. Alkoholabhängigkeit, Medikamentenabhängigkeit, akute Intoxikation, Entzugssyndrom).

2.4.3 Strukturierte Interviews

In Bezug auf die Kategorisierung von Interviewtypen gibt es keine allgemeingültige Terminologie. Generell werden Interviews in der Literatur danach unterschieden, wie hoch der Formalisierungsgrad der Durchführung ist (Wittchen et al. 2001). Unterschieden werden hierbei freie klinische Interviews von halbstrukturierten über strukturierte Interviews bis hin zu standardisierten Interviews.

> **Interviewtypen (nach Wittchen et al. 2001)**
>
> **Klinisches Interview:** Es wird ein freies Gespräch mit einer bestimmten Zielsetzung geführt, während der Interviewer bzw. die Interviewerin den Ablauf des Gesprächs individuell festlegt und auf den Patienten bzw. die Patientin abstimmt. Ein festgelegte Auswertung ist nicht vorgesehen.
>
> **Halbstrukturiertes Interview:** Es existieren festgelegte Fragen, die aber vom Interviewer bzw. der Interviewerin in einer variablen Reihenfolge präsentiert werden können. Es ist möglich, zusätzliche und Ergänzungsfragen einzubauen sowie Erläuterungen zu geben. Auch die Auswertung ist nicht festgelegt.
>
> **Strukturiertes Interview:** Sowohl die Fragen als auch der Ablauf und die Auswertung sind vorgegeben. Die Bewertung der erhobenen Informationen muss aber aufgrund klinischer Entscheidungen erfolgen.
>
> **Standardisiertes Interview:** Der gesamte Diagnoseprozess ist festgelegt, also standardisiert, um eine größtmögliche Objektivität zu erreichen. Standardisierte Interviews stellen die höchste Stufe der Formalisierung bei Diagnoseverfahren dar.

Strukturierte Interviews in der Diagnostik von Suchterkrankungen. An dieser Stelle sollen strukturierte Interviews vorgestellt werden, die bei der Diagnostik von Suchterkrankungen eine wichtige Rolle spielen. Das halbstrukturierte Befragungsinstrument „Addiction Severity Index" wird aufgrund seiner klinischen und forschungsmäßigen Bedeutung am Ende des Kapitels ausführlicher beschrieben. Bei einem strukturierten Interview sind Fragen, Ablauf und Auswertung vorgegeben. In der Regel stehen für die Bewertung der erhobenen Informationen Antwortkategorien zur Verfügung. Im Gegensatz zu standardisierten Interviews müssen diese Bewertungen aber aufgrund klinischer Entscheidungen erfolgen. Im Bereich der Erfassung von Störungen durch psychotrope Substanzen sind 3 Interviews besonders hervorzuheben.

- Die „Schedules for Clinical Assessment in Neuropsychiatry" (SCAN) sind ein von der WHO entwickeltes und sehr umfassendes psychiatrisches Interview. Die meisten Kategorien sowohl von ICD-10 als auch von DSM-IV werden abgedeckt. Das SCAN enthält 2 Sektionen, die den Konsum psychotroper Substanzen erfassen: In Sektion 11 wird nach dem Alkoholkonsum gefragt, in Sektion 12 nach sonstigem Drogenkonsum. Beide Sektionen sind fast identisch aufgebaut, und neben den Konsumgewohnheiten werden die für alle Substanzgruppen fast identischen Kriterien für Abhängigkeit, schädlichen Konsum, Intoxikation und Entzugssyndrome erfasst (Stieglitz u. Freyberger 2001). Im Sinne einer Ökonomisierung der Durchführung des SCAN beginnen sowohl Sektion 11 als auch Sektion 12 mit einer Screeningfrage. Wird der Cut-off-Wert überschritten, schließt sich eine differenzierte Erhebung aller diagnostisch relevanten Kriterien an.
- Das „Strukturierte Klinische Interview für DSM-IV" (SKID) gilt weltweit, sowohl in der Forschung als auch im klinischen Bereich, als das am häufigsten eingesetzte Instrument im Rahmen der Diagnostik psychischer Störungen. Für beide Bereiche existieren eigene Versionen. Die Sektion E des SKID – Abhängigkeit von psychotropen Substanzen – ermöglicht, wie auch die SCAN, über eine Screeningfrage zu Beginn das Überspringen, wenn kein Verdacht auf auffälligen Alkohol-, Drogen- oder Medikamentenkonsum besteht.
- Im „Diagnostischen Interview für Psychische Störungen" (DIPS) wird die klassifikatorische Diagnostik mit der Erhebung von therapierelevanten Informationen kombiniert. Es enthält ein Screening für Alkoholismus und Drogenmissbrauch, und für diesen Bereich ist die Reliabilität als hoch zu bewerten.

2.4.4 Standardisierte Interviews

Standardisierte Interviews stellen die höchste Formalisierung im diagnostischen Prozess dar. Auch die Kodierung der Antworten ist festgelegt. Das bekannteste standardisierte Interview im Bereich der psychischen Störungen ist das „Composite International Diagnostic Interview" (CIDI), das – ähnlich wie die SCAN – in enger Kooperation mit der WHO entwickelt wurde. Beim CIDI wird keine individuelle klinische Bewertung vom Interviewer verlangt, die gesamte Auswertung erfolgt computerisiert und ist damit hochobjektiv. Mit diesem Auswertungsprogramm lassen sich über 100 Diagnosen nach ICD-10 und DSM-IV stellen. Enthalten sind im CIDI auch flexible und optional einzusetzende Module (Wittchen et al. 2001), wie z.B. das Substanzmodul CIDI-SAM – „Substance Abuse Module". Die Durchführung dieses Moduls erfordert zwischen 10 und 90 Minuten. In diesem Modul sind substanzspezifische Filterfragen zu Häufigkeit und Menge des Konsums enthalten. Es werden aber auch Beginn, Entwicklung und gegenwärtiger Konsum sowie somatische, psychische und soziale Folgen dokumentiert.

2.4.5 „Addiction Severity Index"

Entwicklung. Beim „Addiction Severity Index" (ASI) handelt es sich um ein halbstrukturiertes Interview, das konsequent verschiedene Problembereiche im Zusammenhang mit dem Konsum psychotroper Substanzen erfasst. Die ursprüngliche Version des ASI geht auf McLellan et al. (1980) in Philadelphia zurück. Mittlerweile liegt er in der 5. überarbeiteten Version vor. Der ASI ist inzwischen in mehrere Sprachen übersetzt worden. Um eine internationale Vergleichbarkeit zu gewährleisten, wurde von einer europäischen Gruppe aus Forscherinnen und Forschern eine europäische Version des ASI, der „EuropASI", entwickelt (Kokkevi u. Hartgers 1995). Die deutschsprachige Version wurde von Gsellhofer et al. (1999) an dem EuropASI erprobt.

Einsatzbereich. Der ASI eignet sich sowohl für gruppenstatistische Querschnitt- und Verlaufsuntersuchungen als auch für die individuelle Therapieplanung. Er wird häufig im Rahmen von internationalen Studien eingesetzt. Der ASI versucht, sowohl den Schweregrad der Substanzabhängigkeit als auch den Schweregrad von Problemen, die mit der Abhängigkeit in Beziehung stehen, zu erfassen. Er umfasst folgende Bereiche: körperlicher Zustand, Arbeits- und Unterhaltssituation, Drogen- und Alkoholgebrauch, rechtliche Situation, Familie und Sozialbeziehungen, psychischer Status. In diesen Inhaltsbereichen werden zum einen als objektiv bezeichnete Daten erhoben (Häufigkeiten, Zeiträume etc.), andererseits sollen die Befragten für jeden Inhaltsbereich eine subjektive Einschätzung ihrer Problembelastung abgeben. Nach Abschluss der Sitzung werden von dem Interviewer bzw. der Interviewerin die Schweregradratings für jeden Inhaltsbereich getrennt durchgeführt, sodass sich für jeden Befragten bzw. jede Befragte ein Belastungsprofil ergibt.

Bewertung des ASI. Der ASI weist eine Reihe von Stärken auf, die ihn von anderen Befragungsinstrumenten im Zusammenhang mit dem Konsum psychotroper Substanzen abheben. So weisen sowohl Schweregradratings als auch Compositescores eine gute Test-Retest-Reliabilität auf. Bei den Compositesores handelt es sich um mathematisch begründete Allgemeinbewertungen für den Schweregrad der Belastung, die zwischen 0,00 (keine Belastung) und 1,00 (höchste Belastung) liegen können (Prinzleve 2000). Im Allgemeinen kann der ASI als multidimensionales und umfassendes Bewertungsinstrument angesehen werden. Es besteht eine breite Akzeptanz des Verfahrens, da er eine Vergleichbarkeit verschiedener Studienergebnisse ermöglicht. Die einzelnen Problembereiche weisen eine recht hohe Unabhängigkeit auf, und auch die Validität des Verfahrens kann als hoch eingeschätzt werden. Nichtsdestotrotz ist auch der ASI nicht ohne Mängel. So bestehen Schwächen in der Durchführbarkeit des Interviews. Der ASI funktioniert nach dem Prinzip, dass allen Patienten und Patientinnen alle Fragen gestellt werden müssen, was zu einer sehr langen Interviewdauer von bis zu 3 Stunden führen kann. Weiter erfordert die exakte Durchführung ein intensives Training der Interviewer und Interviewerinnen. Bei den Schweregradeinschätzungen der Interviewer und Interviewerinnen hat sich nur eine begrenzte Interrater-Reliabilität gezeigt. Doch in seiner jetzigen Form ist der ASI das Instrument im Bereich des Drogen- und Alkoholkonsums, das die Komplexität am ehesten abbilden kann.

2.5 Zusammenfassung

Die Situation, aber vor allem auch die Qualität im Bereich der Diagnostik von Suchterkrankungen hat sich in den letzten Jahren erheblich verbessert. Insbesondere die Veröffentlichungen von ICD-10 und DSM-IV haben hier einen besonderen Beitrag geleistet. So ermöglicht die operationalisierte Diagnostik, die beiden Klassifikationssystemen zugrunde liegt, eine klare und eindeutige Zuordnung von psychischen Störungsbildern. Natürlich sind diese Systeme noch erweiterbar. So ermöglichen weder ICD-10 noch DSM-IV eine operationalisierte Schweregradbestimmung, und auch die Komorbiditätsmuster können nur deskriptiv erfasst werden, sodass die Klassifikation von Störungen durch psychotrope Substanzen nur sehr beschränkt für die Therapieplanung bedeutsam werden kann.

Im Rahmen der psychometrischen Erfassung konnte gezeigt werden, dass Verfahren existieren, dass aber insbesondere im Bereich der ganzheitlichen Erfassung des Phänomens „Sucht und Drogenkonsum" noch weiterführende Verfahren entwickelt werden müssen.

2.6 Literatur

Baumann U, Stieglitz R-D. Psychodiagnostik psychischer Störungen: Allgemeine Grundlagen. In: Stieglitz R-D, Baumann U, Freyberger HJ, Hrsg. Psychodiagnostik in Klinischer Psychologie, Psychiatrie, Psychotherapie. Stuttgart: Thieme; 2001:3.

Dilling H, Mombour W, Schmidt MH. Internationale Klassifikation psychischer Störungen. ICD-10, Kapitel (F), Klinisch-diagnostische Leitlinien. 2. Aufl.. Bern: Huber; 1993.

Edwards G, Gross MM. Alcohol dependence: Provisional description of a clinical syndrome. Br Med J. 1976;1:1058–61.

Feuerlein WH, Küfner Ch, Ringer K (1979). Münchner Alkoholismustest MALT, Manual. Weinheim: Beltz

Freyberger HJ, Stieglitz R-D. Editorial. Eur Add Res. 1996;2:123.

Freyberger HJ, Stieglitz R-D. Diagnostik von Suchterkrankungen. Suchttherapie. 2001a;1:1.

Freyberger HJ, Stieglitz R-D. Klassifikatorische Diagnostik von Störungen durch psychotrope Substanzen. Suchttherapie. 2001b;1:2–8.

Freyberger HJ, Stieglitz R-D, Wittchen H-U. Klassifikation. In: Stieglitz R-D, Baumann U, Freyberger HJ, Hrsg. Psychodiagnostik in Klinischer Psychologie, Psychiatrie, Psychotherapie. Stuttgart: Thieme; 2001:64.

Gsellhofer B, Küfner H, Vogt M, Weiler D. European Addiction Severity Index: EuropASI, nach der 5. Auflage der amerikanischen Version von McLellan und der europäischen Version des ASI; Manual für Training und Durchführung. Baltmannsweiler: Schneider; 1999.

Kokkevi A, Hartgers C. EuropASI: European adaption of a multidimensional assessment instrument for drug and alcohol dependence. Eur Add Res. 1995;1: 208–10.

Küfner H. Diagnostik. In: Stimmer F, Hrsg. Suchtlexikon.München: Oldenbourg Verlag; 2000;106–11.

Ladewig D, Graw P, Miest P-Ch, Hobi V, Schwarz E (1976). Basler Drogen- und Alkoholfragebogen (BDA). Erste Erfahrungen bei der Konstruktion eines Testinstruments zur Abschätzung des Abhängigkeitsgrades von Drogen- und/oder Alkoholkonsumenten. Pharmacopsychiatry, 9, S.S. 305–312

Mayfield D, McLeo G, Hall P (1979). The CAGE-questionnaire: validation of a new alcoholism screening instrument. American Journal of Psychiatry, 131, S. 1121–1123

McLellan AT, Luborsky L, Woody GE, O'Brien CP. An improved evaluation instrument for substance abuse patients: The Addiction Severity Index. J Nerv Mental Dis. 1980;168:26–33.

Prinzleve M. Problembelastung und Hilfebedarf von obdachlosen Drogenabhängigen. Sucht. 2000;46:318–26.

Regier DA, Farmer ME, Rae DS, Locke BZ, Keith SJ, Judd LL, Goodwin FK. Comorbidity of mental disorders with alcohol and other drug abuse. Results from the Epidemiologic Catchment Area (ECA) Study. JAMA. 1990;264:2511–8.

Rumpf U, Hapke U, Erfurth A, John U (1995). Development of a screening questionnaire for a general hospital. Medizinische Universität Lübeck, Klinik für Psychiatrie

Saß H, Wittchen HU, Zaudig M. Diagnostisches und Statistisches Manual Psychischer Störungen. Göttingen: Hogrefe; 1996.

Schwoon DR, Krausz M. Psychodiagnostik psychischer Störungen: Allgemeine Grundlagen. In: Stieglitz R-D, Baumann U, Freyberger HJ, Hrsg. Psychodiagnostik in Klinischer Psychologie, Psychiatrie, Psychotherapie. Stuttgart: Thieme; 2001:392–404.

Selzer ML (1971). The Michigan Alcoholism Screening Test: the quest for a new diagnostic instrument. American Journal of Psychiatry, 127, S. 1653–1658

Stieglitz R-D, Freyberger HJ. Diagnostische Instrumente zur Erfassung von Störungen durch psychotrope Substanzen. Suchttherapie. 2001;1:9–13.

Uchtenhagen A. Einführung. In Uchtenhagen A, Zieglgänsberger W, Hrsg. Suchtmedizin. München: Urban & Fischer; 2000:1–7.

WHO Expert Committee on Drug Dependence. World Health Organization. Technical Report Series 407. Sixteenth Report. Genf; 1969

Wittchen H-U, Argandoña M. Diagnostische Klassifikation der Substanzstörungen. In Uchtenhagen A, Zieglgänsberger W, Hrsg. Suchtmedizin. München: Urban & Fischer; 2000:23–7.

Wittchen HU, Freyberger HJ, Stieglitz R-D. Interviews. In: Stieglitz R-D, Baumann U, Freyberger HJ, Hrsg. Psychodiagnostik in Klinischer Psychologie, Psychiatrie, Psychotherapie. Stuttgart: Thieme; 2001:107–17.

Woody GE, Cacciola J. Diagnosis ans Classification: DSM-IV and ICD-10. In Lowinson JH, Ruiz P, Millmann RB, Langrod JG, eds. Substance abuse: a comprehensive textbook. Baltimore: Williams & Wilkins; 1997:361–3.

3 Epidemiologie der Störungen durch psychotrope Substanzen

M. Ujeyl, C. Haasen

3.1 Allgemeine Begriffsbestimmung

Die psychiatrische Epidemiologie befasst sich mit der räumlichen und zeitlichen Verteilung psychischer Störungen in der Bevölkerung und der unterschiedlichen Häufigkeit ihres Auftretens im Zusammenhang mit demographischen, genetischen, Verhaltens- und Umweltfaktoren. Sie untersucht die Bedingungen des Auftretens und des Verlaufs dieser Störungen mit dem Ziel, das Wissen über Ursachen sowie Risiko- und Auslösefaktoren von Krankheitsepisoden und Krankheitsfolgen zu vertiefen. Damit liefert die Epidemiologie sowohl einen Bezugsrahmen für überprüfbare Kausalhypothesen als auch wesentliches Wissen für den praktischen Umgang mit der Krankheit. Der Hauptbeitrag der epidemiologischen Forschung dient jedoch der Entwicklung und Überprüfung von Hypothesen, die sich auf spezifische Faktoren beziehen, die die Verteilung von psychischen Störungen in einer definierten Bevölkerungsgruppe beeinflussen. Die Ermittlung individueller Morbiditätsrisiken dient der Entwicklung präventiver Maßnahmen, die diese Risiken mindern. Des Weiteren dient die Epidemiologie der Erfassung von Versorgungsbedürfnissen und deren Abdeckung durch bestehende Einrichtungen (Häfner u. Weyerer 1990).

Epidemiologische Daten beinhalten im Wesentlichen Informationen über:

- die Häufigkeit einer Krankheit;
- die Zahl der Personen, auf die sich die Häufigkeitsziffer bezieht;
- den Zeitfaktor, das heißt den Zeitpunkt der Messung, die Zeitperiode des Auftretens und die Dauer der Krankheit.

Prävalenz. Die Prävalenz ist die am häufigsten benutzte epidemiologische Ziffer. Sie umfasst die Gesamtzahl aller Krankheitsfälle, die in einer definierten Population zu einem bestimmten Zeitpunkt (Punktprävalenz) oder während einer Zeitperiode (Periodenprävalenz, am häufigsten Jahresprävalenz) auftreten. Der Unterschied zwischen der Punktprävalenz und der Jahresprävalenz ist bei Störungen mit einem hohen Anteil chronischer Verläufe geringer als bei kurzfristig auftretenden psychischen Störungen. Die Lebenszeitprävalenz (Lifetime Prevalence) umfasst den Anteil der an einem bestimmten Stichtag lebenden Bevölkerung, die irgendwann in ihrem Leben an einer bestimmten Störung erkrankte. Diese lebenslange Prävalenz ist abhängig von 2 wichtigen Faktoren: einerseits der Fähigkeit, sich an frühere Krankheitsepisoden zu erinnern (geringeres Problem bei der Opiatabhängigkeit als bei z.B. leichten depressiven Störungen), andererseits dem Mortalitätsrisiko bzw. der Altersstruktur der definierten Population (eine jüngere Population hat eine kürzere Risikoperiode als eine ältere Population).

Inzidenz. Die Inzidenz einer Störung beschreibt die Häufigkeit der neu aufgetretenen Krankheiten innerhalb eines bestimmten Zeitraums (z.B. eines Jahres). Die Inzidenzrate wird berechnet als der Quotient der im Intervall Neuerkrankten dividiert durch die Anzahl der Personen, die vor und während des Intervalls nicht an der Störung litten. Ein Problem bei der Berechnung der Inzidenz, z.B. der Abhängigkeit, ist die Tatsache, dass der Beginn der Störung aufgrund der langsamen Entwicklung nur schwer bestimmbar ist. Häufig wird fälschlich der Zeitpunkt des ersten Kontakts mit einer Behandlungseinrichtung zugrunde gelegt, dieser erfolgt jedoch oft erst später im Krankheitsverlauf – zum Teil erst dann, wenn bereits Folgekrankheiten aufgetreten sind.

Administrative Prävalenz/Inzidenz. Werden Störungsraten nicht für die Allgemeinbevölkerung (wahre Prävalenz oder Inzidenz), sondern für eine definierte Population, die sich in Behandlung befindet, berechnet, muss von einer administrativen Prävalenz oder Inzidenz gesprochen werden. Da viele Studien Störungsraten in psychiatrischen Einrichtungen erfassen und die sehr aufwändigen Bevölkerungsuntersuchungen (Feldstudien) eher selten sind, ist dieser Unterschied – gerade bei Erkrankungen wie der Alkoholabhängigkeit, die oftmals nicht ausschließlich psychiatrisch behandelt wird – sehr wichtig (Weyerer 1996).

3.2 Erhebungsmethoden

Die Erfassung der Häufigkeit von substanzmittelbedingten Störungen in der Gesamtbevölkerung ist problematisch. Neben Schwierigkeiten bei Definition und Diagnosestellung – so sind z.B. die Übergänge zwischen Gebrauch und Missbrauch (schädlicher Gebrauch) von Alkohol fließend – ist die Datenlage auch aufgrund von Tabuisierung und Bagatellisierung einer Abhängigkeitserkrankung oftmals lückenhaft. Bei Repräsentativbefragungen ergibt sich z.B. das Problem, dass gerade unter denjenigen, die nicht an Befragungen teilnehmen (Nonresponder), mehr Probanden mit problematischem Suchtmittelkonsum zu finden sind als unter den Respondern (Kraus u. Augustin 2001). Deshalb werden für die Erfassung des Suchtgeschehens Daten aus Repräsentativerhebungen, Verbrauchszahlen, Dokumentationen aus Behandlungseinrichtungen und Polizeistatistiken herangezogen. Repräsentative randomisierte Feldunter-

suchungen erheben den Substanzmittelkonsum einer Bevölkerung zumeist mittels standardisierter Fragebögen, auf deren Grundlage Diagnosestellungen nach ICD (Tabellen 3.1 und 3.2) oder DSM möglich sind.

Die „Repräsentativerhebung zum Gebrauch psychoaktiver Substanzen bei Erwachsenen in Deutschland 2000" (Kraus u. Augustin 2001) liefert im Auftrag des Bundesministeriums für Gesundheit (BMfG) seit 1982 in 2- bis 5-jährigen Abständen einen Überblick über den Gebrauch psychoaktiver Substanzen in der bundesdeutschen Bevölkerung. Die Durchführung liegt beim IFT (Institut für Therapieforschung) in München. Im Jahr 2000 nahmen etwa 8000 Bundesbürger im Alter von 18 bis 59 Jahren an der schriftlichen Befragung teil, die Ausschöpfungsquote betrug 45,5%. Die Jahresprävalenz der Tabakabhängigkeit nach DSM-IV wurde am häufigsten diagnostiziert, bei 8,2% der Befragten; 3,1% der Befragten erhielten die Diagnose einer Alkoholabhängigkeit, 2,9% waren abhängig von Medikamenten. Die Jahresprävalenz der Abhängigkeit von illegalen Drogen lag bei 0,6% (Abb. 3.1).

Tabelle 3.1 Übersicht über die diagnostischen Kategorien des Abschnitts F1 („Psychische und Verhaltensstörungen durch psychotrope Substanzen") der ICD-10

Klassifikation nach der Substanz		Klassifikation nach dem klinischen Erscheinungsbild	
F10	Störungen durch Alkohol	F1x.0	akute Intoxikation
F11	Störungen durch Opioide	F1x.1	schädlicher Gebrauch
F12	Störungen durch Cannabinoide	F1x.2	Abhängigkeitssyndrom
F13	Störungen durch Sedativa oder Hypnotika	F1x.3	Entzugssyndrom
F14	Störungen durch Kokain	F1x.4	Entzugssyndrom mit Delir
F15	Störungen durch sonstige Stimulanzien, einschließlich Koffein	F1x.5	psychotische Störung
F16	Störungen durch Halluzinogene	F1x.6	amnestisches Syndrom
F17	Störungen durch Tabak	F1x.7	Restzustand und verzögert auftretende psychotische Störung
F18	Störungen durch flüchtige Lösungsmittel	F1x.8	sonstige psychische oder Verhaltensstörung
F19	Störungen durch multiplen Substanzgebrauch und Konsum anderer psychotroper Substanzen	F1x.9	nicht näher bezeichnete psychische oder Verhaltensstörung

Tabelle 3.**2** Diagnostische Kriterien für „Schädlichen Gebrauch" und „Abhängigkeit" der ICD-10

Schädlicher Gebrauch	Abhängigkeit
Nachweis von körperlichen oder psychischen Problemen, die deutlich auf den Substanzgebrauch zurückgeführt werden können	Mindestens 3 der folgenden Kriterien, die zusammen während des letzten Jahres bestanden haben: • starkes Verlangen, die Substanz zu konsumieren • verminderte Kontrollfähigkeit bezüglich Menge, Beginn und Beendigung • körperliches Entzugssyndrom • nachgewiesene Toleranz • zunehmende Vernachlässigung anderer Interessen, erhöhter Zeitaufwand für Beschaffung, Konsum und Erholung von den Folgen • anhaltender Substanzgebrauch trotz eindeutig schädlicher, dem Konsumenten bewusster Folgen

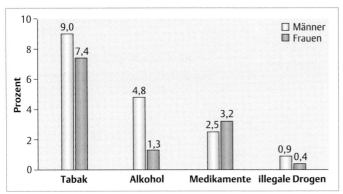

Abb. 3.**1** 12-Monats-Prävalenz (in %) der Abhängigkeit von psychotropen Substanzen nach DSM-IV im Jahr 2000 (nach Kraus u. Augustin 2001).

Die Drogenaffinitätsstudie der Bundeszentrale für gesundheitliche Aufklärung (BZgA 2001) in Köln ermittelt seit 1973 im Abstand von etwa 3 Jahren anhand einer repräsentativen Stichprobe die Entwicklung des Konsums von Alkohol, Tabak und illegalen Drogen sowie die Einstellungen und Einstiegsprozesse junger Menschen (Alter: 12–25 Jahre). Im Jahre 2001 nahmen etwa 3000 Befragte teil.

Die Mikrozensuserhebung des Statistischen Bundesamtes (2000) untersucht im Abstand von etwa 3–4 Jahren 0,5% der Bevölkerung hinsichtlich ihres Nikotinkonsums und ist damit die umfangreichste Erhebung zum Rauchen in Deutschland. Im Jahre 1999 nahmen 320.000 Befragte teil.

EBIS. Die durch das IFT durchgeführte Dokumentation der ambulanten (EBIS-A) und stationären (EBIS-S) Suchtkrankenhilfe in Deutschland (EBIS; Türk u. Welsch 2000) liefert seit 1980 für den ambulanten und seit 1994 für den stationären Bereich Daten über Suchthilfeeinrichtungen und deren Klientel, über Be-

treuungsverlauf, Betreuungsnachfrage und Versorgungsangebot. Für das Jahr 1999 konnten Daten von etwa 170.000 Klienten in ambulanten und stationären Einrichtungen erhoben werden: 71% waren wegen Alkohol-, 15% wegen Opiatkonsum und 5% wegen des Konsums von Cannabinoiden in ambulanter suchtspezifischer Behandlung (Abb. 3.2). Konsumenten „harter Drogen" die sich den oben genannten Repräsentativbefragungen entziehen und sie damit verzerren, werden in Behandlungsdokumentationen besser erfasst. Wahre Prävalenz- oder Inzidenzraten können auf der Grundlage einer Population im Suchthilfesystem (administrative Prävalenz) jedoch nicht errechnet werden, da viele suchtkranke Patienten ausschließlich die medizinische Basisversorgung (Allgemeinkrankenhäuser und niedergelassene Ärzte) oder gar keine Behandlung beanspruchen.

Verbrauchszahlen. Das Ausmaß suchtmittelbedingter Schäden in der Bevölkerung kann auch indirekt anhand von Verbrauchszahlen der Gesamtbevölkerung geschätzt werden; es wird davon ausgegangen,

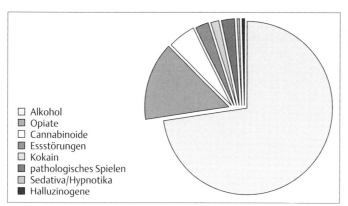

Abb. 3.**2** Verteilung der therapieleitenden Diagnosen (in %) bei Klienten in ambulanten Suchthilfeeinrichtungen (nach Türk u. Welsch 2000).

☐ Alkohol
☐ Opiate
☐ Cannabinoide
☐ Essstörungen
☐ Kokain
☐ pathologisches Spielen
☐ Sedativa/Hypnotika
▨ Halluzinogene

dass der Suchtmittelkonsum einer Gesamtbevölkerung einen Zusammenhang zur Suchtentwicklung aufweist. Verbrauchszahlen stehen für Medikamente anhand des regelmäßig erscheinenden Arzneimittelverordnungsreports (Schwabe u. Paffrath 2001) zur Verfügung. Für Alkohol können diese anhand der inländischen Alkoholproduktion plus der Einfuhr abzüglich der Ausfuhr errechnet werden (Meyer u. John 2001). Ein internationaler Vergleich der Alkoholverbrauchszahlen von mehr als 50 Ländern wird jährlich im World Drinking Trend publiziert (Produktschap Voor Gedistilleerde Dranken 2000).

Epidemiologische Untersuchungen. Wird auf der Grundlage der Bundesstudie 2000 die durchschnittliche Pro-Kopf-Trinkmenge an Alkohol hochgerechnet (6,6 Liter), ergeben sich weit geringere Zahlen als bei Zugrundelegung der Produktions- und Verkaufszahlen (10,6 Liter). Dies verdeutlicht Verzerrungen, die durch zu niedrige Angaben bei Repräsentativerhebungen vorkommen können (Rist 2000). Für detaillierte Informationen über z.B. soziodemographische Faktoren sind Stichprobenerhebungen jedoch unverzichtbar. Auch gestatten epidemiologische Untersuchungen Aussagen über Verbrauchsmuster, und es konnte gezeigt werden, dass etwa 5% der Bevölkerung mehr als 50% des Alkohols konsumieren (Rist 2000).

Polizeiliche Informationen. Indikatoren, die die Entwicklung des Marktes und des Konsumumfangs illegaler Drogen in der Bundesrepublik auf der Grundlage polizeilicher Informationen (Bundeskriminalamt, Falldatei Rauschgift – FDR; Polizeiliche Kriminalstatistik) widerspiegeln, umfassen unter anderem die Zahl erstauffälliger Konsumenten harter Drogen, Rauschgifttodesfälle, Sicherstellungsmengen und -fälle, Verstöße gegen das Betäubungsmittelgesetz und die direkte Beschaffungskriminalität.

3.3 Substanzspezifische epidemiologische Daten

Epidemiologische Daten der einzelnen Stoffgruppen werden wegen des an dieser Stelle lediglich gewährten exemplarischen Überblicks nicht auf der Grundlage der Kategorisierung des ICD-10 zugeordnet. Unterschieden werden Störungen durch Alkohol, Nikotin, Medikamente und illegale Drogen. Gerade die Unterteilung zwischen Medikamenten einerseits und illegalen Drogen andererseits ist unscharf, da auch Medikamente, die dem Betäubungsmittelgesetz (BtmG) unterliegen, „illegale" Drogen sind. Die häufiger primär wegen Krankheiten begonnene Einnahme von Arzneimitteln, eine oftmals zeitlich die Suchtkrankheit überdauernde „Grunderkrankung", die Einbettung des Medikamentenmissbrauchs in das Medizinsystem, der Missbrauch von Pharmaka ohne psychische Wirkkomponente und, verglichen mit Alkohol und illegalen Drogen, andere soziale und juristische Konsequenzen des Konsums von suchterzeugenden Arzneimitteln sind einige der Gründe, die die gesonderte Kategorie „Medikamente" rechtfertigen (Poser u. Poser 1996).

3.3.1 Störungen durch Alkohol

Verbrauch. Im Jahre 1999 betrug der durchschnittliche Pro-Kopf-Verbrauch von reinem Alkohol 10,6 Liter. Damit ist seit Beginn der 1990er Jahre ein (jedoch nur sehr leichter) Rückgang zu beobachten. Deutschland lag im internationalen Vergleich der Verbrauchszahlen Im Jahre 1999 an 5. Stelle (Meyer u. John 2001).

Grenzwerte. Die WHO nennt Grenzwerte eines gesundheitlich bedenklichen Alkoholkonsums von mehr als 40 Gramm Alkohol pro Tag für Männer und mehr als 20 Gramm pro Tag für Frauen. Bühringer et al. (2000) unterscheiden einen risikoarmen (Männer: weniger als 30 Gramm/Frauen: weniger als 20 Gramm) von einem riskanten (mehr als 30 Gramm/ mehr als 20 Gramm), einem gefährlichen (mehr als 60 Gramm/mehr als 40 Gramm) und einem Hochkonsum (mehr als 120 Gramm/mehr als 80 Gramm). In der Bundesstudie 2000 lebten nur 5,5% (Jahreprävalenz) der Befragten alkoholabstinent. Etwa 12% wiesen einen riskanten Konsum auf, etwa 4% einen gefährlichen und 0,7% einen Hochkonsum; 3,1% der Befragten erfüllten die Kriterien einer Alkoholabhängigkeit. Dies entspricht, hochgerechnet auf die 18- bis 59-jährige Wohnbevölkerung, 1,5 Millionen Menschen (4,8% der Männer, 1,3% der Frauen). Männer tranken deutlich mehr Alkohol als Frauen, Unterschiede zwischen den Altersklassen fanden sich kaum. Demgegenüber zeigte sich in einer Lübecker Studie des Bundesministeriums für Gesundheit (BMfG) zur Prävalenz und Sekundärprävention von Alkoholmissbrauch und -abhängigkeit in der medizinischen Versorgung (John et al. 1996), dass stationäre Krankenhauspatienten im Alter ab 65 Jahren deutlich niedrigere Prävalenzraten der Alkoholabhängigkeit und des Alkoholmissbrauchs (insgesamt 3,5%) aufwiesen als jüngere Patienten und dass die Prävalenzraten mit steigendem Alter weiter abnahmen.

Medizinische Versorgung. Der größte Teil der alkoholabhängigen Patienten befindet sich im medizinischen Versorgungssystem. Suchtspezifische Hilfen werden nur zu einem geringen Prozentsatz in Anspruch genommen. In einer in Lübeck 1996/97 durchgeführten epidemiologischen Studie (Inanspruchnahme suchtspezifischer Hilfen von Alkoholabhängigen und -missbrauchern, TACOS; Rumpf et al. 2000) an 4075 Personen im Alter von 18–64 Jahren zeigte sich, dass knapp 60% derjenigen, die im Laufe ihres Lebens an einer Alkoholabhängigkeit erkrankt waren, bisher keinen Kontakt zu suchtspezifischen Hilfen hatten; von den aktuell Abhängigen waren es sogar über 70%. Diese hatten jedoch zu mehr als 90% innerhalb des letzten Jahres Kontakt zum medizinischen Versorgungssystem. Insbesondere der Hausarzt/ praktische Arzt oder Internist wurde von 80% der Abhängigen kontaktiert, einen Krankenhausaufenthalt im letzten Jahr gaben etwa 25% an. Nur knapp 22% der Alkoholabhängigen (Lifetime Prevalence) hatten bisher eine Entzugsbehandlung in einer psychiatrischen Klinik in Anspruch genommen, einen qualifizierten Entzug mit ca. 10% noch weniger (Rumpf et al. 2000). Wie hoch der Anteil von Patienten mit Alkoholproblemen in der medizinischen Basisversorgung ist, zeigte auch die Studie von John et al. (1996): Unter etwa 900 befragten Patienten (im Alter von 14–75 Jahren) in Praxen von Ärzten für Allgemeinmedizin oder praktischen Ärzten lag die Jahresprävalenz von Alkoholabhängigkeit bei etwa 7% und von Missbrauch bei 3,5%. Bei weiteren 5,3% der Patienten existierte eine remittierte Abhängigkeit. Von 1309 stationären Patienten eines Allgemeinkrankenhauses der Regelversorgung (chirurgische und internistische Patienten im Alter von 18–64 Jahren) waren etwa 13% alkoholabhängig, etwa 5% betrieben einen Missbrauch. Eine remittierte Alkoholabhängigkeit lag bei weiteren 2,6% vor. Etwa 2/3 der stationären alkoholabhängigen Patienten waren aufgrund einer Alkoholfolgeerkrankung in Behandlung (John et al. 1996).

Alkoholfolgeschäden. Mit dem Pro-Kopf-Verbrauch von Alkohol steigt auch die Zahl der Alkoholfolgeschäden (Edwards 1997). Dabei kann nahezu jedes Organ betroffen sein. Die häufigsten Diagnosen bei stationär behandelten Alkoholabhängigen sind Delir, Krampfanfall, Kopfverletzung (eventuell mit subduralem Hämatom) und Leberzirrhose (Übersicht bei Singer u. Teyssen 2001). Lebererkrankungen, chronische Pankreatitis und Malignome sind die häufigsten Folgeerkrankungen. Eine Dosis-Wirkungs-Beziehung zwischen dem Auftreten bösartiger Tumoren und dem Alkoholkonsum ist wissenschaftlich vielfach belegt, bei gleichzeitigem Tabakkonsum steigt das Risiko, an einem Tumor zu erkranken, noch um ein Vielfaches an (Singer u. Teyssen 2001). Zur Erfassung alkoholbedingter Todesfälle kommen unterschiedliche wissenschaftliche Untersuchungsmethoden zur Anwendung. Die so gewonnenen Zahlen sind jedoch nur als Annäherungswerte zu verstehen (Feuerlein 1999). Während ältere Schätzungen von etwa 40.000 alkoholbedingten Todesfällen jährlich in Deutschland ausgehen, beziffern neuere Auswertungen diese für 1997 auf über 73.000. Allein auf den Alkoholkonsum werden 2,3% aller Todesfälle zurückgeführt, bei weiteren 6,3% wird gleichzeitiger Alkohol- und Tabakkonsum als ursächlich angesehen. Wesentlich mehr Männer als Frauen sterben an den Folgen ihres Suchtmittelkonsums (Meyer u. John 2001).

Paralleler Nikotinkonsum, Komorbidität. Etwa 75% der alkohol- und 90% der drogenabhängigen Patienten rauchen. Sie rauchen mehr Zigaretten pro Tag und sind stärker nikotinabhängig als Vergleichsgruppen. Rauchende Alkoholiker trinken mehr als nichtrauchende und leiden unter intensiverem Suchtdruck (Batra u. Buchkremer 2001). Auch die Komorbidität mit anderen psychischen Störungen ist hoch. Die Epidemiologic Catchment Area (ECA) Study (Regier et al. 1990) aus den USA zeigte, dass 36,6% derjenigen, die eine Alkoholabhängigkeit oder einen -missbrauch aufwiesen, im Laufe ihres Lebens schon einmal an einer zusätzlichen psychischen Störung litten.

Soziale Folgen des Alkoholkonsums betreffen oft die Familie; neben den Partnern sind insbesondere die Kinder durch die Alkoholkrankheit eines oder beider Elternteile hoch belastet. Viele Kinder, die bei alkoholabhängigen Eltern aufwachsen, leiden unter psychischen Störungen, etwa 1/3 werden selbst abhängig (Drogen- und Suchtbericht der Bundesregierung; Drogenbeauftragter der Bundesregierung 2002). Neben häufiger Arbeitsunfähigkeit und hoher Arbeitslosigkeit ist auch die Delinquenz unter alkoholabhängigen Menschen deutlich erhöht. Insbesondere Gewalt- und Straßenverkehrsdelikte werden häufig unter Alkoholeinfluss begangen. Soziodemographische Daten aus der Dokumentation der ambulanten Suchtkrankenhilfe aus dem Jahre 1999 zeigen, dass etwa 1/3 der alkoholkranken Klienten, die sich in ambulanter Behandlung befanden, arbeitslos bzw. arbeitssuchend waren, jedoch hatten über 70% eine abgeschlossene betriebliche, weitere etwa 6% eine akademische Berufsausbildung. Im Vergleich zu anderen „Suchtpatienten" waren sie auch sozial weitaus besser integriert, lebten zu etwa 50% mit einem Partner zusammen und waren zu etwa 40% verheiratet (EBIS; Türk u. Welsch 2000).

Inanspruchnahme therapeutischer Hilfen. Um alkoholabhängige Patienten zu einer größeren Inanspruchnahme therapeutischer Hilfen zu motivieren, ist die Identifikation ihres Alkoholproblems eine Voraussetzung. Screeningtests (z.B. LAST: Rumpf et al. 1997; AUDIT: Babor et al. 1989; CAGE: Ewing 1984) haben sich hierbei als ökonomisch erwiesen. Bei suchtspezifischer Intervention kann die Prognose der Erkrankung entscheidend verbessert werden (Mann 2002) und zur Senkung der geschätzten alkoholbedingten volkswirtschaftlichen Gesamtkosten von etwa 20 Milliarden Euro jährlich (Bergmann u. Horch 2000) beitragen.

3.3.2 Störungen durch Nikotin

Nikotinkonsum. In der Bundesrepublik Deutschland wurden im Jahr 2000 knapp 140 Milliarden Zigaretten konsumiert. Dies sind zwar 5 Milliarden weniger als im Vorjahr – wird jedoch die Entwicklung der letzten Jahre betrachtet, zeigt sich, dass der Zigarettenverbrauch langsam steigt und der Verbrauch im Jahre 2000 der Verlängerung der Verbrauchskurven der Vorjahre entsprach. So hat sich in den letzten 7 Jahren der Konsum von Zigaretten um 9% erhöht, der Konsum von Zigarren und Zigarillos sogar um 121%; der Tabakverbrauch blieb weitgehend konstant. Diese Daten spiegeln jedoch nicht exakt den Verbrauch wider, da der Schwarzmarktvertrieb nicht erfasst wird. Im Jahre 2001 wurden von den Konsumenten etwa 20,3 Milliarden Euro für Tabakwaren ausgegeben (Junge 1995 u. 2001, Batra 2000).

Nach den Ergebnissen der Mikrozensuserhebung waren 1999 insgesamt 28,3% (19,7 Millionen) der über 15-jährigen Bevölkerung Raucher (34,7% der Männer, 22,2% der Frauen). Durchschnittlich wurden von diesen etwa 15 Zigaretten täglich konsumiert. Männer fingen mit 18,5 Jahren etwas früher zu rauchen an als Frauen mit 19,7 Jahren. Die Bundesstudie ermittelte für das Jahr 2000 eine Jahresprävalenz der Nikotinabhängigkeit von 8,2% (9,0% der Männer, 7,4% der Frauen). Der Anteil rauchender Frauen wächst, gerade bei den jüngeren Altersgruppen, weiterhin an. Bei den Männern fiel der in der Mikrozensusstudie erhobene Raucheranteil um 2,1 Prozentpunkte seit 1992 ab, stieg bei den Frauen jedoch um 0,7 Prozentpunkte an (Statistisches Bundesamt 2000). Auch in der Bundesstudie fiel der Anteil rauchender Männer (im Alter zwischen 18 und 59 Jahren) zwischen 1997 und 2000 von 43% auf 39% ab, der Anteil stieg bei den Frauen von 30% auf 31% an. Der Anteil der Raucher ist mit 45% am höchsten in der Altersgruppe der 18- bis 20-Jährigen. Die Studien der BZgA und des BMfG zeigten, dass der steigende Anteil junger Raucher (15–24 Jahre) in den letzten Jahren wieder rückläufig war, aber insgesamt höher blieb als 1993 (Junge 2001).

Zeitliche Entwicklung. Wird auf der Grundlage von Mikrozensuserhebungen und Bundesstudien die Entwicklung der letzten Jahre betrachtet, zeigt sich kein Zusammenhang zwischen Verkaufszahlen von Tabakprodukten und Raucherprävalenzen. Während die Prävalenz des Rauchens abfiel, der durchschnittlich Zigarettenkonsum pro Tag zurückging und auch der Anteil starker Raucher (mehr als 20 Zigaretten pro Tag) unter den Rauchern abfiel (im Jahre 2000 waren es 35,3%), stieg der Tabakverbrauch in Deutschland an. Berücksichtigt werden sollte jedoch, dass die soziale Akzeptanz des Rauchens in der Bevölkerung abnimmt und dies Einfluss auf die Beantwortung von Befragungen nehmen kann.

Suchtpotenzial. Nikotin ist die stärkste der suchterzeugenden und -aufrechterhaltenden Substanzen im Tabak (Batra 1996) und hat ein ausgesprochen hohes Suchtpotenzial (WHO 1999). Die häufigsten tabakbedingten Folgeerkrankungen sind Krebs-, Herz-Kreislauf- und Atemwegskrankheiten. Die Rate tabakbedingter Todesfälle beträgt in Deutschland 110.000–140.000 pro Jahr (Junge 2001) und liegt damit deutlich über der alkoholbedingten Mortalität. Das Rauchen ist für 75% aller chronisch-obstruktiven Lungenerkrankungen, 35% aller kardiovaskulären Todesfälle, etwa 40–45% der Krebstodesfälle und für 90–95% aller Lungenkarzinome der 35- bis 69-Jährigen verantwortlich (Batra 2000). Mehr als 1/3 aller Todesfälle in den Industrieländern bei Menschen zwischen 35 und 65 Jahren sind durch das Rauchen verursacht (Peto et al. 1996, Batra 2000). Die tabakbedingten Kosten für Krankheiten und Todesfälle beliefen sich 1993 auf etwa 17 Milliarden Euro (Welte et al. 2000, Junge 2001).

Komorbidität. Neben dem bereits erwähnten Zusammenhang zwischen dem Rauchen und dem Konsum anderer psychotroper Substanzen sind Prävalenz und Intensität des Rauchens bei psychiatrischen, vor allem bei schizophrenen und depressiven Patienten, erhöht (Batra 2000). Zunehmend wird über die Notwendigkeit diskutiert, Maßnahmen zur Reduzierung tabakbedingter Erkrankungen – etwa mit Hilfe verhaltenstherapeutisch orientierter Raucherentwöhnungsprogramme – zu ergreifen.

3.3.3 Störungen durch Medikamente

Missbräuchlich verwendete Medikamente. In der Bundesrepublik Deutschland wurden im Jahre 2000 etwa 1,6 Milliarden Arzneimittelpackungen verkauft, davon wurden etwa 36% ohne Rezept erworben. Etwa 6–8% der verordneten Arzneimittel besitzen ein Abhängigkeits- und Missbrauchspotenzial, davon werden etwa 1/3 aufgrund einer bestehenden Abhängigkeit und zur Verhinderung von Entzugserscheinungen verschrieben (Glaeske 2001). Neben Hypnotika,

Sedativa und Tranquillanzien werden vor allem Analgetika und Antitussiva, Psychostimulanzien und Appetitzügler, aber auch Laxanzien, Diuretika, Nasentropfen, Betablocker und Anticholinergika missbräuchlich eingenommen. Insgesamt existieren wenige epidemiologische Daten zur Medikamentenabhängigkeit. Untersuchungen in deutschen psychiatrischen Kliniken haben ergeben, dass etwa 5–7% der aufgenommenen Patienten an Abhängigkeit oder Missbrauch von Arzneimitteln leiden (Laux u. König 1985, Schmidt et al. 1990, Poser u. Poser 1996). Auf 100 Alkoholiker in neuropsychiatrischen Kliniken entfallen etwa 48 Patienten mit Medikamentenmissbrauch oder -abhängigkeit. Die Überschneidungen zwischen den beiden Krankheitsbildern sind jedoch groß, und viele betroffene Patienten konsumieren beide Substanzen (Poser u. Poser 1996).

Prävalenz. Der jährlich erscheinende Arzneimittelverordnungsreport (Schwabe u. Paffrath 2001) gibt anhand von Verordnungsstatistiken aus dem Bereich der gesetzlichen Krankenkassen Auskunft über die Verbreitung von Medikamenten mit Missbrauchs- und Abhängigkeitspotenzial. Die Gesamtzahl der Arzneimittelabhängigen wird auf 1,4–1,5 Millionen geschätzt (Glaeske 2001). In der Bundesstudie 2000 (Kraus u. Augustin 2001) erfüllten 2,9% (1,4 Millionen) der Befragten die diagnostischen Kriterien der Jahresprävalenz einer Medikamentenabhängigkeit – 3,2% der Frauen und 2,5% der Männer. Von den befragten 18- bis 59-Jährigen war die Altersklasse der 50- bis 59-Jährigen mit 4,9% Abhängigen am häufigsten betroffen. Arzneimittelverbrauchsstudien zeigten sämtlich, dass der Verbrauch von (suchterzeugenden) Arzneimitteln mit dem Alter zunimmt und bei Frauen den der Männer übersteigt (Poser u. Poser 1996).

In der Gruppe der Hypnotika, Sedativa und Tranquillanzien werden neben den Barbituraten vor allem Benzodiazepine missbräuchlich eingenommen. Darunter ist Diazepam das mit 2,3 Millionen Packungen im Jahr 2000 am häufigsten verkaufte Benzodiazepin. Trotz einer Abnahme der Benzodiazepinverordnungen in den letzten Jahren wird die Gesamtzahl der Abhängigen auf der Grundlage von Krankenkassendaten auf 1,1 Millionen geschätzt. Die Gesamtzahl derjenigen, die von anderen Arzneimitteln abhängig sind, wird auf 300.000 beziffert (Glaeske 2001), 2–3% aller Versicherten werden Benzodiazepine verschrieben, etwa 0,4–0,5% in Dauertherapie (Glaeske 2001). In der Bundesstudie 2000 (Kraus u. Augustin 2001) erfüllten 1,0% der Befragten (1,1% Männer, 0,9% Frauen) die Kriterien für eine Abhängigkeit von Beruhigungs- oder Schlafmitteln. Vor allem ältere Menschen sind gefährdet (Remien 1995). Die häufigste Form der Abhängigkeit von Benzodiazepinen ist die Niedrigdosisabhängigkeit (Glaeske 2001).

Betroffene Patienten. Daten der stationären Suchtkrankenhilfe aus dem Jahre 1999 zeigen, dass 10% derjenigen, die sich wegen einer Beruhigungsmittelabhängigkeit in Behandlung befanden, Rentnerinnen und 20% Hausfrauen waren. Unter allen substanzmittelabhängigen Patienten waren diejenigen, die wegen Problemen mit Sedativa und Hypnotika Behandlung suchten, sozial am wenigsten auffällig. Der Konsum von Beruhigungs- und Schlafmitteln war auch nur selten (bei 0,9% der Klienten) der Grund für eine Behandlung, jedoch erfüllten etwa 9% der Männer und 11% der Frauen die Kriterien für eine Abhängigkeit oder einen Missbrauch von Schlafmitteln, bei den Beruhigungsmitteln waren es sogar 11% der Männer und 15% der Frauen (Türk u. Welsch 2000).

Für die Prävention einer Suchtentwicklung sollten Regeln bei der Verordnung von Benzodiazepinen berücksichtigt werden. Diese beinhalten eine klare Indikationsstellung, eine zeitlich begrenzte Verschreibung der kleinstmöglichen Dosis, ein langsames Ausschleichen des Präparats und die Aufklärung der Patienten über das Abhängigkeitspotenzial des Medikaments. Benzodiazepine werden bei somatischen Erkrankungen, wie z.B. bei Anfallsleiden, im Rahmen psychiatrischer Erkrankungen, wie z.B. bei Angststörungen oder als Zusatzmedikation bei schizophrenen Psychosen, verschrieben. In der Behandlung der Schlafstörungen werden zunehmend die Non-Benzodiazepin-Hypnotika Zolpidem, Zopiclon und Zaleplon verschrieben, da deren Abhängigkeitspotenzial deutlich niedriger sein soll (Keup 1998). Patienten mit polyvalentem Drogenkonsums nehmen Benzodiazepine häufig im Rahmen eines „Beikonsums" ein. Besonders häufig wird dabei das Benzodiazepin Flunitrazepam (Rohypnol®) konsumiert, dessen 2-mg-Form mittlerweile unter das Betäubungsmittelrecht gestellt wurde. In der Behandlung der Benzodiazepinabhängigkeit hat sich eine schrittweise Reduktion der Einnahme, verbunden mit einer psychotherapeutischen Begleitung, z.B. im Rahmen eines „qualifizierten Entzugs", bewährt.

Analgetikaabhängigkeit. Die Abhängigkeit von Analgetika wurde in der Bundesstudie (Kraus u. Augustin 2001) mit 2,2% (1,8 Männer, 2,7% Frauen) am häufigsten diagnostiziert, werden die Störungen durch unterschiedliche Medikamente miteinander verglichen. Der Medikamentenkonsum wurde jedoch nicht weiter nach Wirkstoff, Einnahmeindikation und Dosierung spezifiziert. Es bleibt unter anderem offen, inwieweit sich unter den Abhängigen von Schmerzmitteln auch diejenigen befinden, die ausschließlich die nicht verschreibungspflichtigen antipyretischen Analgetika konsumieren. Bei diesen Medikamenten (wie z.B. auch bei den Laxanzien) wird diskutiert, ob neben ihrem missbräuchlichen Konsum die Diagnose einer Abhängigkeit gerechtfertigt ist, da sich eine Entzugssymptomatik in der Regel nicht entwickelt. Im ICD-10 werden Störungen durch diese Medikamente unter den „Störungen durch nichtabhängigkeitserzeugende Substanzen" (F55) kategorisiert. Analgetika gehören zu den am häufigsten verwendeten Pharmaka (Glaeske 2001). Etwa 95% aller verkauften Analgetika enthalten antipyretische Wirksubstanzen, nur 5% entfallen auf narkotische Analgetika. Analgetische Mischpräparate bieten pharmakologisch keinen nachweisbaren Vorteil, können aber mit der Entwicklung einer psychischen Abhängigkeit einhergehen. Dem Zusatz von Koffein wird ein euphorisierender Effekt zugeschrieben (Brune 1995). Das Azetylsalizylsäure, Paracetamol und Koffein enthaltende Kombinationspräparat Thomapyrin® war das in der BRD im Jahre 2000 mit 17,6 Millionen Packungen am häufigsten verkaufte Arzneimittel (Glaeske 2001). Narkotische Analgetika – die Opioide, welche vor allem bei starken Schmerzen und als Antitussiva medizinisch indiziert sind – weisen ein unterschiedliches, meist stark ausgeprägtes psychisches und physisches Abhängigkeitspotenzial auf.

Die Abhängigkeit von Psychostimulanzien und Appetitzüglern nahm in der Bundesstudie nur eine geringe Rolle ein. Einzige medizinische Indikationen der Psychostimulanzien sind die Narkolepsie und das Attention Deficit Hyperactivity Syndrome (ADHS). Die therapeutische Verabreichung führt, im Gegensatz zur Einnahme freiverkäuflicher Psychostimulanzien als Appetitzügler, nur selten zu einer Abhängigkeit (Poser u. Poser 1996).

3.3.4 Störungen durch illegale Drogen

Cannabinoide, Stimulanzien, Halluzinogene, Opioide. Die Substanzklassen und Substanzen mit der größten klinischen Bedeutung unter den illegalen Drogen sind Cannabinoide, Kokain und andere Stimulanzien wie Amphetamine und Crack, Ecstasy, Halluzinogene wie LSD sowie Opioide, darunter vor allem Heroin, Methadon, Kodein, Opium und Morphium. Im Jahre 2000 erfüllten 0,9% der Befragten der Bundesstudie (Kraus u. Augustin 2001) die Kriterien für einen Missbrauch oder eine Abhängigkeit (Jahresprävalenz) von illegalen Drogen, darunter waren 3/4 männlich. Insgesamt weisen in Deutschland somit etwa 145.000 Personen einen Missbrauch und 290.000 eine Abhängigkeit von illegalen Drogen auf. Abhängigkeit und Missbrauch nehmen mit zunehmendem Alter ab: Erfüllten unter den 18- bis 20-Jährigen der Bundesstudie noch 5,3% die Kriterien (Jahresprävalenz), so waren es unter den 30- bis 39-Jährigen nur noch 0,6%. Ebenso nehmen die Drogenerfahrungen (Lebenszeitprävalenz) in höheren Altersklassen ab. Im Zeitraum von einem Jahr hatten 6,5% der Westdeutschen und 5,2% der Ostdeutschen illegale Drogen konsumiert. Cannabis war die mit einer Prävalenz von 6,2% im Westen und 4,9% im Osten am weitaus häufigsten konsumierte illegale Droge. Lediglich 1,3% aller Befragten hatten eine andere illegale Droge konsumiert. Kokain, Ecstasy, Amphetamine und Pilze (psylocibinhaltige und Fliegenpilze) wurden mit 0,5–0,9% häufiger als LSD, Heroin, Methadon und andere Opiate mit maximal 0,2% konsumiert. Die Drogen werden vorrangig in Großstädten und Ballungszentren eingenommen, was sich unter anderem an den hier gehäuft vorkommenden „Drogentodesfällen" zeigt.

Zeitlicher Verlauf. Nach einem relativ kontinuierlichen Verlauf des Konsums illegaler Drogen in der Bundesrepublik Deutschland Anfang bis Mitte der 1980er Jahre (Reuband 1988, Kraus et al. 2001) ist es in der Folge zu einer bis Mitte der 1990er Jahre zu beobachtenden Zunahme gekommen (Herbst et al. 1996, Kraus u. Bauernfeind 1998, Kraus et al. 2001). In den neuen Bundesländern hat es bis 1989 nur einen sehr geringen Drogenkonsum gegeben, der mit einer starken Zunahme des Konsums einiger illegaler Drogen Anfang der 1990er Jahre einherging (Kraus u. Augustin 2001, Kraus et al. 2001). Seit 1990 können auf der Grundlage der Bundesstudien Konsumtrends von Erwachsenen (18–39 Jahre) in West- und Ostdeutschland untersucht werden. In Westdeutschland konnte

nach einem Plateau von 1995–1997 im Jahre 2000 erneut eine starke Steigerung von Jahres- und Lebenszeitprävalenzen beobachtet werden. Dies ist wesentlich auf die Zunahme des Cannabiskonsums zurückzuführen, und die Prävalenzen für illegale Drogen, ohne Berücksichtigung von Cannabis, sind seit Mitte der 1990er Jahre nicht weiter angestiegen. Im Osten sind die Lebenszeit- und die Jahresprävalenzen illegaler Drogen, auch ohne Berücksichtigung von Cannabis, seit 1990 zunehmend angestiegen. Damit glichen sich Unterschiede zwischen Ost- und Westdeutschland weiter an. Ecstasy ist in den neuen Bundesländer nach Cannabis die beliebteste illegale Droge, während in den alten Bundesländern eher Kokain und Amphetamine konsumiert werden (Kraus et al. 2001). Kokain wie auch Cannabis werden von Drogenabhängigen oftmals im Beikonsum verwendet und sind dementsprechend bei Behandlung im Suchthilfesystem oftmals nicht therapieleitend (EBIS; Türk u. Welsch 2000). Die Zahl erstauffälliger Konsumenten harter Drogen, einer der Indikatoren für den Umfang des Drogenkonsums, ist seit 1990 auf mehr als 200% gestiegen und zählte 2000 etwa 23.000 Personen, von denen über 50% zwischen 18 und 24 Jahre alt waren (Arm 2001).

Folgen des Drogenkonsums. Etwa 2000 Personen verstarben im Jahr 2000 bundesweit an den Folgen des Konsums von Betäubungsmitteln. Etwa 80% der Todesfälle waren auf Heroin- oder Mischintoxikationen, etwa 10% auf Todesfälle im Rahmen eines Methadonkonsums zurückzuführen (Arm 2001). Neben der hohen Todesrate ist ein großer Teil der intravenös konsumierenden Drogenabhängigen von chronischen Infektionskrankheiten betroffen. Durchseuchungsraten mit Hepatits C betragen 60–90%, mit Hepatitis B etwa 50% und mit HIV etwa 20% (Gölz 1999). Allein 12,4% der im Jahre 2000 in der Bundesrepublik Deutschland neu gemeldeten AIDS-Erkrankten waren drogenabhängig mit i.v.-Konsum (Drogenbeauftragter der Bundesregierung 2002). Andere Folgeerkrankungen umfassen unter anderem Abszesse, Thrombophlebitiden, sexuell übertragbare Krankheiten, Endokarditiden und Nekrosen durch paravenöse Injektionen (Gölz 1999).

Komorbidität. Neben den somatischen Erkrankungen sind Drogenabhängige sehr häufig durch zusätzliche psychische Erkrankungen belastet. So zeigte die Epidemiologic Catchment Area (ECA) Study (Regier et al. 1990), dass etwa die Hälfte der Patienten mit Drogenmissbrauch oder -abhängigkeit (Lebenszeitprävalenz) im Laufe des Lebens an einer zusätzlichen psychischen Störung erkrankt waren; Kokainkonsumenten am häufigsten, Cannabiskonsumenten am wenigsten häufig. Insgesamt 28% litten zusätzlich an einer Angststörungen, 26% an einer affektiven Störungen, 18% an einer antisozialen Persönlichkeitsstörung und 7% an einer Schizophrenie. Gerade die antisoziale Persönlichkeitsstörung und die Schizophrenie traten – wird die Prävalenz in der Allgemeinbevölkerung berücksichtigt – bei Drogenabhängigen besonders gehäuft auf.

Soziale Situation. Neben Kriminalität und deren Folgen – zusätzlich zu 244.300 Verstößen gegen das Betäubungsmittelgesetz im Jahre 2000 wurden etwa 2600 Fälle direkter Beschaffungskriminalität registriert (Arm 2001) – zeigen soziodemographische Daten aus der Dokumentation der ambulanten Suchtkrankenhilfe von 1999 die schwierige soziale Situation der Drogenabhängigen. Etwa 70–90% waren ledig. Während dies bei den Cannabiskonsumenten auf ein insgesamt niedriges Durchschnittsalter (vorwiegend 15–25 Jahre) zurückzuführen ist, erscheint es bei den Opiat- und Kokainkonsumenten (vorwiegend 20–40 Jahre) als Hinweis auf eine schwächere soziale Einbindung. In Hinblick auf Berufsausbildung und -tätigkeit zeigte sich, dass mehr als die Hälfte der Opiatabhängigen und etwa 1/3 der Kokainabhängigen arbeitslos- oder arbeitssuchend waren. Eine abgeschlossene Berufsausbildung hatten nur etwa 1/3 der Kokain- und Opiatabhängigen. Klienten, die wegen ihres Cannabiskonsums eine Behandlung aufsuchten, waren hingegen aufgrund ihres Alters oft noch in der Berufsausbildung, arbeiteten zu über 60% in Vollzeit und lebten in relativ stabilen Lebensverhältnissen (EBIS; Türk u. Welsch 2000).

Behandlungsangebote für Konsumenten von illegalen Drogen umfassen sowohl abstinenzorientierte ambulante oder stationäre Therapieformen (z.B. Entgiftungs- und Entwöhnungstherapie) und Substitutionsprogramme (z.B. Methadonprogramme) als auch zunehmend so genannte Harm-Reduction-Programme (z.B. Aufklärung und Beratung über Infektionskrankheiten, Spritzentausch, Impfungen, Lebenshilfen wie Notschlafstellen, Angebote zur gesellschaftlichen Reintegration; Bornemann u. Gerlach 1999), deren Ziel es ist, die körperlichen und psychosozialen Schäden des Konsums zu begrenzen, ohne dass Drogenabstinenz eine Voraussetzung für die Behandlung ist.

3.4 Literatur

Arm H. Rauschgiftlage 2000. In: Deutsche Hauptstelle gegen die Suchtgefahren e.V., Hrsg. Jahrbucht Sucht 2002. Geesthacht: Neuland, 2001:77–90.

Babor TF, de la Fuente JR, Saunders J, Grant M. AUDIT The Alcohol Use Disorders Identification Test: Guidelines for use in primary health care. Genf: World Health Organization, Division of Mental Health; 1989.

Batra A. Tabakabhängigkeit und moderne Raucherentwöhnungsmethoden. In: Mann K, Buchkremer G, Hrsg. Sucht: Grundlagen, Diagnostik, Therapie. Stuttgart, Jena, New York: G. Fischer; 1996.

Batra A. Tabakabhängigkeit: Biologische und psychosoziale Entstehungsbedingungen und Therapiemöglichkeiten. Darmstadt: Steinkopff; 2000.

Batra A, Buchkremer G. Beziehung von Alkoholismus, Drogen- und Tabakkonsum. Dtsch Ärztebl. 2001;40:2590–3.

Bergmann E, Horch K. Ökonomische Bewertung von gesundheitlichen Folgen des Alkoholismus. Sucht Aktuell. 2000;2:14–8.

Bornemann R, Gerlach R. Schadensmindernde Strategien im Überblick: Grundgedanken zur Harm Reduktion in Deutschland aus medizinischer Sicht. In: Gölz J, Hrsg. Der drogenabhängige Patient. 2. Aufl. München: Urban und Fischer; 1999:99–108.

Brune K. Analgetika – Antiphlogistika – Antirheumatika. In: Estler C-J, Hrsg. Pharmakologie und Toxikologie: Lehrbuch für Mediziner, Veterinärmediziner, Pharmazeuten und Naturwissenschaftler. 4. Aufl. Stuttgart, New York: Schattauer; 1995:238–71.

Bühringer G, Augustin R, Bergmann E, et al. Alkoholkonsum und alkoholbezogene Störungen in Deutschland. Schriftenreihe des Bundesministeriums für Gesundheit. Bd. 128. Baden-Baden: Nomos; 2000.

Bundeszentrale für gesundheitliche Aufklärung (BZgA). Die Drogenaffinität Jugendlicher in der Bundesrepublik Deutschland. Wiederholungsbefragung 2000/01. Köln: Bundeszentrale für gesundheitliche Aufklärung; 2001.

Drogenbeauftragte der Bundesregierung. Drogen- und Suchtbericht Mai 2002; 2002.

Edwards G. Alkoholkonsum und Gemeinwohl. Strategien zur Reduzierung des schädlichen Gebrauchs in der Bevölkerung. Stuttgart: Enke; 1997.

Ewing JA. Detecting alcoholism: the CAGE questionnaire. JAMA. 1984; 252:1905–7.

Feuerlein W. Individuelle, soziale und epidemiologische Aspekte des Alkoholismus. In: Singer MV, Teyssen S, Hrsg. Alkohol und Alkoholfolgekrankheiten: Grundlagen – Diagnostik – Therapie. Berlin, Heidelberg, New York: Springer; 1999:40–51.

Glaeske G. Psychotrope und andere Arzneimittel mit Missbrauchs- und Abhängigkeitspotenzial. In: Deutsche Hauptstelle gegen die Suchtgefahren e.V., Hrsg. Jahrbuch Sucht 2002. Geesthacht: Neuland; 2001:63–76.

Gölz J. Somatische, psychische und soziale Folgen des Drogenkonsums unter illegalen Bedingungen: Somatische Folgen. In: Gölz J, Hrsg. Der drogenabhängige Patient. 2. Aufl. München: Urban und Fischer; 1999:83–5.

Häfner H, Weyerer S. Epidemiologie. In: Baumann U, Perrez M, Hrsg. Klinische Psychologie. Band 1: Grundlagen, Diagnostik, Ätiologie. Bern: Huber; 1990:38–49.

Herbst K, Kraus L, Scherer K. Repräsentativerhebung zum Gebrauch psychoaktiver Substanzen bei Erwachsenen in Deutschland. Schriftliche Erhebung 1995. Bonn: Bundesministerium für Gesundheit; 1996.

John U, Hapke U, Rumpf H-J, Hill A, Dilling H. Prävalenz und Sekundärprävention von Alkoholmißbrauch und -abhängigkeit in der medizinischen Versorgung. Baden-Baden: Normos; 1996.

Junge B. Tabak – Zahlen und Fakten zum Konsum. In: Deutsche Hauptstelle gegen die Suchtgefahren e.V., Hrsg. Jahrbuch Sucht 1996. Geesthacht: Neuland; 1995:69–83.

Junge B. Tabak – Zahlen und Fakten zum Konsum. In: Deutsche Hauptstelle gegen die Suchtgefahren e.V., Hrsg. Jahrbuch Sucht 2002. Geesthacht: Neuland; 2001:32–62.

Keup W. Zolpidem und Zopiclon. Geringeres Mißbrauchspotential im Vergleich zu Benzodiazepin-Hypnotika. Arzneimitteltherapie. 1998;16:246–53.

Kraus L, Augustin R. Repräsentativerhebung zum Gebrauch psychoaktiver Substanzen bei Erwachsenen in Deutschland 2000. Sucht. 2001;47:Sonderheft 1.

Kraus L, Augustin R, Müller-Kalthoff T. Konsumtrends illegaler Drogen bei Erwachsenen 1990 bis 2000. In: Deutsche Hauptstelle gegen die Suchtgefahren e.V., Hrsg. Jahrbuch Sucht 2002. Geesthacht: Neuland; 2001:121–32.

Kraus L, Bauernfeind R. Konsumtrends illegaler Drogen in Deutschland. Daten aus Bevölkerungssurveys 1990–1995. Sucht. 1998;44:169–82.

Laux G, König W. Zur Langzeiteinnahme von Benzodiazepinen. Psycho. 1985;11:629.

Mann KF. Neue ärztliche Aufgaben bei Alkoholproblemen. Von der Behandlungskette zum Behandlungsnetz. Dtsch Ärztebl. 2002;10:515–21.

Meyer C, John U. Alkohol – Zahlen und Fakten zum Konsum. In: Deutsche Hauptstelle gegen die Suchtgefahren e.V., Hrsg. Jahrbuch Sucht 2002. Geesthacht: Neuland; 2001:17–31.

Peto R, Lopez AD, Boreham J, Thun M, Heath C, Doll R. Mortality from smoking worldwide. Br Med Bull. 1996;52:12–21.

Poser W, Poser S. Medikamente – Mißbrauch und Abhängigkeit: Entstehung – Verlauf – Behandlung. Stuttgart, New York: Thieme; 1996.

Produktschap Voor Gedistilleerde Dranken. World drinking trends 2000. Oxfordshire: NTC Publications; 2000

Regier DA, Farmer ME, Rae DS, et al. Comorbidity of mental disorders with alcohol and other drug abuse. Results from the Epidemiological Catchment Area (ECA) Study. JAMA. 1990;264:2511–8.

Remien J. Medikamente mit Missbrauchspotenzial. Eine Analyse auf der Basis des ärztlich verordneten Arzneimittelverbrauchs aller Versicherten einer Krankenkasse. In: Deutsche Hauptstelle gegen die Suchtgefahren e.V., Hrsg. Jahrbuch Sucht 1996. Geesthacht: Neuland; 1995:124–33.

Reuband KH. Drogenkonsum im Wandel. Eine retrospektive Prävalenzmessung der Drogenerfahrung Jugendlicher in den Jahren 1967 bis 1987. Z Sozialisationsforsch Erkennungssoz. 1988;8:54–68.

Rist E. Editorial. Sucht. 2000;47,Sonderheft 1:5–6.

Rumpf H-J, Hapke U, Hill A, John U. Development of a screening questionnaire for the general hospital and general practices. Alcoholism: Clin Exp Res. 1997;5:894–8.

Rumpf H-J, Meyer C, Hapke U, Bischof G, John U. Inanspruchnahme suchtspezifischer Hilfen von Alkoholabhängigen und -mißbrauchern: Ergebnisse der TACOS-Bevölkerungsstudie. Sucht. 2000;46: 9–31.

Schmidt LG, Grohmann R, Müller-Oerlinghausen B, Poser W, Rüther E, Wolf B. Mißbrauch von Antidepressiva bei Suchtkranken. Dtsch Ärztebl. 1990;87:B-92–6.

Schwabe U, Paffrath D. Arzneiverordnungs-Report 2000. Berlin, Heidelberg, New York: Springer; 2001.

Singer MV, Teyssen S. Alkoholassoziierte Organschäden. Befunde in der Inneren Medizin, Neurologie und Geburtshilfe/Neonatologie. Dtsch Ärztebl. 2001; 33:2109–20.

Statistisches Bundesamt. Fachserie 12: Gesundheitswesen, Fragen zur Gesundheit 1999. Stuttgart: Metzler-Pöschel; 2000.

Türk D, Welsch K. EBIS-Jahresstatistik 1999 der ambulanten Beratungs- und Behandlungsstellen für Suchtkranke in Deutschland. Sucht. 2000;46:Sonderheft 1.

Welte R, König H-H, Leidl R. The costs of health damage and productivity losses attributable to cigarette smoking in Germany. Eur J Pub Health. 2000;10:31–8.

Weyerer S. Psychiatrische Epidemiologie. In: Freyberger HJ, Stieglitz R-D, Hrsg. Kompendium der Psychiatrie und Psychotherapie. Basel: Karger; 1996.

WHO. Leave the pack behind. Genf: World Health Organisation; 1999.

4 Ziele der Suchttherapie

E. Kleinemeier

Gibt es das globale Ziel der Suchttherapie? Diese Frage wurde lange Zeit eindeutig beantwortet: Abstinenz als das universale Ziel einer suchttherapeutischen Behandlung. Diese Überzeugung hat über einen langen Zeitraum die therapeutische Arbeit mit abhängigen Menschen gekennzeichnet – Abstinenztherapie als Methode der Wahl bei der Abhängigkeit von psychotropen Substanzen. Betrachtet man die Situation von abhängigen Menschen, stellt sich die Frage, ob Abstinenz als traditionell wichtigstes Ziel der Suchtkrankenbehandlung ausreicht oder ob nicht auch andere Ziele gleichrangig neben der Abstinenz thematisiert werden müssen.

Abstinenz – kontrollierter Konsum. In diesem Beitrag sollen die beiden alternativen Paradigmen „Abstinenz" und „kontrollierter Konsum" kurz erläutert werden, um in der Folge aufzuzeigen, dass sie nebeneinander als therapeutische Möglichkeiten bei Suchterkrankungen existieren sollten. Die Debatte um Abstinenz und kontrollierten Konsum wurde insbesondere im Rahmen der Substanz Alkohol geführt. Das liegt an der Tatsache, dass es sich um ein legales Suchtmittel handelt, sodass verschiedene therapeutische Herangehensweisen nicht durch gesetzliche Barrieren blockiert werden. Wichtige Aspekte dieser Diskussion lassen sich aber auf den Bereich der illegalen Drogen übertragen, da auch hier die Frage gestellt werden muss, ob ein qualitativ hochwertiges Leben eher durch eine abstinente Lebensführung oder durch den kontrollierten Konsum erfüllt werden kann.

Problematik der Zieldefinition. Im Rahmen dieser Diskussionen muss aber immer wieder die Frage gestellt werden, ob kontrollierter Konsum und Abstinenz überhaupt als Ziele der Suchtbehandlung angesehen werden können. Handelt es sich hierbei vielleicht nicht um Behandlungsformen, um auf unterschiedlichen Wegen bestimmte Ziele zu erreichen? Welche Therapieziele stehen für die Patientinnen und Patienten im Vordergrund und welche sind für die Gesellschaft als Ganzes zentral? Können allgemeine Ziele der Suchttherapie formuliert werden oder ist diese Frage nur substanzspezifisch zu lösen?

Dieser Beitrag versucht, einige dieser Fragen zu beantworten. Es werden keine einzelnen Therapieprogramme für spezielle Substanzabhängigkeiten mit ihren jeweiligen Zielen vorgestellt, vielmehr soll die vielfach betonte Komplexität des Phänomens „Sucht" auch in Bezug auf Behandlungsziele aufgezeigt werden und damit verdeutlichen, dass eine starre, unflexible und einseitige Vorgehensweise in der Behandlung von süchtigen Menschen nicht deren Wohl dienen kann. Gerade diese Komplexität scheint dazu zu führen, dass sich nicht immer patientenorientiert mit den Bedürfnissen und Notwendigkeiten der Patienten und Patientinnen auseinandergesetzt wird, sondern immer wieder Ideologien ein pragmatisches Vorgehen unmöglich machen.

4.1 Das Abstinenzparadigma

Im Rahmen des Abstinenzparadigmas wird die dauerhafte Abstinenz als das wichtigste Ziel der Behandlung von Drogen- und Alkoholabhängigen angesehen. „Abstinenz" bedeutet den kompletten Verzicht der Substanz, von der eine Abhängigkeit besteht. Das beste Beispiel für das Abstinenzparadigma ist das in der Gesellschaft vorherrschende Bild des „trockenen" Alkoholikers, bei dem der erste Schluck einen Rückfall in alte, süchtige Konsummuster bedeutet. Dieses Konzept begründet sich auf der Annahme, dass eine einmal entwickelte Abhängigkeit nicht mehr heilbar sei, so wie es von Böning (1992) mit dem somatisch fixierten „Suchtgedächtnis" beschrieben wird. Der einzige Weg wird darin gesehen, dass die Menschen die Abhängigkeit als Krankheit akzeptieren, sich mit ihrer Rolle z.B. Alkoholiker als identifizieren (Soyka 1997) und die Abhängigkeit durch eine rigorose Abstinenz zum Stillstand bringen. Die Abhängigkeit bzw. die Gefahr des Rückfalls bleibt bei dieser Sichtweise ständig im Mittelpunkt des Lebens (Schwoon u. Wagner 2003), und die Betroffenen müssen die Rolle des Abhängigen für den Rest ihres Lebens akzeptieren, was eine große Verantwortung für die Veränderungen der Lebensführung des Einzelnen mit sich bringt.

Das hypothetische Konstrukt des Suchtgedächtnisses postuliert im Rahmen des Alkoholismus eine Dysfunktion der jeweiligen Transmittersysteme, was das Alkoholverlangen erklärt. Diese Theorie zur Neurobiologie des Suchtgedächtnisses trägt noch eindeutig Hypothesencharakter und kann nicht als bewiesen angesehen werden (Soyka 1997).

Zielhierarchie. Soyka und Preuss (2002) betonen, dass nach wie vor in der Therapie Abhängiger das Primat der Abstinenz oberste Priorität hat. Die Vorteile dieser Zielsetzung lägen in dem geringeren Rückfallrisiko sowie in der Tatsache, dass „kontrollierter Konsum" nur bei 2,5% der Alkoholabhängigen erfolgreich sei. Dennoch betonen Soyka und Preuss (2002), dass es in der Therapie Abhängiger um mehr geht als nur die totale Abstinenz. So sind weitere Teilziele der Therapie die Verbesserung der psychosozialen Integration und der zwischenmenschlichen Bindungen sowie eine Erhöhung der Frustrationstoleranz, die persönliche Autonomie, die somatische Stabilisierung und gegebenenfalls die Besserung psychiatrischer Symptome. Je nach Zustand und Motivation des Patienten oder der Patientin müssen kurz- oder langfristige Ziele gesetzt werden, die von den Autoren in einer Zielhierarchie beschrieben werden: Lebenserhaltung, Schadensminimierung, Verlängerung von Abstinenzzeiten und die dauerhafte völlige Abstinenz (Abb. 4.1), das heißt dass die Abstinenz trotz einer Anzahl an Teil- und Nebenzielen noch immer das eigentliche Hauptziel einer jeden Drogen- oder Alkoholtherapie zu sein hat. Feuerlein et al. (1998) sprechen im Rahmen dieser Zielhierarchie sogar von Heilung, also einem lang andauernden symptomfreien Zustand ohne jeglichen Konsum von Stoffen mit Suchtpotenzial.

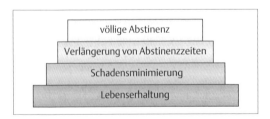

Abb. 4.1 Zielhierarchie in der Therapie Abhängiger (nach Soyka u. Preuss 2002).

4.2 Kontrollierter Konsum

Der kontrollierte Konsum von psychotropen Substanzen ist ein umstrittenes Thema im Bereich der Suchttherapie, und von daher ist es wichtig, sich überhaupt erst klar zu werden, was unter dieser Form des Substanzkonsums zu verstehen ist. Schippers und Cramer (2002) definieren kontrollierten Konsum als einen Konsum, „der nicht in nennenswertem Maß mit persönlichen Zielen kollidiert und durch Selbstkontrollregen gesteuert wird, die explizit sind oder explizit gemacht werden können". Präziser beschrieben bedeutet diese Form der Kontrolle, dass die Möglichkeit besteht, habitualisiertes, abhängiges Verhalten zu unterbrechen (Schippers u. Cramer 2002). Kontrollierter Konsum wurde vor allem im Zusammenhang mit Alkohol untersucht, und es gibt eine Reihe an Untersuchungen und Programmen zum kontrollierten Trinken. Von kontrolliertem Trinken wird gesprochen, wenn Menschen ihr Trinkverhalten eigenständig an einem zuvor festgelegten Trinkplan bzw. an Trinkregeln ausrichten (Körkel 2002a). In dem von Körkel (2002b) entwickelten ambulanten Gruppenprogramm zum kontrollierten Trinken werden mehrere Ziele beschrieben, um vor allem Menschen, die zu Abstinenz nicht bereit sind, für eine suchttherapeutische Behandlung zu motivieren.

Zielsetzungen des ambulanten Gruppenprogramms zum kontrollierten Trinken (nach Körkel 2002b)

- Motivation von Menschen zur Teilnahme an einem Hilfsangebot, die sich von Behandlungsangeboten mit ausschließlicher Abstinenzvorgabe nicht angesprochen fühlen
- Konkrete Hilfestellungen zur Konsumreduktion bzw. bei der Entwicklung einer Abstinenzmotivation
- Abbau von Beeinträchtigungen durch überhöhten Alkoholkonsum
- Vermittlung von Menschen in abstinenzorientierte Suchthilfeangebote, wenn die Trinkmengenreduktion nicht zufriedenstellend gelingt

In den Zielsetzungen der Behandlungsprogramme zum kontrollierten Konsum wird bereits deutlich, dass es nicht darum geht, das Ziel der Abstinenz durch den kontrollierten Konsums zu ersetzen. Vielmehr geht es darum, das Abstinenzparadigma im Sinne einer bedarfsgerechten Behandlung zu durchbrechen. Zentraler Aspekt bei allen Konzepten zum kontrollierten Konsum ist, dass gemeinsam mit Patienten und Patientinnen effektive Ziele gesetzt und Entscheidungen getroffen werden können. In der Begründung für die Notwendigkeit einer Ergänzung der abstinenzorientierten Hilfeangebote werden im Allgemeinen 3 Gründe vorgebracht (Körkel 2001):

- Autonomiewahrung der Konsumenten und Konsumentinnen,
- Verbesserung der Erreichbarkeit der Zielgruppe,
- Förderung des therapeutischen Prozesses und Erfolgs.

> **Gründe für Behandlungen zum kontrollierten Konsum (nach Körkel 2001)**
>
> **Autonomiewahrung der Konsumenten:** ethisches Argument; Therapieziele sollten mit ausdrücklicher Zustimmung der Patienten erfolgen, Behandlungszielfrage (Abstinenz oder kontrollierter Konsum) muss sanktionsfrei in das Gespräch gebracht werden
> **Verbesserung der Erreichbarkeit der Zielgruppe:** versorgungspolitisches Argument; Zielmonopolismus führt dazu, dass nur ein Bruchteil der Betroffenen durch das Hilfesystem erreicht wird und kaum jemand im Frühstadium einer Abhängigkeit
> **Förderung des therapeutischen Prozesses und Erfolgs:** therapeutisches Argument; gemeinschaftliche Zieldefinition erhöht die Bindung der Patienten an ein Ziel

Körkel (2002a) resümiert die Notwendigkeit einer Offenheit gegenüber Behandlungsprogrammen zu kontrolliertem Konsum, indem er schreibt, dass „eine zieloffene Herangehensweise … ethisch geboten ist, dem Erreichen bislang unerreichter Adressaten dienlich und hilfreiche oder gar notwendige Bedingung zum Herstellen eines psychotherapeutischen Arbeitsbündnisses".

4.3 Behandlungsziele

Notwendigkeit einer mehrdimensionalen Betrachtungsweise. Die Beschreibung der Konzepte „Abstinenz" und „kontrollierter Konsum" zeigt, dass eine eindimensionale Betrachtung der therapeutischen Arbeit mit Abhängigen nicht deren Bedürfnissen gerecht wird. Auch wenn der kontrollierte Konsum im-

mer mehr Raum in der Diskussion einnimmt, so ist es wichtig, hervorzuheben, dass für einen großen Teil der Patienten und Patientinnen Abstinenz noch immer der richtige therapeutische Weg ist. Dennoch bleibt die Überlegung bestehen, ob es sich bei den beiden Konzepten eher um therapeutische Wege handelt und weniger um Therapieziele.

Ziele einer suchttherapeutischen Behandlung gehen über diese beiden Komponenten hinaus, und es müssen mehr Aspekte in die Behandlung mit einbezogen werden – je nach Bedarf der Patienten und Patientinnen. Bei abhängigen Menschen handelt es sich nicht um eine standardisierte „Menschengruppe", sondern um Menschen mit einer breiten Varianz von individuellen Störungen (Krausz 2003). Dies führt dazu, dass es eine Vielzahl an Konzepten gibt, die selten Anspruch auf Vollständigkeit erheben. Ein wichtiger Begriff im Suchthilfesystem ist „Harm Reduction" (Schadensminimierung), der insbesondere im niedrigschwelligen Bereich des Hilfesystems ansetzt. Dieser Aspekt wird an anderer Stelle in diesem Band aufgrund seiner Bedeutung gesondert beschrieben.

Verbesserung der Lebensqualität. In verschiedenen Veröffentlichungen wird als die vorrangige Aufgabe der Suchttherapie die Verbesserung der Lebensqualität beschrieben (Schwoon u. Wagner 2003, Schuckit 1997). Von Schwoon u. Wagner (2003) stammt eine Darstellung von Zielen der Suchtbehandlung, in deren Mittelpunkt die Lebensqualität steht. Jedes der beschriebenen Ziele ist gleichrangig, und welches im Vordergrund stehen muss, hängt unter anderem von der Befindlichkeit, der Lebenssituation und dem Krankheitsverlauf des Einzelnen ab (Abb. 4.2).

Therapeutischer Ansatz auf mehreren Ebenen. In dieser Beschreibung von Zielen der Suchttherapie fällt auf, dass die Abstinenz als eines von vielen Zielen

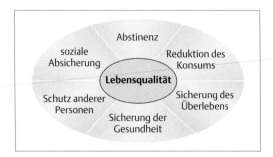

Abb. 4.2 Ziele der Suchttherapie (nach Schwoon u. Wagner 2003).

angesehen wird und nicht als Optimum in einer Ziel-hierarchie. In der Diskussion ist es wichtig, sich bewusst zu sein, dass Abstinenz für sich als Ziel keine Verbesserung der Lebensqualität garantiert (Schwoon et al. 1999). Eine qualitativ hochwertige Suchtbehandlung muss an sehr unterschiedlichen Ebenen ansetzen und Einfluss auf eine große Zahl von Lebensbereichen haben: Suchtverhalten, körperliche Gesundheit, seelische Gesundheit, Sexualität, Sozialverhalten, Tätigkeit und Inanspruchnahme von Hilfen (Schwoon et al. 1999). Es muss in diesem Zusammenhang klar sein, dass eine Suchtbehandlung nicht nur dann als erfolgreich anzusehen ist, wenn in allen bisher beschriebenen Bereichen Besserungen eingetreten sind. Die Ziele einer Behandlung sollten gemeinsam mit dem Patienten bzw. der Patientin formuliert werden, und daraus ergibt sich, dass der Erfolg einer Therapie immer nur aus diesen individuellen Bedingungen abgelesen werden kann.

Es zeigt sich, dass es nicht möglich ist, das Ziel der Suchttherapie festzulegen. Die Komplexität des Phänomens „Sucht" setzt solchen Vorstellungen Grenzen. Von daher ist es wichtig, sich möglichst offen in eine Suchtbehandlung zu begeben und gemeinsam mit den Patienten und Patientinnen eine vertrauensvolle Beziehung aufzubauen, auf deren Grundlage gemeinsam realistische Ziele gesetzt werden können, die zu einer erhöhten Lebensqualität und -zufriedenheit führen.

4.4 Literatur

Böning J. Zur Neurobiologie und Phänomenologie eines „Suchtgedächtnisses". Sucht. 1992;38:105–6.

Feuerlein W, Küfner H, Soyka M. Alkoholismus – Missbrauch und Abhängigkeit. Stuttgart: Thieme; 1998.

Körkel J. Kontrolliertes Trinken: Vom Abstinenzfundamentalismus zur bedarfsgerechten Behandlungsoptimierung. Sucht aktuell. 2001;8:16–23.

Körkel J. Kontrolliertes Trinken – Eine Übersicht. Suchttherapie. 2002a;3:87–96.

Körkel J. Das „Ambulante Gruppenprogramm zum kontrollierten Trinken (AKT)". Suchttherapie. 2002b; 3.106–11.

Krausz M. Pharmakotherapie der Sucht im Rahmen integrierter Behandlungskonzepte. In: Krausz M, Haasen C, Naber D, Hrsg. Pharmakotherapie der Sucht. Basel: Karger; 2003.

Schippers GM, Cramer E. Kontrollierter Gebrauch von Heroin und Kokain. Suchttherapie. 2002;3:71–80.

Schwoon D, Wagner HB. Der Qualifizierte Entzug – mehr als eine Entgiftung. In: Krausz M, Haasen C, Naber D, Hrsg. Pharmakotherapie der Sucht. Basel: Karger; 2003.

Schwoon D, Waller R, Alberti G, Zeichner D. Qualitätssicherung im Suchtbereich. Unveröffentlichtes Manuskript. Suchttherapietage; 1999.

Schuckit MA. Goals of treatment. In: Galanter M, Kleber HD, eds. Textbook of substance abuse treatment. American Psychiatric Press; 1997.

Soyka M. Alkoholismus – Eine Krankheit und ihre Therapie. Stuttgart: Wissenschaftliche Verlagsgesellschaft mbH; 1997.

Soyka M, Preuss UW. Therapie der Abhängigkeit: Grundkonzepte. In: Möller HJ, Hrsg. Therapie psychiatrischer Erkrankungen. Stuttgart: Thieme; 2002:575–9.

5 Behandlungsansätze

5.1 Harm Reduction als Teil von Suchttherapie

M. Prinzleve

5.1.1 Grundgedanken von Harm Reduction

Reduzierung von Begleit- und Folgeerscheinungen. Harm Reduction zielt auf die Reduzierung gesundheitlicher, psychischer und sozialer Begleit- und Folgeerscheinungen des Konsums psychotroper Substanzen ab. Der Begriff wird meist im Zusammenhang mit dem Konsum illegalisierter Substanzen, wie Heroin und Kokain, verwendet. Als Arbeitsansatz ist Harm Reduction jedoch substanzunspezifisch, und entsprechende Konzepte existieren auch im Hinblick auf den Konsum von Alkohol und Nikotin (Baer u. Murch 1998, Larimer et al. 1998). Wenngleich der Begriff, ebenso wie die meist synonym verwendeten Begriffe „Schadensminderung", „Schadensminimierung" oder „Risikoreduktion", seit mehr als 20 Jahren gebräuchlich sind, existieren nach wie vor keine allgemein anerkannte Definition und kein einheitliches Verständnis (Riley et al. 1999). Zum Teil wird Harm Reduction in einem sehr umfassenden Sinn als generelles Ziel von Drogenhilfe und Drogenpolitik betrachtet. In diesem Sinne stellen auch Änderungen in der Gesetzgebung, wie z.B. der Verzicht auf die strafrechtliche Verfolgung beim Besitz geringer Drogenmengen, eine Harm-Reduction-Maßnahme dar. Allerdings können bei solch weiter Auslegung des Begriffs auch Zwangsmaßnahmen oder Inhaftierungen als Harm-Reduction-Maßnahme betrachtet werden, da auch sie, zumindest für die Zeit ihrer Dauer, negative Auswirkungen des Substanzkonsums reduzieren. In der Regel wird Harm Reduction daher nicht als Ziel, sondern als Konzept oder Strategie verstanden.

Entwicklung. Harm-Reduction-Maßnahmen, in Bezug vor allem auf den Heroinkonsum, wurden bereits in den 1970er Jahren in den Niederlanden und in der Schweiz erprobt. Eine auch international größere Bedeutung gewannen sie Mitte der 1980er Jahre im Zuge der Ausbreitung von HIV/AIDS, der zunehmenden sozialen und gesundheitlichen Verelendung von Drogenkonsumenten und der steigenden Zahl von Drogentoten (Fuchs u. Degkwitz 1995). Die bis dahin praktizierte Drogenhilfe war gekennzeichnet durch das „Abstinenzdogma", in dem der Drogenkonsum als Krankheit, die Drogenfreiheit entsprechend als einziges Behandlungsziel definiert wurde. Dementsprechend wurde auch der Zugang zu medizinischen oder sozialen Hilfen an eine bereits vorhandene Ausstiegsmotivation geknüpft. Dieser Ansatz wurde jedoch der tatsächlichen Lebenssituation sowie den gesundheitlichen und sozialen Problemen der Drogenkonsumenten offensichtlich nicht gerecht und erreichte infolgedessen den Großteil nicht mehr. Hier setzten Harm-Reduction-Konzepte an, die „Niedrigschwelligkeit", also den Abbau der Zugangsschwellen zum Drogenhilfesystem forderten, um auch diejenigen Drogenkonsumenten zu erreichen, die durch drogenfreie Angebote nicht, nicht mehr oder noch nicht erreicht wurden. In Deutschland war damit auch die Entwicklung des Konzepts der „Akzeptierenden Drogenarbeit" verbunden, das über den Ansatz der Schadensminimierung hinausgeht. Drogenkonsum wird hier nicht als Krankheit oder moralische Verfehlung, sondern als zu akzeptierende persönliche Entscheidung des Einzelnen verstanden (Stöver 1999). Wesentlich dafür war die Feststellung, dass ein erheblicher Teil der Probleme im Zusammenhang mit dem Drogenkonsum, insbesondere die soziale Desintegration und gesundheitliche Verelendung, nicht auf den Konsum selbst, sondern auf die Konsumbedingungen, namentlich die Kriminalisierung der Konsumenten, zurückzuführen ist (Schmidt-Semisch 1990).

Zugang zum Drogenhilfesystem. Harm-Reduction-Konzepte machen die Drogenfreiheit bzw. die erklärte Abstinenzabsicht nicht zur Voraussetzung für die Gewährleistung von Hilfe. Ganz im Sinne klassischer

Sozialarbeit gilt es, die Drogenkonsumenten „da abzuholen, wo sie sind" – und nicht da, wo sie sein sollen. Auch empirisch konnte gezeigt werden (Marlatt et al. 1997), dass bei Drogenkonsumenten häufig nicht der Konsum selbst, sondern die damit in Zusammenhang stehenden Probleme und Risiken ausschlaggebend sind für die Aufnahme und zum Teil auch die Aufrechterhaltung des Kontakts zum Drogenhilfesystem. Insofern stellen Harm-Reduction-Konzepte die Beratung und Behandlung „vom Kopf der Drogenfreiheit auf die Füße der Realitäten" (Deutsche AIDS-Hilfe u. Akzept e.V. 1990) und ermöglichen es, die Reichweite der Hilfsangebote zu vergrößern und wesentlich mehr Drogenkonsumenten in das Drogenhilfesystem einzubinden.

Konsummuster. Dabei stellen Harm-Reduction-Konzepte die Abstinenz als ein mögliches Behandlungsziel nicht infrage, insofern stehen sich schadensmindernde und abstinenzorientierte Arbeitsansätze keineswegs unvereinbar gegenüber. Einseitig abstinenzorientierte Konzepte gehen jedoch mindestens implizit davon aus, dass es zum Konsum, gleich welcher Substanz und gleich welcher Intensität, nur die Drogenfreiheit als Alternative gibt. Harm-Reduction-Ansätze dagegen berücksichtigen die Unterschiedlichkeit der Substanzen und Konsumformen. Substanzkonsum lässt sich auf einem Kontinuum abbilden, dessen Abstufungen sich aus dem jeweils praktizierten Konsummuster und den damit einhergehenden Risiken ergeben. Die unangemessene Dichotomie „abhängig oder abstinent" wird somit ersetzt durch das Kontinuum „mehr oder weniger riskanter Konsum". Dies hat Auswirkungen auf die Hilfsangebote, die vorgehalten werden, um ein sukzessives Fortschreiten von hochriskantem Verhalten zu weniger riskantem Verhalten zu ermöglichen: Die Frage der individuellen Fortschritte und der dafür notwendigen Unterstützung stellt sich bei mehrfach täglich unter unhygienischen Bedingungen intravenös konsumierten „Cocktails" aus Heroin, Kokain und Benzodiazepinen anders als bei sporadischem Kokainkonsum in rekreativen Kontexten. Daraus resultiert eine Diversifikation von prinzipiell gleichwertigen Behandlungszielen – von der Sicherung des Überlebens und des möglichst gesunden Überlebens über die Einschränkung von riskanten Konsummustern und dem kontrollierten Konsum bis hin zur Verlängerung suchtmittelfreier Perioden und dauerhafter Abstinenz (Körkel u. Kruse 1997).

Motivation, Veränderungsbereitschaft. Abstinenz bleibt damit weiterhin ein mögliches Ziel von Beratung und Behandlung. Sie kann allerdings nur dann ein Behandlungsziel sein, wenn dies auch innerhalb der Veränderungsreichweite des Einzelnen liegt. Motivation, auch die Motivation zur Veränderung des Drogenkonsums, ist ein Prozess, in dem unterschiedliche Phasen durchlaufen werden. Modelle wie das Konzept der „Stadien des Wandels" (DiClemente u. Prochaska 1998) beschreiben diesen Prozess und zeigen, wie in den einzelnen Phasen oder Stadien die Veränderungsbereitschaft gezielt gefördert werden kann. Voraussetzung dafür ist zum einen, Veränderungsbereitschaft nicht mit Behandlungsbereitschaft gleichzusetzen, sondern im Sinne von Harm Reduction auch Ziele wie die Einschränkung von Konsumhäufigkeit und -menge, den Umstieg auf weniger riskante Applikationsformen oder den kontrollierten Konsum zu akzeptieren und die Bereitschaft zur Erreichung dieser Ziele zu fördern. Zum zweiten ist es notwendig, die widersprüchlichen Probleme und Bedürfnisse sowie die Ambivalenz der Drogenkonsumenten nicht als Ausdruck von mangelnder Veränderungsbereitschaft oder „Widerstand" zu betrachten, sondern zu akzeptieren und konstruktiv für den Beratungsprozess zu nutzen. Auch hierfür liegen spezielle Beratungskonzepte vor, wie z.B. der Ansatz des „Motivational Interviewing" (Miller u. Rollnick 1999). Somit werden auch auf der Ebene der Veränderungsbereitschaft die Formulierung von Teilzielen und das Erreichen von Fortschritten möglich, ohne ausschließlich auf Abstinenz zu fokussieren. Das übergeordnete Ziel besteht darin, Bedingungen zu schaffen, in denen die Erfahrung von Selbstwirksamkeit möglich wird, und Drogenkonsumenten dahingehend zu „bemündigen", Verantwortung für die Erhaltung und Verbesserung ihrer eigenen Gesundheit und die Risikominderung beim Drogenkonsum zu übernehmen (Degkwitz 2002). Dies schließt die Ebene des gegenseitigen Austauschs und der gegenseitigen Unterstützung von Drogenkonsumenten mit ein, woran verschiedene Konzepte wie „Empowerment" oder „Peer-Support-Projekte" anknüpfen (Schneider u. Stöver 2000).

Harm Reduction als Handlungsrahmen. Harm Reduction nimmt als Konzept die Risiken des Drogenkonsums und die Möglichkeiten zu deren Minimierung in den Blick. Insofern bietet Harm Reduction einen Rahmen, in den verschiedene Interventionen und Programme zu einer einheitlichen Drogenpolitik und -praxis integriert werden können. Als Handlungsrahmen ist Harm Reduction dabei eine rationale Alternative zu einer prohibitiven Drogenpolitik, in der das Ideal einer drogenfreien Gesellschaft durch Reduzierung des Drogenangebots (Supply Reduction) und der Drogennachfrage (Demand Reduction) erreicht werden soll (Marlatt 1998). Zur Reduzierung des Angebots wird dabei der Konsum bestimmter, per Gesetz illegalisierter Substanzen zu kriminellem Verhalten erklärt, und Drogenhändler und -konsumenten werden einer intensiven Strafverfolgung ausgesetzt. Zur Reduzierung der Nachfrage dienen Maßnahmen der Prävention, Behandlung und Rehabilitation, wobei die Drogenfreiheit die leitende Zielvorgabe ist. Im Blickpunkt steht dabei jeweils der Drogenkonsum als solcher, und dessen Einschränkung gilt entsprechend als Erfolgskriterium der Drogenpolitik. Der Erfolg einer Drogenpolitik im Rahmen von Harm Reduction dagegen bemisst sich an der Reduzierung der negativen Begleit- und Folgeerscheinungen, sowohl für die Konsumenten als auch für das unmittelbare soziale Umfeld und die Gesellschaft. Harm-Reduction-Konzepte berücksichtigen die Risiken und die Belastungen für beide Seiten und suchen nach pragmatischen Wegen, diese zu minimieren. Die Idealvorstellung einer drogenfreien Gesellschaft wird dabei aufgegeben zugunsten der realistischen Sicht, dass in einer Gesellschaft mit Zugang zu Drogen diese auch konsumiert werden und dass ein Teil der Konsumenten dabei in riskanter, abhängiger Art und Weise konsumiert (Des Jarlais 1995). Da jedoch abhängiger und riskanter Konsum in der Regel kein lebenslang andauerndes Verhaltensmuster ist, muss die Minimierung der negativen Folgen zentrale Aufgabe einer rationalen Drogenpolitik und -praxis sein.

5.1.2 Umsetzung von Harm Reduction: Spritzentauschprogramme, Safer-Use-Beratung und Drogenkonsumräume

Generelle Zielsetzungen

Mit Spritzentauschprogrammen, Safer-Use-Beratung und Drogenkonsumräumen werden nachfolgend 3 Maßnahmen dargestellt, in deren Zielsetzungen sich die Grundgedanken von Harm Reduction widerspiegeln. Alle 3 Maßnahmen dienen nicht primär der Reduzierung des Drogenkonsums, sondern der Sicherung des Überlebens bzw. des möglichst gesunden Überlebens. Zur Erreichung dieser Ziele dienen:

- die Drogennotfallprophylaxe in Drogenkonsumräumen, bei der lebensbedrohliche Situationen durch Einleitung von Sofortmaßnahmen abgewendet werden;
- die Infektionsprophylaxe durch Spritzentauschprogramme, in denen gebrauchte Spritzen getauscht und hygienische Konsumutensilien ausgegeben werden;
- die Gesundheitsförderung durch eine Safer-Use-Beratung, in der die Drogenkonsumenten über Möglichkeiten des risikoärmeren Konsums aufgeklärt werden.

Zugang zum Hilfesystem. Die Maßnahmen bieten einen niedrigschwelligen Zugang zu Hilfeleistungen, da ihre Inanspruchnahme nicht an einen vorhandenen Ausstiegs- oder Veränderungswillen geknüpft ist. Dadurch werden auch solche Konsumenten erreicht, die aktuell zur Veränderung ihres Drogenkonsums nicht willens oder in der Lage sind, den traditionellen (Beratungs-)Angeboten der Drogenhilfe misstrauisch gegenüberstehen oder im Rahmen dieser Angebote nicht oder nicht ausreichend betreut werden. Damit tragen diese Maßnahmen dazu bei,

- die Reichweite des Drogenhilfesystems insgesamt zu erhöhen,
- schadensmindernde Strategien einem wesentlich größeren Personenkreis zugänglich zu machen,
- krisenhafte Verläufe bei Drogenkonsumenten frühzeitig zu erkennen und zu behandeln und
- die Veränderungsbereitschaft kontinuierlich und gezielt zu fördern.

Spritzentauschprogramme und Drogenkonsumräume berücksichtigen zudem die Risiken und Beeinträchtigungen, die zuweilen für das soziale Umfeld und die Gemeinschaft durch den Drogenkonsum in der Öffentlichkeit, durch Szeneansammlungen und herumliegende Spritzen auftreten. So kann durch die bedarfsgerechte Errichtung von Drogenkonsumräumen das Ausmaß des öffentlichen Konsums reduziert werden, Spritzentauschprogramme können die Infektionsrisiken und -ängste der Bevölkerung durch weggeworfene bzw. nicht fachgerecht entsorgte Spritzen reduzieren.

Weitere Angebote. Mit Spritzentauschprogrammen, Safer-Use-Beratung und Drogenkonsumräumen ist das Spektrum der Harm-Reduction-Maßnahmen im Bereich des Drogenkonsums keineswegs vollständig dargestellt. Als weitere Angebote sind Kontaktläden und niedrigschwellige Beratungsstellen sowie Angebote für spezielle Zielgruppen, wie z.B. Hilfen für drogenkonsumierende Prostituierte oder Wohnunterkünfte für obdachlose Konsumenten, zu nennen. Bei Betrachtung der genannten Zielsetzungen wird zudem offenbar, dass auch die Substitutionsbehandlung eine Harm-Reduction-Maßnahme darstellen kann, wenn auf künstliche Zugangsschwellen für die Behandlungsaufnahme verzichtet wird. Auch die niedrigschwellige, für die Konsumenten leicht erreichbare Substitutionsbehandlung ermöglicht die Anbindung der Konsumenten an das Hilfesystem und dient der Überlebenssicherung sowie der Verbesserung der gesundheitlichen, psychischen und sozialen Situation.

Spritzentauschprogramme

Hintergrund. Mitte der 1980er Jahre nahm auch in Deutschland die Zahl der HIV-Infektionen unter intravenös konsumierenden Drogenkonsumenten zu, wobei als ein Übertragungsweg relativ frühzeitig die Praxis des Needle Sharing, das heißt die gemeinsame Benutzung von Spritze und/oder Nadel identifiziert wurde. Die Gründe für das Needle Sharing wiederum lagen vor allem in der geringen Verfügbarkeit und dem hohen Preis steriler Spritzen und Kanülen, der mangelnden Aufklärung der Konsumenten sowie der rechtlichen Situation. Wurden bei polizeilichen Kontrollen benutzte Spritzen gefunden, so begründete dies einen Anfangsverdacht für weitere polizeiliche Ermittlungen, in denen unter anderem die Spritzen auf Anhaftungen von Betäubungsmitteln untersucht wurden. Gebrauchte Spritzen waren somit ein belastendes Beweismittel, dessen sich die Drogenkonsumenten nach Gebrauch schnell entledigten (Böllinger u. Stöver 1992).

Entwicklung der Spritzentauschprogramme. Um den Zugang zu sterilen Spritzen zu vereinfachen und Möglichkeiten zur Aufklärung der Konsumenten zu schaffen, entstanden Mitte der 1980er Jahre die ersten Programme, die es Drogenkonsumenten ermöglichten, ihre gebrauchten Spritzen zu tauschen. Diese Programme entstanden nicht nur gegen den Widerstand von weiten Teilen der Drogenhilfe, die darin eine „Suchtverlängerung" und „Komplizenschaft mit der Sucht" sahen, sie operierten zudem in einer rechtlichen Grauzone. Das Betäubungsmittelgesetz stellt in §29 Absatz 1 Nr. 10 BtMG das „Verschaffen bzw. Gewähren einer Gelegenheit zum unbefugten Verbrauch, Erwerb oder zur unbefugten Abgabe von Betäubungsmitteln" unter Strafe, und bei restriktiver Auslegung war auch mit dem Spritzentausch der Tatbestand des Verschaffens einer Gelegenheit zum Drogenkonsum erfüllt. Erst 1992, und damit etwa 7 Jahre nach der Einführung der ersten Programme, wurden sie explizit legalisiert (Kalke u. Raschke 1996).

Infektionsrisiko. Abgesehen von der Überdosierung mit Todesfolge stellen Infektionen, insbesondere die HIV-, HBV- und HCV-Infektionen sowie bakterielle Endokarditiden, nach wie vor das größte gesundheitliche Problem für intravenös applizierende Drogenkonsumenten dar. Infektionen verbreiten sich dabei hauptsächlich über riskante Verhaltensweisen beim Injizieren, zu denen neben dem Needle Sharing das so genannte „Front- oder Backloading" zählt, bei dem die Drogenlösung in eine Spritze aufgezogen und aus dieser Spritze in andere Spritzen umgefüllt wird (siehe unten). Auch die gemeinsame Nutzung von Injektionszubehör – wie Wasser, Filter oder Löffel – kann zu Infektionen führen, insbesondere mit HCV (Crofts et al. 2000). Als körperliche Folgeerscheinungen einer unsterilen oder unsachgemäßen Injektionspraxis treten zudem Venenschädigungen, Abszesse und andere Haut- und Weichteilinfektionen auf.

Infektionsprophylaxe. Zentrale Ziele von Spritzentauschprogrammen sind daher die Infektionsprophylaxe und die Aufklärung über Gesundheitsrisiken durch eine unhygienische Injektionspraxis. Zur Verringerung der Infektionsrisiken werden in Spritzentauschprogrammen gebrauchte Spritzen und Kanülen gegen neues, steriles Spritzbesteck getauscht. Die Ausgabe von weiterem hygienischen Injektionszubehör – wie z.B. Alkoholtupfer zur Hautdesinfektion, sterilem Wasser, Ascorbinsäure und sterilen Löffeln – scheint dagegen noch nicht ausreichend verbreitet (Stöver 2002). Sinnvoll ist zudem die Ausgabe von Venensalbe, da gepflegte Venen länger für eine sachgemäße Injektion zur Verfügung stehen und so die bei schlechtem Venenstatus beobachteten häufigen, meist unsterilen und letztlich paravenösen Injektionen reduziert werden können. Auch der Umstieg auf wesentlich riskantere Injektionsorte – wie Fuß, Leiste, Hals und Penis – kann damit verzögert werden (Bornemann u. Gerlach 1999). Die Ausgabe von sterilem Injektionszubehör wird, soweit dies in den jeweiligen Strukturen möglich und im Arbeitsalltag machbar ist, verbunden mit der Vermittlung von Safer-Use-Inhalten, zum Teil als kurze Safer-Use-Beratung, häufiger jedoch durch die Ausgabe von Informationsmaterial über Infektionsrisiken und risikoärmeres Konsumverhalten.

Sachgerechte Spritzenentsorgung. Für die von Drogenkonsumenten bevorzugt aufgesuchten Stadtteile und Wohnquartiere können herumliegende Spritzen durch die Verletzungs- und Infektionsgefahr eine erhebliche Belastung darstellen. Diese Beeinträchtigungen lassen sich durch Spritzentauschprogramme relativ einfach reduzieren, da diese den Drogenkonsumenten einen Anreiz für den Ersatz der gebrauchten Spritzen bieten und darüber hinaus die sachgerechte Entsorgung der gebrauchten (und möglicherweise kontaminierten) Spritzen gewährleisten.

Zugang zu Spritzentauschprogrammen. Voraussetzung für die Erreichung der genannten Ziele ist eine effektive Umsetzung des Spritzentauschs (Michels u. Stöver 1999). Ein wesentliches Kriterium dabei ist die Zugänglichkeit. Den Drogenkonsumenten sollte jederzeit, das heißt auch nachts und am Wochenende, ein leicht erreichbarer und ungehinderter Zugang zu einem breiten Sortiment steriler Spritzen und Kanülen möglich sein. Dies erfordert eine dezentrale Abgabe und ein Nebeneinander von mehreren Durchführungsmodalitäten, wie z.B. Vergabestellen, Apotheken und Spritzentauschautomaten, des Weiteren die Beteiligung verschiedener Angebote sowohl der Drogenhilfe als auch fachverwandter Arbeitsbereiche mit Kontakt zu intravenös applizierenden Drogenkonsumenten. Ein weiteres Kriterium ist die Anbindung an medizinische und soziale Hilfen. Im Rahmen von Spritzentauschprogrammen kann der Kontakt zu ansonsten vom Hilfesystem nicht erreichten, häufig jedoch mit vielfältigen gesundheitlichen und sozialen Problemen belasteten Drogenkonsumenten hergestellt werden. Spritzentauschangebote können hier als Schnittstelle zur Überleitung in entsprechende Hilfen dienen. Sinnvoll ist daher die Integration in andere Angebote, wie niedrigschwellige Beratungsstellen, Kontaktläden und Notunterkünfte. Ein weiterer Ansatz, der sich hier als effektiv erwiesen hat, jedoch in Deutschland bislang vergleichsweise selten praktiziert wird, ist die „Aufsuchende Arbeit" mit Peer-Involvement, also unter Beteiligung aktiver oder ehemaliger Drogenkonsumenten (Broadhead et al. 1998, Needle et al. 1998).

Grenzen. Die Nutzung bereits gebrauchter Spritzen ist gleichwohl nur ein Risikofaktor für Konsumenten intravenös verabreichter Drogen. Daneben existieren weitere Risiken, die sich aus unhygienischem Injek-

tionsverhalten oder auch dem Konsum selbst ergeben und die nicht allein durch die Ausgabe von hygienischen Konsumutensilien und Informationsmaterial reduziert werden können. Diese Risiken erfordern eine Safer-Use-Beratung, wie sie im Rahmen der Spritzenvergabe kaum realisiert werden kann. Auch vor diesem Hintergrund ist die Anbindung an niedrigschwellige Angebote der Drogenhilfe sinnvoll.

Safer-Use-Beratung

Entwicklung. Der Begriff des Safer Use entstand im Zusammenhang mit der Errichtung der ersten Spritzentauschprogramme und beinhaltete zunächst vor allem den Verzicht auf die Praxis des Needle Sharing. Mit zunehmender Etablierung von Spritzentauschprogrammen und angesichts der Vielzahl von Risiken für intravenös applizierende Drogenkonsumenten erweiterte sich das Themenspektrum. Im Zentrum der Safer-Use-Beratung steht nun die Gesundheitsförderung durch Aufklärung und Beratung über risikoarme Konsumformen, vor allem das Aufzeigen von Alternativen zum intravenösen Konsum, die Aufklärung über Infektionsrisiken und Möglichkeiten der Prophylaxe sowie Maßnahmen zum Schutz vor Überdosierungen (Heudtlass 1999). Im Rahmen einer Safer-Use-Beratung werden zudem in der Regel die Infektionsrisiken durch Sexualkontakte mit hepatitis- oder HIV-infizierten Menschen (Safer Sex) sowie die speziellen Risiken im Zusammenhang mit der Beschaffungsprostitution (Safer Work) thematisiert, auf die jedoch hier nicht weiter eingegangen wird (Deutsche AIDS-Hilfe 2000, Marzodko u. Schiffer 2000).

Vermittlung der Safer-Use-Inhalte. Safer-Use-Inhalte können auf verschiedensten Wegen vermittelt werden: in Einzel- oder Gruppengesprächen, mit Hilfe von schriftlichen Informationsbroschüren, Videos, Plakaten etc. oder über das Internet. Die nachfolgende Darstellung bezieht sich vor allem auf die individuelle Safer-Use-Beratung, ist jedoch im Wesentlichen auf andere Vermittlungsmethoden übertragbar. Generell geht es beim Thema „Safer Use" um „Next best Solutions" (Heudtlass 2000): Der größtmögliche Gesundheitsschutz wäre die Aufgabe des Konsums. Wenn dies jedoch nicht in der Veränderungsreichweite der Drogenkonsumenten liegt, müssen Teilziele formuliert werden, wie z.B. die Anwendung nicht-intravenöser Applikationsformen, und wenn auch dies nicht möglich ist, die Anwendung möglichst risikoarmer Injektionspraktiken. Die grundsätzliche

Herangehensweise entspricht dabei dem Harm-Reduction-Gedanken, mit den Drogenkonsumenten gemeinsam in unvoreingenommenen und zieloffenen Gesprächen die aktuellen Möglichkeiten und Grenzen von Veränderungen zu erörtern, erreichbare Teilziele zu vereinbaren und deren Erreichen zu verstärken, um auf diese Weise Bedingungen für individuelle Fortschritte und die Erfahrung von Selbstwirksamkeit zu schaffen.

Risiken durch die Injektion. In Deutschland werden Opiate hauptsächlich intravenös konsumiert, und auch die Zunahme des Konsums von Kokain und Crack hat bislang nicht zu einem deutlichen Rückgang des intravenösen Konsums geführt (Verthein et al. 2001). Vielmehr tendieren Drogenkonsumenten offenbar dazu, überwiegend eine bestimmte Applikationsform anzuwenden, und intravenös applizierende Heroinkonsumenten injizieren meist auch Kokain oder Benzodiazepine. Bei Kokain führt dies oft zu einer wesentlich höheren Injektionshäufigkeit, mit zum Teil 60 Injektionen pro Tag (Strathdee et al. 1998), was wiederum die Gefahr injektionsbedingter Folgeerkrankungen erhöht. Andrerseits sind Konsummuster nicht unveränderlich, und viele Drogenkonsumenten verfügen über Erfahrungen mit nicht-intravenösem Konsum. Anknüpfend an diese Erfahrungen, können im Rahmen einer individuellen Safer-Use-Beratung die Möglichkeiten der Anwendung alternativer Applikationsformen thematisiert werden. Dazu dient die sachliche Information über Techniken und Wirkungsweisen von Konsumformen, wie dem „Sneefen", der Aufnahme von Heroin bzw. Kokain über die Nasenscheidewände, oder dem Rauchen, z.B. bei Heroin von der Alufolie („Chasing the Dragon"). Auch diese Applikationsformen können gesundheitliche Probleme, wie Schädigungen der Nasenscheidewände oder Atemwegsbeschwerden, hervorrufen, bieten jedoch gegenüber dem intravenösen Konsum einen wesentlichen besseren Schutz vor Überdosierungen und viralen bzw. bakteriellen Infektionen. Entscheidender dürfte für viele Drogenkonsumenten jedoch der Hinweis sein, dass der inhalative oder nasale Konsum bei richtiger Anwendung ähnlich effektiv ist wie der wesentlich riskantere intravenöse Konsum (Heudtlass 2000). Der Umstieg auf nichtintravenöse Konsumformen geht somit weder mit einem zwangsläufigen Genussverzicht noch mit einem größeren Beschaffungsdruck und damit auch einem erhöhten Inhaftierungsrisiko einher.

Reduzierung der Injektionsrisiken. Viele Drogenkonsumenten können oder wollen jedoch trotz Kenntnis der Risiken und Alternativen aktuell nicht auf den intravenösen Konsum verzichten. Unter dem Aspekt von Harm Reduction muss eine Safer-Use-Beratung daher auf die Reduzierung der Risiken bei fortgesetztem intravenösen Konsum abzielen. Dazu zählt zunächst die Beratung über geeignete Injektionswerkzeuge und die richtige Injektionstechnik. Hier können durch relativ einfache fachkundige Hinweise – z.B. über geeignete Nadeln, die Vorteile zweiteiliger Spritzen gegenüber den häufig benutzten Insulinspritzen oder den richtigen Umgang mit Staugürteln – eine Reihe von Komplikationen vermieden werden (ausführlich: Heudtlass 2000).

Infektionsprophylaxe. Ein weiterer Gegenstandsbereich ist die Infektionsprophylaxe. Eine individuelle Safer-Use-Beratung gibt Drogenkonsumenten den Raum, ihre tatsächliche Injektionspraxis zu beschreiben, sodass eine Aufklärung über konkrete Infektionsrisiken und entsprechende Safer-Use-Maßnahmen ebenso erfolgen kann wie eine Korrektur der Irrtümer und Fehleinschätzungen über vermeintlich „sicheres" Injektionsverhalten. Zu diesen Infektionsrisiken zählt unter anderem das Needle Sharing, das zuweilen in Situationen betrieben wird, in denen trotz Spritzentauschprogrammen keine sterilen Spritzen zur Verfügung stehen. Hier bieten Notfalldesinfektionen mit Haushaltsbleiche („Bleach"), Jod- oder Alkohollösungen sowie die thermische Desinfektion zwar keinen ausreichenden Infektionsschutz, da sie bei falscher Anwendung Wirkungslücken aufweisen und zudem sehr zeitaufwändig sind (Heudtlass 1999). Sie sind jedoch besser als der Verzicht auf jegliche Reinigung und sollten daher Inhalt von Safer-Use-Beratungen sein. Ein weiteres Infektionsrisiko entsteht aus der Praxis des Drug Sharing. Da auch der illegale Drogenmarkt den Marktgesetzen unterliegt, ist es für Drogenkonsumenten meist preiswerter, gemeinsam eine größere Drogenmenge zu kaufen, die dann später wieder untereinander verteilt wird. Das Teilen z.B. des sehr feinpulvrigen Heroins ist relativ schwierig und wird wesentlich einfacher, wenn es wie üblich mit der Spritze aufgezogen und dann nach abgezählten Teilstrichen verteilt wird. Dabei wird die zubereitete Lösung aus der ersten Spritze entweder direkt frontal in die zweite Spritze, deren Nadel vorher entfernt wird, injiziert („Frontloading") oder bei nicht abnehmbarer Nadel der Kolben der zweiten Spritze entfernt und die Lösung von hinten injiziert („Backloading"). Daneben existieren noch weitere

Varianten, denen allen gemeinsam ist, dass ein Infektionsrisiko bestehen kann, auch wenn jeder Drogenkonsument seine eigene Spritze benutzt (Bornemann 1999).

Infektionsverbreitung. Besondere Relevanz bekommt die Safer-Use-Beratung im Zusammenhang mit der gemeinsamen Nutzung von Injektionszubehör, die wiederum in Zusammenhang mit der Verbreitung der Hepatitiden, insbesondere der Hepatitis C, gebracht wird. Wenngleich die Übertragungswege für HCV noch nicht vollständig bekannt sind, so scheint doch gesichert, dass nicht nur die gemeinsame Nutzung von Injektionszubehör, wie Filter oder Löffel, ein Infektionsrisiko darstellt, sondern eine Übertragung über sämtliche Gegenstände, mit denen die Spritze in Berührung kam, stattfinden kann, also auch über Feuerzeuge, Staugürtel, Tischplatten und vor allem die Hände (Stöver 2002). Safer-Use-Beratung kann hier durch Analyse des Injektionsverhaltens auf Hygienelücken und Aufklärung über die Übertragungswege eine Sensibilisierung für ein insgesamt hygienischeres Verhalten erreichen. Gleichzeitig werden an dieser Stelle die Grenzen der Safer-Use-Beratung deutlich. So muss eine Analyse des Injektionsverhaltens auf mögliche Infektionsquellen, die nur auf den Beschreibungen der Konsumenten beruht, angesichts der Vielzahl möglicher Risikofaktoren zwangsläufig lückenhaft bleiben. Zudem ist an dieser Stelle nicht nur das Injektionsverhalten, sondern der Bereich der gesamten Lebensbedingungen von Drogenkonsumenten angesprochen, und die Einhaltung von Hygienemaßregeln ist z.B. für Drogenkonsumenten ohne eigenen Wohnraum schwer zu realisieren.

Prävention einer Überdosierung. Schließlich werden in einer Safer-Use-Beratung Informationen und Strategien zur Vermeidung von Überdosierungen vermittelt. Die Ursachen akzidenteller Überdosierungen sind vielschichtig, zu nennen sind vor allem hohe Schwankungen im Reinheitsgrad der Substanzen, individuell unterschiedliche Toleranzen bzw. Toleranzschwankungen nach Abstinenzphasen, ein schlechter Allgemeinzustand, multipler Konsum sowie unkontrollierter, exzessiver Konsum (Leicht 2002). Entsprechend weit gefächert sind auch die Inhalte der Safer-Use-Beratung. Ein Teilbereich ist dabei die Schulung der Drogenkonsumenten in Erste-Hilfe-Maßnahmen und dem richtigen Vorgehen beim Verständigen des Rettungsdienstes. Damit wird dem Umstand Rechnung getragen, dass ein wesentlicher Faktor bei der Drogenmortalität die verspätete oder unterbliebene Hilfeleistung bei einem Drogennotfall ist (Bornemann u. Gerlach 1999). Zudem bietet sich im Rahmen solcher Schulungen die Möglichkeit, nach wie vor kursierende Irrtümer über das Verhalten bei Drogennotfällen, wie z.B. die Injektion von Kochsalzlösung, zu korrigieren.

Substanzspezifische Wirkungen und Wechselwirkungen. Ein weiterer Teilbereich ist die Aufklärung über die Wirkungen und Wechselwirkungen der verschiedenen Substanzen. Dieser Bereich hat vor allem vor dem Hintergrund der weiten Verbreitung des multiplen Konsums besondere Bedeutung (DBDD 2001). Meist werden verschiedene Substanzen gleichzeitig oder direkt aufeinander folgend konsumiert, um die Drogenwirkungen zu potenzieren bzw. zu moderieren oder bestimmte körperliche oder psychische Zustände gezielt zu induzieren, z.B. durch den wechselnden Konsum euphorisierender und sedierender Substanzen. Dabei kommt es jedoch zu einer letztlich nicht kalkulierbaren Verstärkung der Wirkungen und Wechselwirkungen der kombinierten Substanzen. Zwar bieten sachliche Informationen über die Risiken des multiplen Konsums bzw. der jeweils bevorzugten spezifischen Substanzkombination hier auch keine Sicherheit, sie ermöglichen aber die Sensibilisierung und eine verbesserte Risikoeinschätzung der Drogenkonsumenten und können dadurch zu Verhaltensänderungen beitragen.

Selbstkontrollstrategien. Diesem Zweck dient auch die Vermittlung von Verhaltensmaßregeln zum Schutz vor Überdosierungen. Dabei handelt es sich zum einen um einfache Regeln im Zusammenhang mit der Dosierung – z.B. langsam zu injizieren, zunächst nur die Hälfte zu konsumieren, um die Wirkung zu testen, oder multiplen Konsum wenn möglich zu vermeiden. Zum Zweiten können in der Safer-Use-Beratung Selbstkontrollstrategien vermittelt werden, die sich als wirksam zur Konsumkontrolle und zur Vermeidung exzessiver Konsumphasen erwiesen haben. Diese Selbstkontrollstrategien beziehen sich auf verschiedene Faktoren im Zusammenhang mit dem Konsum, beispielsweise eine bestimmte Konsum- bzw. Geldmenge nicht zu überschreiten, nur an bestimmten Orten oder zu bestimmten Zeiten zu konsumieren, nicht in negativen Gefühlslagen zu konsumieren, bestimmte drogenfreie Aktivitäten nie dem Drogenkonsum unterzuordnen etc. (Schippers u. Cramer 2002). Ausgehend vom konkreten Konsumverhalten, den individuellen Ressourcen und eventuell vorhandenen Erfahrungen mit Selbstkontrollstrategien, können in einer Safer-Use-Beratung gemeinsam Verhaltenspläne erstellt werden, mit Hilfe derer Drogenkonsumenten an einen reduzierten bzw. stärker kontrollierten Konsum herangeführt werden können.

Grenzen. Allerdings erscheint dies vor allem bei schwerstabhängigen Drogenkonsumenten kaum möglich oder nur über einen längeren Zeitraum zu erreichen. Gleichzeitig besteht gerade hier aufgrund der praktizierten Konsummuster ein erhöhtes Risiko für Überdosierungen. Auch die Gefahren, die sich aus den Beimengungen und Streckmitteln ergeben, die den Drogen unter den Bedingungen der Illegalität zugefügt werden, lassen sich mit diesen Maßnahmen nur begrenzt reduzieren. Wenngleich der Safer-Use-Beratung insgesamt in einer Harm-Reduction-Strategie eine bedeutende Rolle zukommt, so bedarf es doch für einen Teil der Risiken bzw. bei bestimmten Konsumentengruppen weitergehender Maßnahmen.

Drogenkonsumräume

Entwicklung. Drogenkonsumräume existieren bereits seit den 1970er Jahren in den Niederlanden und seit Mitte der 1980er Jahre in der Schweiz. In Deutschland entstanden die ersten Drogenkonsumräume Ende der 1980er Jahre. Diese wurden jedoch nur kurzzeitig toleriert, und auch die ersten Konsumräume mit längerfristigem Bestand, die Mitte der 1990er Jahre errichtet wurden, bewegten sich in einer rechtlichen Grauzone (Michels 2000). Die fehlende Rechtsgrundlage ergab sich – analog zu den Spritzentauschprogrammen (siehe oben) – aus §29 Absatz 1 Nr. 10 BtMG, nach dem mit der Errichtung eines Konsumraums der Straftatbestand des „Verschaffens bzw. Gewährens einer Gelegenheit" zum Drogenkonsum erfüllt war. Erst im Jahr 2000 wurde durch das 3. Gesetz zur Änderung des Betäubungsmittelgesetzes (3. BtMG-ÄndG) die rechtliche Grundlage geklärt. Dabei wurden Mindeststandards festgelegt, mit dem Ziel, durch geeignete Rahmenbedingungen sowohl die Risiken beim Konsum als auch die Tätigkeit des Personals zu legitimieren. Diese rechtliche Regelung erlaubt einzelnen Landesregierungen, durch Erlass einer entsprechenden Verordnung die Möglichkeit für den Betrieb von Drogenkonsumräumen zu schaffen. In Hamburg, Niedersachsen, Nordrhein-Westfalen, Hessen und dem Saarland wurden bislang entsprechende Verordnungen erlassen, insgesamt 20

Konsumräume waren bis Ende Mai 2002 in Betrieb (BMG 2002b).

Hintergrund. Die Errichtung von Konsumräumen, in denen Drogenkonsumenten ihre selbst mitgebrachten Drogen unter risikoarmen Bedingungen konsumieren können, ist in einer Harm-Reduction-Strategie die rationale Konsequenz angesichts der Risiken, die im Rahmen von Spritzentauschprogrammen oder Safer-Use-Beratung nicht bzw. nicht ausreichend reduziert werden können. Drogenkonsum findet nach wie vor, insbesondere bei sozial desintegrierten und obdachlosen Drogenkonsumenten sowie bei Jugendlichen, häufig in der Öffentlichkeit statt. Die Konsumplätze befinden sich in Hauseingängen, U-Bahn-Tunneln, Parks oder auf Kinderspielplätzen – für die von öffentlichem Konsum betroffenen Wohnquartiere sind damit Probleme wie Szeneansammlungen oder herumliegende Spritzen verbunden. Die Konsumbedingungen sind geprägt durch Stress, Angst vor Strafverfolgung und mangelnde Beachtung hygienischer Anforderungen. Konsumiert wird zudem häufig erst bei beginnenden Entzugserscheinungen, was den Zeitdruck weiter erhöht und zu riskantem Konsumverhalten führt. Die Wirkung der Drogen wird nicht getestet, sondern die gesamte zubereitete Menge auf einmal konsumiert. Dies führt angesichts des verbreiteten multiplen Konsums und des stark schwankenden Reinheitsgehalts häufig zu versehentlichen Überdosierungen, und ein großer Teil der Drogentoten stirbt im öffentlichen Bereich (Stöver u. Michels 1999).

Notfallprophylaxe. Drogenkonsumräume dienen daher zunächst vor allem der Drogennotfallprophylaxe. Die Gewährleistung der Notfallversorgung erfolgt durch die ständige Sichtkontrolle der Konsumvorgänge durch entsprechend geschultes Personal. Um lebensbedrohliche Situationen abzuwenden, erfolgt im Bedarfsfall die sofortige Einleitung von Beatmungs- und Reanimationsmaßnahmen, ggf. auch die Benachrichtigung externer Rettungsdienste. Zudem besteht die Möglichkeit zur sofortigen Behandlung von Wunden und kleineren Spritzenabszessen.

Infektikonsprophylaxe. Zur Gesundheitsförderung dienen Maßnahmen der Infektionsprophylaxe, wie die Ausgabe hygienischer Konsumutensilien. Da die Ausgabe zum Zeitpunkt des Konsums erfolgt, ist ein hygienischer Konsum gewährleistet. Zudem kann eine effektive Safer-Use-Beratung erfolgen, da der Konsumvorgang für die Mitarbeiter sichtbar ist. Ausgehend von der konkreten Injektionspraxis, kann über Möglichkeiten des risikoärmeren Konsums, über Infektionsrisiken und über die mögliche Toxizität der zum Konsum vorbereiteten Substanzen informiert und beraten werden. Der Konsum selbst erfolgt unter hygienischen, stressfreien und sicheren Bedingungen, wodurch sich die Gefahr paravenöser Injektionen reduziert. Gesundheitlich riskante und dem Harm-Reduction-Gedanken zuwiderlaufende Verhaltensweisen, wie die gemeinsame Verwendung einer Spritze oder das Teilen der Drogen von einem Löffel, sind in der Regel untersagt.

Kommunikation. Darüber hinaus dienen Konsumräume als Ort der Kommunikation unter Drogenkonsumenten, in denen sie voneinander Strategien und Regeln für einen risikoärmeren Konsum lernen können (Stöver u. Michels 1999). Dieser Zielsetzung kommt – insbesondere vor dem Hintergrund, dass Konsumenten auf die Vermittlung solcher Inhalte durch Professionelle häufig eher skeptisch reagieren – besondere Bedeutung zu. Peers erscheinen in dieser Hinsicht wesentlich glaubwürdiger und haben eher die Möglichkeit, die oft gravierenden Wissenslücken der Konsumenten über Gesundheitsrisiken oder Möglichkeiten der Konsumkontrolle anzusprechen und zu beheben.

Zugang zu den Drogenkonsumräumen. Drogenkonsumräume stellen somit insgesamt ein niedrigschwelliges Angebot dar, das vor allem öffentlich und gesundheitlich riskant Konsumierende in Anspruch nehmen können. Im Vordergrund steht dabei das Ziel der Schadensminderung. Der Harm Reduction-Gedanke ist in den erlassenen Rechtsverordnungen, die den verbindlichen Rahmen für den Betrieb der Konsumräume darstellen, jedoch nicht immer konsequent umgesetzt. So werden in den Rechtsverordnungen relativ klare und weitgehend übereinstimmende Festlegungen des Nutzerkreises und der Ausschlusskriterien getroffen. Danach dürfen Drogenkonsumräume grundsätzlich nur von volljährigen Personen mit Betäubungsmittelabhängigkeit und Konsumerfahrung genutzt werden. Bei Minderjährigen kann die Nutzung unter bestimmten Bedingungen gestattet werden, z.B. bei Vorliegen einer Zustimmung der Erziehungsberechtigten. Ausgeschlossen von der Nutzung sind offenkundige Erst- und Gelegenheitskonsumenten, sichtbar alkoholisierte oder intoxikierte Personen, bei denen die Nutzung des Konsumraums ein erhöhtes Gesundheitsrisiko darstellen würde, sowie Personen, denen offenkundig

die Einsichtsfähigkeit in die möglichen gesundheitlichen Folgen des Konsums fehlt. Mit Ausnahme von Hamburg schließen die anderen Rechtsverordnungen zudem Opiatabhängige, die sich in einer Substitutionsbehandlung befinden, von der Nutzung aus.

Gelegenheitskonsum, bestehende Substitutionsbehandlung. Hinsichtlich der Gelegenheitskonsumenten und auch der Substituierten stellt sich zunächst die Frage, ob dies in der Praxis tatsächlich überprüft werden kann. Problematischer ist jedoch, dass beiden Gruppen durch den Ausschluss von der Nutzung generell auch die Inanspruchnahme der gesundheitsfördernden Maßnahmen verwehrt wird. Hier erscheint es sinnvoller, generell davon auszugehen, dass Personen, die einen Drogenkonsumraum aufsuchen, einen festen Konsumentschluss gefasst haben. Da nicht davon auszugehen ist, dass dieser Konsumentschluss durch den verwehrten Einlass aufgegeben (und die mitgeführte Substanz vernichtet) wird, dürften die entsprechenden Personen im Umfeld des Drogenkonsumraums unter unhygienischen Bedingungen und gesundheitlich riskant konsumieren. Zudem wird durch den verwehrten Einlass die Möglichkeit zur Kontaktaufnahme vertan und damit auch die Möglichkeit zur Problematisierung des Konsumverhaltens. Intravenöser Konsum kann bei Gelegenheitskonsumenten bzw. als Beigebrauch bei Substituierten eine inhaltliche Auseinandersetzung erforderlich machen. Dies setzt allerdings voraus, dass die betreffende Person erreicht und nicht abgewiesen wird.

Weitere Angebote. Des Weiteren legen die Rechtsverordnungen über die konkrete Überlebenshilfe und die Gesundheitsförderung hinaus behandlungsorientierte Ziele fest, nach denen weiterführende und ausstiegsorientierte Angebote der Beratung und Therapie aufgezeigt, initiiert und bei Bedarf vermittelt werden sollen. Damit kommt den Drogenkonsumräumen die wichtige Funktion einer Schnittstelle zwischen der Drogenszene und dem Behandlungssystem zu. Allerdings werden in den Rechtsverordnungen lediglich die Abstinenz und die Förderung der Behandlungsbereitschaft als Ziele formuliert. Andere, unter dem Aspekt von Harm Reduction sinnvolle Behandlungsziele, wie z.B. Veränderungen der Konsummuster oder Konsumkontrolle, werden nicht berücksichtigt.

Substanzen, Konsumformen. Relativ freien Gestaltungsspielraum lassen die Rechtsverordnungen den

Betreibern bezüglich der erlaubten Substanzen und Konsumformen. Eine Substanzanalyse zur Bestimmung der Menge, der Art und der Zusammensetzung ist allerdings nicht erlaubt, wenngleich sich dies angesichts der gesundheitsgefährdenden Beimengungen und der unter den Bedingungen eines illegalen Marktes völlig fehlenden Qualitätskontrolle anbieten würde. Der Konsum kann unter anderem Opiate, Kokain, Amphetamine oder deren Derivate betreffen und intravenös, inhalativ, nasal oder oral erfolgen. Den Betreibern wird damit auch die Möglichkeit gegeben, flexibel auf sich verändernde Konsummuster zu reagieren. So wurde in Münster auf die Zunahme des Rauchens von Heroin („Chasing the Dragon") mit der Errichtung eines „Raucherraums" reagiert (Indro), auch in Hamburg halten alle Drogenkonsumräume neben Plätzen für den intravenösen auch gesonderte Plätze für den inhalativen Konsum vor (BMG 2002a). Allerdings ist gegenwärtig umstritten, inwiefern Drogenkonsumräume bzw. eigens eingerichtete Rauchplätze auch eine geeignete Hilfsmaßnahme für Drogenkonsumenten sein können, die primär Crack rauchen. Einerseits scheinen Konsumräume von ihrem Setting her nicht auf den bei Crack häufig beobachteten hochfrequenten Konsum und die damit einhergehenden Probleme – wie Hektik, Aggressivität und Unruhe – eingerichtet (Stöver 2001). Andrerseits nehmen Crackkonsumenten, wenn ihnen die Möglichkeit gegeben wird, das Angebot der Drogenkonsumräume häufig in Anspruch (Verthein et al. 2001), was im Hinblick auf die Zielsetzung, mit Konsumräumen eine ansonsten schwer erreichbare Klientel anzusprechen, von besonderer Bedeutung ist.

5.1.3 Empirische Untersuchungen zur Effektivität von Harm-Reduction-Maßnahmen

Vorbemerkung. Eine Beurteilung der Effekte der geschilderten Harm-Reduction-Maßnahmen muss immer unter dem Vorbehalt erfolgen, dass direkte Zusammenhänge zwischen der jeweiligen Maßnahme und den berücksichtigten Erfolgsparametern kaum hergestellt werden können. So kann beispielsweise ein linearer Zusammenhang zwischen der Anzahl an Drogentoten und der Existenz von Drogenkonsumräumen nicht hergestellt werden, da Drogentodesfälle von einer Vielzahl an Faktoren abhängen – von Wirkstoffschwankungen der verfügbaren Drogen

über die Struktur des jeweils vorhandenen Drogenhilfesystem bis hin zu regional und zeitlich unterschiedlichen Definitionen eines Drogentodesfalls. Dennoch bedürfen auch Harm-Reduction-Maßnahmen der empirischen Überprüfung, um nach wie vor existierenden ideologischen oder moralischen Vorhaltungen begegnen zu können und die Diskussion über Probleme im Zusammenhang mit dem Drogenkonsum zu versachlichen.

Spritzentauschprogramme. Von den hier geschilderten Maßnahmen wurden Spritzentauschprogramme mit Abstand am häufigsten untersucht. Dabei wurden in der Regel positive Effekte auf die Infektionsraten an HIV, zum Teil auch an HBV und HCV sowie auf das Risikoverhalten der Nutzer festgestellt (Drucker et al. 1998, Gibson et al. 2001, Hilton et al. 2001). In einer vergleichenden Untersuchung mit Daten aus 81 Städten weltweit zeigte sich in Städten ohne Spritzentauschprogramme ein Anstieg der HIV-Prävalenz um jährlich 5,9%, in Städten mit Spritzentauschprogrammen dagegen einen Rückgang um 5,8% (Hurley et al. 1997). Folgerichtig kann die Schließung von Spritzentauschprogrammen zu einem Anstieg des Needle Sharing und des mehrfachen Gebrauchs von Spritzen und damit zu einem erhöhten Infektionsrisiko führen (Broadhead et al. 1999).

Grenzen der Infektionsprophylaxe. Allerdings zeigt sich auch, dass Spritzentauschprogramme eine zwar notwendige, aber nicht hinreichende Maßnahme zur Infektionsprophylaxe darstellen und verschiedene Formen riskanten Injektionsverhaltens weiterhin stark verbreitet sind. So liegt in einigen Ende der 1990er Jahre durchgeführten Studien der Anteil derjenigen Drogenkonsumenten, die nach wie vor zumindest gelegentlich mit einer bereits von einem anderen Konsumenten benutzten Spritze und/oder Nadel injizieren, bei etwa 40–45%, zum Teil sogar bei über 70% (Smyth et al. 2001). Ausschlaggebend dafür scheinen mehrere Faktoren zu sein, z.B. werden nach wie vor Probleme beim Zugang zu sterilem Spritzbesteck festgestellt, zum Teil auch bedingt durch die Praxis der Begrenzung der Anzahl ausgegebener Spritzen. Zwar sind Spritzentauschprogramme in den meisten Ländern Europas mittlerweile etabliert, jedoch zeigen Schätzungen zur Höhe des Bedarfs an Spritzen, ausgehend von der Anzahl intravenös applizierender Opiatkonsumenten und der Menge der tatsächlich getauschten Spritzen, dass häufig noch immer keine ausreichende Zahl an Spritzen bereitgestellt wird (EBDD 2001). Als Faktoren im Zusammenhang mit dem Konsumverhalten gelten die Zunahme des intravenösen Kokainkonsums (Bourgois u. Bruneau 2000, Kral et al. 1998, Neaigus et al. 1996), der intravenöse Konsum von Benzodiazepinen sowie multipler Konsum (Peters et al. 1998, Smyth et al. 2001). Insbesondere die Verbreitung des intravenösen Kokainkonsums und die damit häufig einhergehende wesentlich höhere Injektionshäufigkeit verschärfen dabei noch das Missverhältnis zwischen benötigten und ausgegebenen Spritzen. So ermittelten Schechter et al. (1999), ausgehend von den festgestellten Konsummustern, für die Stadt Vancouver einen jährlichen Bedarf von etwa 5–10 Millionen sterilen Spritzen. Tatsächlich ausgegeben wurden jedoch nur 2 Millionen.

Gemeinsame Nutzung von Injektionszubehör. Des Weiteren stellt die Nutzung gebrauchter Spritzen nur eine Form riskanten Injektionsverhaltens dar. Auch Verhaltensmuster wie die gemeinsame Nutzung von Injektionszubehör sind gesundheitlich riskant, und die detaillierte Erfassung des Injektionsverhaltens zeigt, dass das Ausmaß dieses Risikoverhaltens vermutlich stark unterschätzt wird (Hunter et al. 2000, Valenciano et al. 2001). Gleichzeitig scheint die enorme Verbreitung der Hepatitis C, für die in Europa mittlerweile Infektionsraten von 40% bis hin zu 90% (EBDD 2001) festgestellt werden, in Zusammenhang mit der gemeinsamen Nutzung von Injektionszubehör zu stehen (Gossop et al. 1997, Thorpe et al. 2002). Auf diese Form des Risikoverhaltens können Spritzentauschprogramme nur begrenzt Einfluss nehmen, und es wäre unrealistisch zu erwarten, dass eine Ausweitung der Spritzentauschprogramme einen Rückgang dieser Verhaltensweisen nach sich ziehen würde.

Safer-Use-Beratung. Wenngleich Safer-Use-Inhalte Gegenstand vieler Untersuchungen waren, so existiert doch kaum systematische Forschung über den Einfluss professioneller Safer-Use-Beratung. So wurden zwar die Veränderungen in den Applikationsformen und die Risikofaktoren für einen Umstieg auf den intravenösen Konsum in einer Reihe von Studien untersucht, der mögliche Einfluss von Safer-Use-Beratung blieb dabei allerdings unberücksichtigt (Verthein et al. 2001). Ähnliches gilt für die Untersuchungen zur Wirksamkeit der Selbstkontrollstrategien. Die entsprechenden Studien zeigen, dass ein erheblicher Teil von Heroin- und Kokainkonsumenten dauerhaft einen regelgeleiteten kontrollierten Konsum praktiziert und dass es nicht wenigen Drogenkonsu-

menten gelingt, auch ohne professionelle Anleitung nach längeren Phasen mit abhängigem Konsum zu einer Konsumkontrolle (zurück) zu finden (Klingemann et al. 2001). Vor allem in Deutschland besteht jedoch noch erheblicher Forschungsbedarf darüber, inwieweit diese Prozesse auch systematisch eingeleitet und gefördert werden können.

Drogenkonsumräume. Auch über Drogenkonsumräume liegen bislang nur wenige empirische Untersuchungen vor. In den vorliegenden Studien wurden meist die Effekte im Hinblick auf Drogennot- und -todesfälle, die Verbesserung des Gesundheitszustands, die Inanspruchnahme weiterführender medizinischer und suchtspezifischer Angebote sowie die Reduzierung des öffentlichen Konsums untersucht. Dabei zeigt sich unter anderem, dass die intendierten Veränderungen im Konsumverhalten tatsächlich eintreten: Bei den Konsumenten ist eine Verlagerung des öffentlichen Konsums zum Konsum in Drogenkonsumräumen festzustellen (Jacob et al. 1999, Ronco et al. 1996) und damit einhergehend ein Rückgang der Beeinträchtigungen für die betroffenen Wohngebiete (Kemmesies 1995). Dementsprechend lässt sich ein fortgesetzter öffentlicher Konsum vor allem auf eingeschränkte Öffnungszeiten, lange Wartezeiten bis zum Einlass und eine ungünstige Lage des Konsumraums zurückführen. Die vorliegenden Studien berichten übereinstimmend positive Veränderungen im Gesundheits- und Hygieneverhalten der Konsumenten sowie eine Verbesserung des Gesundheits- und Allgemeinzustands, zum Teil auch eine verbesserte Nutzung weiterführender Angebote sowie der medizinischen Regelversorgung (Dolan et al. 2000, Wood et al. 2001). Eine Überdosierung mit Todesfolge ist in einem Konsumraum bislang nirgends berichtet worden, und Überdosierungen, die eine Notfallbehandlung erforderlich machen, scheinen äußerst selten aufzutreten. Nach den bei Dolan et al. (2000) aufgeführten Daten unterschiedlicher Studien war bei höchstens 0,2% aller dokumentierten Konsumvorgänge eine Notfallbehandlung erforderlich.

Neue Studienergebnisse. Zu ähnlichen Ergebnissen kommt eine neuere, in den europäischen Großstädten Hamburg, Rotterdam und Innsbruck durchgeführte empirische Studie von Zurhold et al. (2001). Dabei zeigte sich unter anderem, dass Konsumräume die anvisierte Zielgruppe der öffentlich und gesundheitlich riskant konsumierenden Drogenkonsumenten auch erreichen. Das Gesundheitsbewusstsein der Nutzer erhöhte sich durch die kontinuierliche, persönliche Vermittlung von Safer-Use-Botschaften und führte, in Kombination mit der Inanspruchnahme der medizinischen Versorgungsangebote, zu einer Verbesserung des Gesundheitszustands. Zudem ging eine häufige Nutzung des Konsumraums einher mit einer engeren Anbindung an die Beratungsangebote der Einrichtungen, und nur eine Minderheit der Konsumraumnutzer nahm keine weiteren Angebote in Anspruch. Aus Sicht des betroffenen Umfelds trugen die Konsumräume zu einer spürbaren Verringerung der Beeinträchtigungen durch öffentlichen Konsum, liegengelassene Spritzen und Szeneansammlungen bei. Allerdings ließen sich wahrgenommene Belastungen für das Umfeld durch die Beschaffungskriminalität, die Dealerszene und weiterhin praktizierten öffentlichen Konsum auch durch die Errichtung eines Konsumraums nicht gänzlich vermeiden. Dies war jedoch nicht auf die Existenz eines Konsumraums, sondern vor allem auf unzureichende Angebotskapazitäten, die Zunahme des meist öffentlichen Crackkonsums sowie die nach wie vor bestehende Notwendigkeit zur illegalen Drogenbeschaffung zurückzuführen.

Abschließend sei darauf hingewiesen, dass es für den von Kritikern angeführten Vorwurf, Harm Reduction sei letztlich „suchtverlängernd", bislang keine Belege gibt. Für die Behauptung, Spritzentauschprogramme selbst führten zu einer Zunahme des intravenösen Konsums und, bedingt durch Szenebildungen im Umfeld solcher Angebote, zu einem Anstieg des Risikoverhaltens und damit auch der HIV- und Hepatitisraten, lassen sich keine wissenschaftlich haltbaren Ergebnisse finden (Gibson et al. 2001, Hilton et al. 2001). Auch die Annahme, Drogenkonsumräume würden eine Erhöhung der Attraktivität und dadurch einen Anstieg des intravenösen Konsums nach sich ziehen, ist wissenschaftlich nicht belegt.

5.1.4 Ausblick

Ziele der Harm-Reduction-Maßnahmen. Substanzkonsum hat vielfältige Erscheinungsbilder, nur eines davon ist der gesundheitlich riskante und abhängige Konsum. Abhängigkeit ist dabei keineswegs das unweigerliche Resultat des Heroin- oder Kokainkonsums und in der Regel auch kein lebenslang andauerndes Verhaltensmuster. Gleichzeitig ist Substanzkonsum, wie viele andere Verhaltensweisen, nicht ohne Risiko, und im Gefolge des abhängigen Konsums können schwerwiegende gesundheitliche, psychische und soziale Begleit- und Folgeerscheinungen

auftreten. Die hier geschilderten Harm-Reduction-Maßnahmen dienen der Minderung dieser Risiken und der Gesundheitsförderung, ermöglichen innerhalb eines Kontinuums von mehr oder weniger riskanten Konsumformen das Erreichen von Teilzielen und können dadurch die Veränderungsbereitschaft fördern. Sie sind damit, neben anderen niedrigschwelligen Hilfsangeboten, unverzichtbarer Bestandteil eines Gesamtkonzepts von Drogenberatung und -behandlung.

Weitere Aufgaben. Nach wie vor existierende Probleme im Bereich niedrigschwelliger Hilfen für Drogenkonsumenten sind daher auch kein Argument gegen Harm-Reduction-Maßnahmen, sondern zeigen die Notwendigkeit, neue Konzepte und Maßnahmen zu entwickeln, zu erproben und wissenschaftlich zu begleiten. Dies gilt insbesondere angesichts der Zunahme des Kokain- und Crackkonsums und der Verbreitung der Hepatitis C, die neue Herausforderungen an das Drogenhilfesystem stellen und die Grenzen der bislang entwickelten Harm-Reduction-Maßnahmen deutlich machen. Ein weiterer Bereich ist der multiple Konsum. Der gleichzeitige oder abwechselnde Konsum verschiedener Substanzen ist in unterschiedlichen Konsumentengruppen, von der „Partyszene" bis zur „klassischen Drogenszene", keine Randerscheinung, sondern das am häufigsten beobachtete Konsummuster. Diesem Umstand wird allerdings sowohl in der Theorie als auch in der Praxis bislang zu wenig Beachtung geschenkt (Gossop 2001).

Grenzen der Harm-Reduction-Maßnahmen. Allerdings sind dem Ziel, im Rahmen von Harm-Reduction-Maßnahmen mit Drogenkonsumenten einen eigenverantwortlichen, risikoarmen und genussorientierten Konsum zu erarbeiten und die Erfahrung von Selbstwirksamkeit zu ermöglichen, in einer auf Repression und Ausgrenzung ausgerichteten Drogenpolitik noch immer enge Grenzen gesetzt. „Der gewünschten Erfahrung der Selbstwirksamkeit des eigenen (gesünderen) Handelns steht für viele Konsumenten die praktische Realität von schweren somatischen Folgeschäden und der Desintegration gegenüber. Neben die Förderung und Stützung schadensbegrenzender und kontrollierter Konsummuster müssen die Entkriminalisierung der Konsumenten und die Normalisierung des Zugangs zu psychotropen Substanzen (Substitution, Originalstoffvergabe, regulierte Zugangsmöglichkeiten) treten" (Degkwitz 2002, S. 36).

5.2 Entgiftung

F. Andersohn

5.2.1 Einleitung

Anforderungen. Die Entgiftung, das heißt das ärztlich überwachte Absetzen der konsumierten Substanz, ist eine wichtige Phase in der Suchttherapie. Medizinische Komplikationen (z.B. Krampfanfälle, Delirien) sollen verhindert und dem Patienten der oft schwierige Entzug von der Substanz erleichtert werden. Häufig trifft der Patient in dieser Phase die Entscheidung über weitere Therapiemaßnahmen oder generell die Fortsetzung seiner Abstinenzbemühungen. Schon aus diesen Überlegungen wird deutlich, dass (neben der medikamentösen Behandlung) ein interdisziplinärer Ansatz zur Behandlung des Suchtkranken unabdingbar ist. Kaum eine Entzugsbehandlung verläuft ohne Verhandlungen und Gespräche über Höhe und Art der verabreichten Entzugsmedikation. Hier spielen neben dem berechtigten Informationsinteresse des Patienten auch suchtspezifische Interaktions- und Problemlösungsmuster eine Rolle. Die in diesem Kapitel angegebenen Behandlungsempfehlungen sind also nur als Vorschläge zu verstehen. Im Einzelfall muss unter Abwägung der medizinisch-somatischen und psychotherapeutischen Bedürfnisse stets eine individuelle Entscheidung getroffen werden. Dennoch kann gerade in der Entgiftungsphase, in der von Seiten des Suchtkranken viele Ängste und Unsicherheiten bestehen, eine klare Haltung zur erforderlichen Entzugsmedikation sehr zur Stabilisierung des therapeutischen Arbeitsbündnisses beitragen. Dazu ist die Kenntnis von Dosierungen und möglichen medikamentösen Therapieformen erforderlich; dies soll in vorliegendem Abschnitt vermittelt werden. Vor Verordnung der erwähnten Medikamente wird die Lektüre der entsprechenden Fachinformation empfohlen, da eine Darstellung aller Nebenwirkungen und Kontraindikationen in diesem Buch nicht sinnvoll erscheint.

Ort der Entgiftung. Nur begrenzt eingegangen wird auf die Frage, ob eine Entgiftung stationär, halbstationär oder ambulant erfolgen sollte. Dieses Problemfeld ist auch gegenwärtig noch Gegenstand von Forschungsbemühungen und oft eher vom derzeitigen Stand des Gesundheitssystems als von wissenschaftlich-rationalen Entscheidungen geprägt. Eine genaue Aussage, welcher Patient von welchem Setting am meisten profitiert, lässt sich bis heute nicht treffen. Soweit nicht anders angegeben, wird in diesem Kapitel davon ausgegangen, dass die verordneten Medikamente unter stationärer Überwachung eingenommen werden. Im ambulanten Bereich spielen andere Überlegungen eine Rolle (z.B. heimliche Einnahme anderer Substanzen durch den Patienten mit eventuellen Intoxikationsereignissen), deren Erörterungen den Rahmen dieses Kapitels sprengen würden.

Allgemeines

Drogenscreening. Sucht beschränkt sich oft nicht auf eine Substanz, und auch wenn der Patient motiviert ist, auf den Konsum einer Substanz (z.B. Alkohol) zu verzichten, so können bezüglich anderer Substanzen durchaus suchtspezifische Verhaltensmuster (Verleugnung, Bagatellisierung) vorliegen. Es empfiehlt sich daher, zu Beginn der Behandlung ein routinemäßiges Drogenscreening (z.B. Opiate, Methadon, Cannabinoide, Benzodiazepine, Barbiturate und Kokain im Urin, Alkoholkonzentration in der Ausatemluft oder im Serum) durchzuführen.

Voraussetzungen für eine Entgiftung. Zu einer Entgiftung (stationär und ambulant) gehören eine gründliche körperliche Untersuchung und die Durchführung adäquater somatischer Diagnostik. Hierbei ist zu beachten, dass dem Patienten über die Betonung physischer Krankheitskomponenten nicht eine „Somatisierung" der Abhängigkeitserkrankung nahegelegt wird. Das „Übersehen" physischer Folgeschäden wäre aber ein ärztlicher Kunstfehler. Bezüglich der im Einzelfall erforderlichen diagnostischen Schritte wird auf entsprechende fachmedizinische Literatur (Lehrbücher der Inneren Medizin, der Neurologie etc.) verwiesen. Vor Durchführung einer Entgiftung sind die Ausgangsmotivation des Patienten, die Behandlungsindikation und die Therapieziele zu überprüfen bzw. zu definieren, diesbezüglich wird auf die entsprechenden Kapitel in diesem Buch verwiesen.

5.2.2 Alkohol

Pathophysiologie

Das Alkoholentzugssyndrom (AES) ist Gegenstand vieler intensiver Forschungsbemühungen gewesen, auch gegenwärtig sind viele pathophysiologische

Vorgänge immer noch unklar. Es sind eine große Anzahl von Neurotransmitter- und Funktionssystemen beschrieben worden, die durch Alkohol beeinflusst werden – wie viele psychotrope Substanzen ist auch Alkohol eine „Dirty Drug", also eine Substanz, die ihre Wirkung über viele verschiedene Mechanismen entfaltet. Beteiligt sind unter anderem GABA- (γ-Aminobuttersäure-) Rezeptoren, das glutamaterge und dopaminerge System sowie spannungsabhängige Kalziumkanäle. Im Prinzip kommt es bei den meisten Systemen im Laufe der chronischen Alkoholzufuhr zu einer kompensatorischen Gegenregulation der durch Alkohol gehemmten oder überstimulierten Transmittersysteme – es tritt ein neues Gleichgewicht ein. Wird Alkohol nun abrupt abgesetzt, so überwiegen plötzlich die kompensatorischen Mechanismen (z.B. Veränderungen in der Rezeptordichte), und es kommt zur Ausbildung typischer Entzugssymptome.

„Kindling-Phänomen". Ein zusätzlicher Mechanismus, der zur Entwicklung des AES beiträgt, wird im „Kindling-Phänomen" gesehen. „Kindling" ist ein in der Nervenphysiologie geprägter Begriff und beschreibt die Tatsache, dass nach wiederholter, unterschwelliger Reizung eine Sensibilisierung für den gleichartigen Reiz eintreten kann – ein erneuter, unterschwelliger Reiz kann dann ausreichen, um ein Aktionspotenzial oder Reaktionsmuster auszulösen. Ähnliches ist beim AES festzustellen: Bei der Alkoholabhängigkeit kommt es häufig zu wiederholten Trinkunterbrechungen mit daraufhin beginnender Entzugssymptomatik (z.B. am Morgen). Durch die repetitiven Entzugsreize könnte es zu einer Reizschwellenerniedrigung für das nächste AES kommen, welches dann umso schwerer ausfällt. Dies deckt sich mit der klinischen Erfahrung, dass später im Krankheitsverlauf auftretende Entzüge oft schwerer sind als jene zu Beginn der Erkrankung.

Klinisches Bild

Ein Alkoholentzugssyndrom präsentiert sich meist mit einer Kombination aus den Symptomen Tremor, Schwitzen, gastrointestinale Störungen (Übelkeit, Erbrechen), Tachykardie, Hypertonie, Kopfschmerzen, Nervosität, Irritabilität, Schlaflosigkeit, Unruhe, Angst und Suchtdruck. Zu welchem Zeitpunkt, bei welchem Patienten und in welcher Ausprägung ein Entzugssyndrom eintritt, lässt sich nicht mit Sicherheit vorhersagen. Nach 24–48 Stunden kommt es gewöhnlich zu einem Abklingen der Entzugssymptomatik (Verlauf eines milden, unkomplizierten AES).

Symptome des Alkoholentzugssyndroms (ICD-10 F10.3)

Tremor der vorgehaltenen Hände, der Zunge oder der Augenlider
Schwitzen
Übelkeit, Würgen und Erbrechen
Tachykardie oder Hypertonie
Psychomotorische Unruhe
Kopfschmerzen
Insomnie
Krankheitsgefühl oder Schwäche
Vorübergehende optische, taktile oder akustische Halluzinationen oder Illusionen
Krampfanfälle (Grand mal)

Schweres Alkoholentzugssyndrom. Treten vegetative Entzugssymptome bereits bei einer Blutalkoholkonzentration > 1 ‰ auf, so ist mit einem schweren Entzugsverlauf zu rechnen. Bei einem schweren AES können vorübergehende akustische und optische Halluzinationen auftreten, letztere typischerweise als Wahrnehmung kleiner bewegter Objekte („weiße Mäuse"). Die Halluzinationen sind deutlich kürzer, fokussierter und weniger bizarr als bei einer Psychose aus dem schizophrenen Formenkreis und meist gut von diesen abgrenzbar. Dieses Bild wird im klinischen Sprachgebrauch auch als „Prädelir" bezeichnet.

Das Alkoholdelir (Delirium tremens) stellt die wichtigste und gefährlichste Komplikation eines AES dar, diagnostisch wegweisend sind Desorientierung, Agitiertheit, vegetative Irritabilität, Temperaturerhöhung, Tachykardie und persistierende Halluzinationen. Meist entwickelt sich ein Delir als Entzugsdelir 2–3 Tage nach Beginn der Alkoholkarenz, in seltenen Fällen kann es auch nach fortgesetztem Alkoholkonsum auftreten (so genanntes Kontinuitätsdelir). Ein Alkoholdelir ist eine potenziell lebensbedrohliche Erkrankung, unbehandelt ist von einer Mortalität von über 10% auszugehen. Auch nach erfolgreicher Behandlung eines Delirs bleibt oft ein vorübergehendes oder auch persistierendes organisches Psychosyndrom bestehen. Es ist charakterisiert durch Konzentrationsstörungen, mnestische Funktionsstörungen und allgemeine Schwäche. Bei vorliegendem Vitamin-B1-Mangel ist der direkte Übergang in ein chronisches Korsakow-Syndrom möglich.

Generalisierter Krampfanfall. Eine weitere wichtige Komplikation während des Entzugs stellt der generalisierte Krampfanfall dar, der bei 5–15% aller Alkoholiker im Entzug auftritt. Üblicherweise kommt es innerhalb der ersten 24 Stunden zu entzugsbedingten Krampfanfällen, unter Umständen aber auch erst deutlich später. Meist handelt es sich um klassische tonisch-klonische Grand-mal-Anfälle mit einer postiktalen Dämmerphase. Der direkte Übergang in ein Alkoholdelir ist möglich und sollte in die Differenzialdiagnose einer prolongierten Desorientierung nach Krampfanfall mit einbezogen werden.

Entgiftung

Verschiedene Therapieansätze. Während Konsens besteht, dass das komplizierte Alkoholentzugssyndrom medikamentös zu behandeln ist, gibt es bei leichten oder mittleren AES keine festen Therapieschemata oder einheitliche medikamentöse Strategien. Während in Europa häufig mit Clomethiazol behandelt wird, gelten in den USA Benzodiazepine als Mittel der Wahl. Aber auch innerhalb Deutschlands unterscheiden sich die Therapieansätze mitunter erheblich. Neben der Behandlung der subjektiv unangenehmen bis quälenden Entzugssymptome sollte eine adäquate medikamentöse Therapie auch präventive Ziele verfolgen. Wird auf eine medikamentöse Behandlung eines leichten bis mittelschweren AES verzichtet, so sollte eine adäquate Überwachung des Patienten gewährleistet sein, um die mögliche Progression in ein behandlungsbedürftiges Krankheitsbild rechtzeitig erkennen zu können.

Die Wahl der geeigneten Substanz(en) ergibt sich aus verschiedenen Aspekten. Neben der Schwere des AES und dem Wirkungs- und Nebenwirkungsprofil des Medikaments können auch suchttherapeutische Aspekte eine Rolle spielen (z.B. Verzicht auf Benzodiazepine bei einem ehemals benzodiazepinabhängigen Alkoholiker).

Clomethiazol (Distraneurin®) wirkt vermutlich über eine Verstärkung der GABAergen Inhibition und kann oral und parenteral gegeben werden. Es wirkt sedierend, antikonvulsiv, delirprophylaktisch, anxiolytisch und allgemein entspannend. Eine intravenöse Gabe sollte nur unter Intensivüberwachung durchgeführt werden, da es während der Therapie zu einer verstärkten Bronchialsekretion, kombiniert mit einer Atem- und Kreislaufsuppression, kommen kann. Die orale Applikation erfolgt meist per Kapseln oder Mixtur, da Tabletten eine deutlich höhere Resorptionszeit haben und oft ein möglichst rascher Wirkeintritt erwünscht ist. Die Metabolisierung erfolgt hepatisch mit einer Halbwertszeit von etwa 5 Stunden, ausgeschieden werden die Metabolite über die Niere. Bei Leberschäden muss mit einer höheren Halbwertszeit gerechnet werden. Die Dosierung sollte sich an der klinischen Symptomatik und nicht an starren Schemata orientieren, maximal können 24 Kapseln in 24 Stunden verabreicht werden. Dabei kann eine erhöhte Loadingdosis zu Beginn gewählt werden (z.B. 8 Kapseln in den ersten 2 Stunden), wobei auf die aktuelle Blutalkoholkonzentration zu achten ist (Gefahr additiver Wirkung). Da Clomethiazol ein ausgeprägtes Suchtpotenzial besitzt, sollte die Medikation innerhalb der ersten 10 Behandlungstage abgesetzt werden. Das Ausschleichen kann nach einem festen Schema (z.B. Reduktion um 2–4 Kapseln pro Tag) erfolgen, eine Kontrolle der Entzugssymptome sollte aber dennoch regelmäßig stattfinden und eventuell eine Anpassung der Reduktionsgeschwindigkeit erfolgen.

Benzodiazepine (z.B. Diazepam) sind ebenfalls zur Behandlung eines AES geeignet und in den USA die Substanz der ersten Wahl. Benzodiazepine wirken sedierend, schlaffördernd, antikonvulsiv, entspannend, anxiolytisch und haben, ebenso wie Clomethiazol, delirprophylaktisches Potenzial. Eine erhöhte Bronchialsekretion, wie bei Clomethiazol, wird nicht beobachtet, auch treten allergische Reaktionen seltener auf. Substanzen mit langer Halbwertszeit, bei Diazepam etwa 30 Stunden, haben den Vorteil einer sicheren medikamentösen Abdeckung über den Entzugszeitraum. Es besteht allerdings, gerade bei Gabe hoher Dosen oder beim Vorhandensein einer Leberzirrhose, die Gefahr der Kumulation. Kürzer wirksame Substanzen, wie Oxazepam, sind besser steuerbar. Bei zu langen Dosierungsabständen kann es aber leichter zu einer Unterdosierung kommen. Auch Benzodiazepine sollten im Alkoholentzug nach Wirkung und nicht nach einem festen, starren Schema verordnet werden. Gerade bei langwirksamen Substanzen ist aber zügig mit der Dosisreduktion zu beginnen, um eine Kumulation aktiver Metabolite zu vermeiden.

Andere Medikamente – wie z.B. Carbamazepin, Clonidin, Betablocker und GHB (γ-Hydroxybuttersäure) – sind ebenfalls im Alkoholentzug eingesetzt worden. Die Eigenschaften dieser Medikamente sind in Tabelle 5.1 dargestellt.

Tabelle 5.**1** Im Alkoholentzug eingesetzte Medikamente

Medikament	Indikation	Wirkungen	Unerwünschte Arzneimittelwirkungen	Vorteile	Nachteile	Dosierungsvorschlag
Clomethiazol	Alkoholentzugssyndrom (mittel bis schwer), Delirium tremens	sedierend, antikonvulsiv, delirprophylaktisch, anxiolytisch	erhöhte Bronchialsekretion, Nies- und Hustenreiz, Augentränen, Atemdepression bei Überdosierung	Anxiolyse, Delirprophylaxe, Krampfanfallsschutz, gute Wirkung auf vegetative Symptome	Wirkungsverstärkung durch Alkohol oder Benzodiazepine, Suchtpotenzial, Gefahr der Atemdepression, ambulante Verordnung nicht sinnvoll	Beginn mit 2–4 Kapseln bei einer Blutalkoholkonzentration < 1 ‰, insgesamt maximal 6–8 Kapseln in den ersten 2 h; Dosierung nach Wirkung, maximal 24 Kapseln in 24 h; Reduktion ab dem 2. Tag möglich
Benzodiazepine, lang wirksam	z.B. Diazepam: Alkoholentzugssyndrom (mittel bis schwer), Delirium tremens	sedierend, hypnotisch, antikonvulsiv, anxiolytisch, delirprophylaktisch	bei Überdosierung Atemlähmung; Darmatonie, Muskelrelaxation, Vigilanzeinschränkung	Anxiolyse, Delir- und Krampfprophylaxe, relativ große therapeutische Breite, gute Abdeckung der Entzugsphase	Wirkungsverstärkung durch Alkohol und Clomethiazol, Suchtgefahr, Atemdepression, ambulante Verordnung problematisch, Kumulation langwirksamer Metabolite möglich	Beginn mit 10–20 mg Diazepam, Dosierung nach Wirkung, maximal 60 mg/d
Benzodiazepine, kurz wirksam	z.B. Oxazepam: Alkoholentzugssyndrom (mittel bis schwer), Delirium tremens	sedierend, hypnotisch, antikonvulsiv, anxiolytisch, delirprophylaktisch	bei Überdosierung Atemlähmung; Darmatonie, Muskelrelaxation, Vigilanzeinschränkung	gute Steuerbarkeit (kurze Halbwertszeit), keine Kumulation von Metaboliten	eventuell therapeutische Lücken und fluktuierende Plasmaspiegel (kurze Halbwertszeit)	Beginn mit 20 mg Oxazepam, Tageshöchstdosis 200–240 mg; Dosierungsintervalle nicht länger als 6 h
Carbamazepin	leichtes Alkoholentzugssyndrom, Alkoholentzugssyndrom mit positiver Krampfanfallanamnese (zusätzlich zu Clomethiazol oder Benzodiazepinen)	antikonvulsiv leicht sedierend	allergische Reaktionen, Übelkeit, Schwindel, Tremor, Ataxie, Nystagmus, Leukopenie; unerwünschte Arzneimittelwirkungen insgesamt bei kurzem Einsatz selten	keine Interaktionen mit Alkohol, kann auch bei hoher Blutalkoholkonzentration gegeben werden, kein Missbrauchspotenzial	prophylaktische Wirkung auf Delirium tremens unklar, bei schwerem Alkoholentzugssyndrom unzureichende Wirkung	Beginn mit 1200 mg am ersten Tag (davon 600 mg unretardiert), ab dem 2. Tag 600 mg in Retardform

Tabelle 5.**1** Fortsetzung

Medikament	Indikation	Wirkungen	Unerwünschte Arzneimittelwirkungen	Vorteile	Nachteile	Dosierungsvorschlag
Clonidin	Alkoholentzugssyndrom mit hauptsächlich vegetativer Symptomatik, im Delir zusammen mit Benzodiazepinen	Alpha-2-Rezeptor-Agonist – antisympathikotone Wirkung; Hauptwirkung auf die vegetativen Symptome des Alkoholentzugssyndroms	Bradykardie, Hypotonie, Mundtrockenheit; AV-Blöcke der Grade II und III stellen eine Kontraindikation dar	keine Sedierung, kein Suchtpotenzial	keine antikonvulsive Wirkung, keine antidelirante Wirkung	orale Dosierung: 4-mal 0,15 mg Clonidin (maximal 0,8 mg/d); intravenöse Applikation nur im Delir unter Intensivtherapiebedingungen
Betablocker	z.B. Propranolol: mildes Alkoholentzugssyndrom mit ausgeprägter Blutdruck- und Pulserhöhung; meist als Adjuvans zu anderen Medikamenten	wirken in erster Linie auf die kardiovaskulären Symptome, als Monotherapie nicht empfehlenswert.	Bradykardie, AV-Block, Verschlechterung einer bestehenden Atemwegsobstruktion	keine Sedierung, kein Suchtpotenzial, gute und schnelle Wirkung bei Tachykardie	keine antikonvulsive Wirkung, keine antidelirante Wirkung, keine anxiolytische oder sedierend-beruhigende Wirkung	Beginn mit 20 mg, maximal 240 mg/d unter Beachtung der Kreislaufwirkungen und eventuellen Kontraindikationen
Butyrophenone	z.B. Haloperidol: Delirium tremens mit ausgeprägter psychotischer Symptomatik in Kombination mit Clomethiazol oder Benzodiazepinen	antipsychotisch, dämpfende Wirkung bei Agitation und Aggressivität	extrapyramidalmotorische unerwünschte Arzneimittelwirkungen, Absenkung der Krampfschwelle, Hypotonie, selten allergische Reaktionen/Blutbildveränderungen	gute Wirkung auf halluzinatorische Symptome und Agitation	senkt die Krampfschwelle, bei hoher Dosierung hohe Rate an unerwünschten Arzneimittelwirkungen, als Prophylaxe eines Delirs ungeeignet	orale Dosierung: beginnend z.B. mit 5 mg Haloperidol, Dosierung nach Wirkung, maximal 30 mg in 24 h (in dieser Dosierung meist ausgeprägte extrapyramidalmotorische unerwünschte Arzneimittelwirkungen)
γ-Hydroxybuttersäure	eventuell bei leichtem bis mittlerem Alkoholentzugssyndrom, bisher wenig klinische Erfahrung	vegetativ dämpfend, spannungslösend	in höherer Dosierung Übelkeit, Wirkungsverstärkung von Alkohol und Benzodiazepinen	keine ausgeprägte Sedierung	Missbrauchs- und Abhängigkeitspotenzial (Partydroge)	z. Zt. in Deutschland nur als Injektionslösung erhältlich

Individueller Therapieansatz. Bezüglich konkreter Behandlungsempfehlungen ist zu beachten, dass eine individualisierte Entzugstherapie anzustreben ist. Angegebene Dosierungen dienen als Richtwerte und sollten auf den einzelnen Patienten abgestimmt werden. Nachfolgend sind Vorschläge für die Behandlung des leichten und mittleren bis schweren AES sowie für die Behandlung eines AES mit Delirium tremens aufgeführt.

Behandlungsvorschlag für ein leichtes Alkoholentzugssyndrom

Durch Carbamazepin gestützter Entzug: Beginn mit 1200 mg Carbamazepin am ersten Tag, davon 600 mg unretardiert; ab dem 2. Tag 2- bis 3-mal 300 mg/d, Ausschleichen nach etwa 1 Woche

Alternativ: Propranol (initial 20 mg oral, maximal 240 mg in 24 h) oder Clonidin (z.B. 4-mal 0,15 mg/d, Dosierung nach Blutdruck – zum Teil ausgeprägte hypotensive Wirkung!)

Rasches Ausschleichen ist meist nach etwa 1 Woche möglich

Behandlungsvorschlag für ein mittleres bis schweres Alkoholentzugssyndrom

Beginn der Behandlung frühestens bei einer Blutalkoholkonzentration von ≤ 1 ‰; die Behandlung orientiert sich an der klinischen Wirkung!

Beginn mit 2 Kapseln Distraneurin, nächste Gabe nach frühestens 30 min, maximal 6–8 Kapseln in den ersten 2 h

Aufdosierung mit maximal 2 Kapseln alle 2 h; Tageshöchstdosis: 24 Kapseln/24 h (praktisch ist es sinnvoll, regelmäßig – z.B. alle 2–3 h – die Entzugssymptomatik des Patienten und die Notwendigkeit einer Distraneuringabe zu beurteilen und so die benötigte Tagesdosis auszutitrieren)

Eine Dosisreduktion von 2 Kapseln/d ist ab dem 2. Tag möglich, bei hoher Initialdosis und starker Sedierung des Patienten auch 4 Kapseln/d; eine Plateauphase ohne Dosisreduktion kann bei schwerem Verlauf für 2–3 d ebenfalls gerechtfertigt sein

Danach Dosisreduktion um 2 Kapseln/d; eine Behandlungsdauer von 8–10 d sollte wegen der suchterzeugenden Wirkung von Distraneurin nicht überschritten werden

---

Behandlungsvorschlag für ein Alkoholentzugssyndrom mit Delirium tremens

Ein Alkoholdelir ist eine potenziell lebensbedrohliche Erkrankung, es besteht Überwachungs-/Intensivtherapiepflicht!

Elektrolyt- und Flüssigkeitsbilanzierung, internistische Diagnostik (EKG!), Ausschluss anderer Ursachen für die Symptomatik (eventuell kraniale Computertomographie)

Aufdosierung mit Clomethiazol wie bei mittlerem bis schwerem Alkoholentzugssyndrom, maximal 24 Kapseln in 24 h; eine intravenöse Gabe ist nur unter Intensivtherapiebedingungen gerechtfertigt (Gefahr der Atemdepression und der erhöhten Bronchialsekretion)

Bei ausgeprägter halluzinatorischer Symptomatik und Agitiertheit z.B. 10 mg Haloperidol, maximal 30 mg/d (extrapyramidalmotorische unerwünschte Arzneimittelwirkungen beachten!)

Vitamin-B1-Substitution (z.B. 100 mg/d intramuskulär für 5 d, danach 3-mal 100 mg/d oral für etwa 10 d)

5.2.3 Benzodiazepine

Indikationsstellung. Benzodiazepine gehören zu den am häufigsten verordneten Psychopharmaka. Das Indikationsgebiet reicht von Ein- und Durchschlafstörungen, Angsterkrankungen, Anspannungszuständen bei Persönlichkeitsstörungen oder Psychosen bis hin zu Anfallsleiden und muskulären Verspannungen. Nach initial recht unkritischem Einsatz dieser Substanzen in den 1960er und 1970er Jahren ist die Gefahr der Abhängigkeitsentwicklung und dem Auftreten einer Entzugssymptomatik nach Absetzen immer mehr in den Blickpunkt gerückt. Es mehrten sich die Befunde von Wirkverlust und kognitiven Funktionseinschränkungen nach Langzeiteinnahme, zusätzlich wurden typische Symptome stoffgebundener Abhängigkeit beobachtet (Toleranzentwicklung, Suchtdruck, Dosissteigerung, Entzugssymptome etc.). Mögliche Indikationen für eine Langzeittherapie mit Benzodiazepinen sind auch heute noch Gegenstand von Diskussionen. Die Indikation, mögliche Therapiealternativen und natürlich die individuelle Situation und die Entscheidung des Patienten sind wichtige Aspekte, die zum Entschluss führen können, das Medikament abzusetzen.

Pathophysiologie

GABA-Funktionssystem. Benzodiazepine bewirken eine Veränderung des GABAergen Funktionssystems. γ-Aminobuttersäure (GABA) ist der wichtigste hemmende Transmitter im Zentralnervensystem (ZNS).

Die Wirkung wird über Rezeptoren vermittelt, welche sich in unterschiedlicher Konzentration und zum Teil spezifischer molekularer Struktur im ZNS befinden. Benzodiazepine wirken am GABA-A-Rezeptor, wo sie eine Bindungsstelle besetzen, die über eine allosterische Veränderung von Chloridkanälen zu einer erhöhten Wirkung von GABA führt. Sie verstärken somit den Effekt endogen freigesetzter γ-Aminobuttersäure.

Rezeptor-Down-Regulation. Eine regelmäßige Einnahme führt offenbar zu einer physiologischen Down-Regulation der übermäßig durch GABA stimulierten Rezeptoren, es stellt sich ein neues Gleichgewicht ein. Wird das Benzodiazepin nun abgesetzt, so kommt es zu einer relativen Unterfunktion des GABAergen Rezeptorsystems und zu einer Enthemmung von Transmittersystemen, die sonst der inhibitorischen Kontrolle durch das GABAerge Funktionssystem unterliegen. Man geht davon aus, dass viele der als Absetzeffekt auftretenden Symptome Manifestationen noradrenerger und serotonerger Hyperaktivität sind.

Klinisches Bild

Entzug in 3 Phasen. Das klinische Bild des Benzodiazepinentzugssyndroms variiert stark zwischen verschiedenen Patienten. In klinischen Studien wurden Risikofaktoren für eine erhöhte Schwere der Entzugssymptomatik evaluiert (s. Textkasten). Traditionell werden 3 Phasen des Benzodiazepinentzugs unterschieden:

- ein spezifisches Absetzphänomen durch Rezeptordysregulation ("Rebound"),
- der Entzug ("Withdrawal") und
- (eventuell) die Rückkehr der zur Behandlung führenden Primärsymptomatik ("Relapse").

Die einzelnen Phasen können dabei ineinander übergehen oder auch gar nicht voneinander abgrenzbar sein. Dennoch kann diese Aufteilung zu einem Verständnis der Entzugseffekte beitragen.

Prädiktoren für erhöhte Entzugsschwere

Hohe tägliche Benzodiazepindosis
Benzodiazepinabhängigkeit von einem Präparat mit kurzer Halbwertszeit
Längere Zeitdauer der Abhängigkeit

Schnelles Absetzen
Höherer Grad an Angst und Depressivität vor dem Absetzen
Höherer Grad an psychopathologischen Störungen (Neurotizismus, Abhängigkeit)
Diagnose einer Panikstörung
Zusätzliche Alkohol- oder Drogenabhängigkeit

Rebound ist charakterisiert durch das Wiederauftreten von Primärsymptomen, die oft sogar deutlich ausgeprägter sind als vor der Behandlung mit Benzodiazepinen. Solche, meist pharmakodynamisch vermittelten Absetzeffekte sind auch aus anderen Bereichen der medikamentösen Therapie bekannt (z.B. Herzfrequenzrebound nach Absetzen von Betablockern) und persistieren, bis eine physiologische Anpassung der veränderten Rezeptoraktivität stattgefunden hat (bei Benzodiazepinen meist innerhalb von 1–3 Wochen). Risikofaktoren für das Auftreten eines Benzodiazepinrebounds sind eine kurze Halbwertszeit des eingenommenen Benzodiazepinpräparats, eine hohe Dosierung und das abrupte Absetzen. Abhängig von der Halbwertszeit des Benzodiazepinpräparats können erste Reboundsymptome bereits 24 Stunden nach Absetzen des Medikaments auftreten. Genaue Angaben zur Häufigkeit von Reboundeffekten bei Benzodiazepinentzug liegen nicht vor, sie wird auf etwa 15–30% geschätzt.

Die Symptome des eigentlichen Benzodiazepinentzugssyndroms sind zahlreich und in ihrer Ausprägung sowie ihrem Schwerpunkt sehr individuell. Im Allgemeinen werden sie bei Patienten beobachtet, die Benzodiazepine für 6 Monate oder länger regelmäßig eingenommen haben, sie können aber auch schon erheblich früher auftreten. Die Symptomatik klingt meist innerhalb von 3–6 Wochen ab, kann aber offenbar auch über Monate bis Jahre persistieren. Mitunter ist es nicht möglich, Entzugssymptomatik und Wiederauftreten der primären Krankheitssymptome (z.B. bei Angststörungen) voneinander abzugrenzen.

Symptome des Benzodiazepinentzugssyndroms

Schlafstörungen
Unruhe, Nervosität
Anspannung
Angst
Appetitverlust

Depressive Verstimmung
Panikattacken
Tremor der Hände
Schwitzen
Konzentrationsschwierigkeiten
Übelkeit
Palpitationen
Kopfschmerzen
Geräuschempfindlichkeit
Tinnitus
Lichtempfindlichkeit
Muskelschmerzen
Depersonalisationserlebnisse
Derealisationserlebnisse
Durchfall
Schwächegefühl
Parästhesien
Geschmacksmissempfindungen
Verwirrung
Psychotische Symptome
Krampfanfälle

Psychiatrische Komorbidität. Wichtig erscheint der Aspekt, dass die meisten Informationen über Benzodiazepinabhängigkeit und -entzug aus Studien mit Patienten stammen, welche wegen einer psychiatrischen Erkrankung behandelt wurden. Die Ausprägung der Entzugssymptomatik und der Schwierigkeiten, die während des Absetzens auftreten können, werden von psychopathologischen Aspekten stark beeinflusst. Patienten mit Benzodiazepinabhängigkeit ohne gleichzeitige oder vorbestehende psychiatrische Erkrankung (Behandlung z.B. wegen Epilepsie, essenziellem Tremor, Muskelspasmen) entwickeln insgesamt deutlich weniger Entzugssymptome.

Relapse. Die Möglichkeit einer Rückkehr der Symptome der Primärerkrankung („Relapse") sollte mit dem Patienten vor der Entgiftung besprochen werden. In diesem Zusammenhang erscheint gerade bei Angstpatienten ein multimodales Behandlungskonzept unabdingbar, welches nichtmedikamentöse Therapiealternativen nach erfolgreicher Entgiftung anbietet (z.B. in Form einer psychosomatischen oder verhaltenstherapeutischen Nachbehandlung).

Entgiftung

Ausschleichen. Ausgehend von den aktuellen Kenntnissen zur Pathophysiologie des Benzodiazepinentzugssyndroms wurden verschiedene medikamentö-

se Behandlungsansätze erprobt. Bis heute wurde keine Methode gefunden, die in Bezug auf Verhinderung von Entzugssymptomatik dem ausschleichenden Absetzen gleichwertig oder gar überlegen wäre und somit ein sofortiges Absetzen der Benzodiazepinmedikation ermöglichen würde. Carbamazepin und auch Valproat scheinen (als Komedikation) die Ausprägung der Entzugssymptomatik zu verringern, eventuell bringen auch Substanzen wie Buspiron, Flumazenil oder Antidepressiva Vorteile, hier liegt aber noch keine ausreichende klinische Evidenz vor. Es ist allgemein akzeptiert, dass ein vorsichtiges Ausschleichen der Medikation dem sofortigen Absetzen hinsichtlich des Auftretens von Entzugskomplikationen überlegen ist. Zusätzlich erscheint die Gabe eines Benzodiazepins mit langer Halbwertszeit aufgrund der gleichmäßigen Plasmaspiegel sinnvoll. Diazepam hat sich wegen des schnellen Wirkeintritts, der langsamen Elimination und der somit gleichmäßigen anxiolytischen Wirkung und wegen der flexiblen Applikationsform (als Tabletten, als Lösung für orale und intravenöse Gabe) als Quasistandard durchgesetzt. Soll die Entgiftung mit Diazepam durchgeführt werden, so ist die Tagesdosis des Benzodiazepinpräparates des Patienten auf die entsprechende Diazepamdosis umzurechnen. Problematisch kann die Umstellung auf Diazepam bei Benzodiazepinen mit kurzer Halbwertszeit und vorwiegend anxiolytischer Wirkung sein (z.B. Lorazepam), da die bioäquivalente Dosis an Diazepam eventuell bei ungenügender anxiolytischer Wirkung dennoch zu stark sedierend wirkt. In diesem Fall kann ein direkter Entzug mit Lorazepam notwendig sein, auch wenn Hinweise darauf existieren, dass dieses deutlich mehr Probleme verursacht als der Entzug von anderen Benzodiazepinen.

Ambulanter/stationärer Entzug. Der Zeitraum und das Schema, in dem die Ausgangsdosis reduziert wird, hängen von verschiedenen Aspekten ab, über das genaue Vorgehen gibt es keinen allgemein akzeptierten Standard. Für einen ambulanten Entzug sind zum Teil recht geringe Dosisreduktionen vorgeschlagen worden, z.B. 1 mg Diazepam alle 1–2 Wochen. Im stationären Rahmen ist ein deutlich schnelleres Absetzen möglich und durchgeführt worden, z.B. eine 50%ige Reduktion der Diazepamdosis alle 5 Tage. Es ist im Einzelfall zu entscheiden, welches Vorgehen für den Patienten am sinnvollsten ist. Wird ein schwerer Entzug erwartet, so erscheint das stationäre Setting sinnvoller; bei Patienten mit intaktem sozialen Umfeld ohne Vorliegen von prädisponierenden Risikofaktoren kann ein ambulanter Entzug in individuell angepasster Geschwindigkeit vorteilhaft sein. Nachfolgend findet sich ein Vorschlag für ein entsprechendes Therapieschema im stationären Bereich, welches aber flexibel und abhängig von der individuellen Situation angewandt werden sollte. So ist bei Vorliegen entsprechender somatischer Gründe beispielsweise im Einzelfall zu prüfen, ob ein langsameres Absetzen erforderlich ist.

Vorschlag für ein Benzodiazepinentzugsschema

Umrechnung der täglichen Benzodiazepindosis des Patienten auf Diazepamäquivalent
Beginn mit maximal 60 mg Diazepam täglich in etwa 4–6 Einzelgaben
Dosisreduktion um 50% innerhalb von 5 Tagen (bei hohen Anfangsdosen zu Beginn auch schneller)
EEG-Kontrolle zu Beginn des Entzugs, bei positiver Krampfanfallanamnese auch häufiger
Zusätzliche Medikation: Carbamazepin (600–800 mg/d) zur Reduktion von Entzugssymptomen und eventuell auch Krampfanfällen; wenn Schlafmedikation erforderlich z.B. Promethazin
Behandlung zusätzlicher internistischer Komplikationen/Erkrankungen (Tachykardie, Exsikkose etc.)

Psychotherapie. Der Entzug von Benzodiazepinen erfordert aufgrund der vielfältigen und häufig quälenden Entzugssymptome neben der adäquaten medikamentösen Therapie vor allem psychotherapeutische Unterstützung und Behandlung. Neben der Therapie einer zugrunde liegenden Primärerkrankung stehen vor allem die Vermittlung und das Angebot nichtmedikamentöser Behandlungsstrategien im Vordergrund.

5.2.4 Opiate

Bedeutung einer Opiatabhängigkeit. Opiatabhängigkeit ist eines der herausragenden gesellschaftlichen Suchtprobleme – nicht nur für den Betroffenen und seine Familie, sondern auch für die Gesellschaft. Soziale Verelendung, Kriminalität und Prostitution sind bei Abhängigkeit von (illegal beschafften) Opiaten stets wichtige, den Krankheitsverlauf charakterisierende und beeinflussende Aspekte. Zu trennen hiervon ist die Opiatabhängigkeit von ärztlich verordneten Medikamenten (z.B. Schmerzmittel) – hier ist die physische Abhängigkeitsentwicklung mit ihrer entsprechenden Behandlungsbedürftigkeit während der Entgiftung zwar ebenso vorhanden, die sozialen Aspekte haben aber eine komplett andere Gewichtung.

Multimodaler Behandlungsansatz. Gerade während der Entgiftung von Opiaten hat sich eine rein „körperliche Entgiftung" als wenig sinnvoll erwiesen. Das Behandlungskonzept muss suchtspezifische, aber auch individuelle Aspekte gleichermaßen berücksichtigen und in die Behandlung einbeziehen. Ein obdachloser, opiatabhängiger Patient benötigt sicherlich andere psycho- und sozialtherapeutische Angebote als ein medikamentenabhängiger Patient, der mit einer ärztlich verordneten Schmerzmedikation missbräuchlich umgegangen ist. In diesem Abschnitt sollen die medikamentösen Behandlungsmöglichkeiten des Entzugssyndroms betrachtet werden.

Pathophysiologie

Opioidrezeptoren. Opioide wirken über spezifische Opioidrezeptoren, es existieren 3 unterschiedliche Rezeptortypen, welche unterschiedliche Wirkungen vermitteln (μ, δ, κ) und anatomisch in unterschiedlicher Konzentration in den Geweben vorkommen. Sie sind an inhibitorische G-Proteine gekoppelt und hemmen so die Adenylzyklase und sekundär die cAMP-aktivierte Proteinkinase. Funktional kommt es dadurch zu Veränderungen in der Neuronenaktivität, z.B. nach Aktivierung von μ-Rezeptoren zu einer Hemmung noradrenerger Aktivität im Locus coeruleus. Heroin wird sehr schnell vom ZNS aufgenommen und dort zu Morphin metabolisiert. Morphin wirkt an μ-Rezeptoren, welche die typischen Wirkungen von Opiaten vermitteln (Analgesie, Euphorie, Sedation, Anxiolyse, Miosis, Atemdepression, antitussive Wirkung, Blutdrucksenkung, Bradykardie etc.). Bei länger andauernder, regelmäßiger Anwesenheit eines μ-Rezeptor-Agonisten, wie Morphin, kommt es zu Adaptationsvorgängen, deren genaues physiologisches Korrelat noch nicht geklärt ist (z.B. Adaptation funktioneller Systeme, Entkopplung der G-Proteine von der Adenylzyklase). Klinisch äußert sich diese Adaptation als Toleranzentwicklung: Zur Erzeugung einer bestimmten Wirkung muss die Dosis gesteigert werden (10- bis 20fache Dosissteigerungen kommen bei Morphin vor). Nach Entzug der Substanz kommt es zu einem Überwiegen der Adaptationsvorgänge und, abhängig vom Ausmaß der erreichten Toleranz, zur Ausbildung eines typischen Opiatentzugssyndroms.

Symptome des Opiatentzugssyndroms (ICD 10 F 11.3)

Verlangen nach einem Opiat
Rhinorrhö oder Niesen
Tränenfluss
Muskelschmerzen, Krämpfe
Abdominelle Spasmen
Übelkeit, Erbrechen
Diarrhö
Mydriasis
Piloerektion/„Gänsehaut"
Hypertonie, Tachykardie
Gähnen
Schlafstörungen

Klinisches Bild

Der Beginn des Opiatentzugssyndroms hängt von der konsumierten Substanz ab. Bei Heroin muss man nach 8 Stunden, bei Methadon nach etwa 24 Stunden nach dem letzten Konsum mit dem Beginn einer Entzugssymptomatik rechnen. Die Symptomatik erreicht dann bei Heroin nach etwa 48 Stunden und bei Methadon nach etwa 3–4 Tagen ihr Maximum. Die Ausprägung der einzelnen Symptome und ihre Kombination sind individuell recht unterschiedlich, ebenso die Dauer des unbehandelten Syndroms. Im Allgemeinen ist die Symptomatik eines „kalten" Opiatentzugs ohne ausschleichende Substitution innerhalb einer Woche abgeklungen, beim Methadonentzug kann dies bis zu 14 Tage dauern.

Bei Medikamentenabhängigkeit vom Morphintyp treten im Prinzip die gleichen Symptome auf, können aber einen unterschiedlichen Schwerpunkt bieten. Wenn beispielsweise eine Schmerzsymptomatik Anlass für die ärztliche Verordnung des Morphinderivats war, so ist nach Absetzen mit erneutem und zunächst verstärktem Auftreten der Schmerzsymptome zu rechnen; bei Vorliegen einer organischen Schmerzursache empfiehlt sich eine enge Kooperation mit schmerztherapeutisch ausgerichteten Abteilungen.

Entgiftung

Medikamentöse Behandlung. Für einen Opiatentzug ohne medikamentöse Behandlung der Entzugssymptomatik gibt es keine Gründe – die Auffassung, der Süchtige würde eine quälende Entzugssituation als

negativen Verstärker erleben und der Rückfall in alte Konsummuster damit unwahrscheinlicher werden, lässt sich empirisch nicht belegen. In den meisten Entgiftungseinrichtungen wird heute ein „homologer Entzug" mit ausschleichendem Herabdosieren eines Ersatzopioids durchgeführt. Zusätzlich werden einzelne andere Substanzen bei Auftreten spezieller Entzugssymptome eingesetzt.

Methadon. Als Substitutionsmittel kommen in Deutschland in erster Linie d,l-Methadon und Levomethadon zur Anwendung. Bei d,l-Methadon handelt es sich, chemisch betrachtet, um ein Razemat. Levomethadon (L-Polamidon®) beinhaltet nur die rechtsdrehende Form und besitzt, verglichen mit d,l-Methadon, die doppelte effektive und analgetische Potenz. Daher ist bei Dosierungsangaben stets streng zwischen beiden Substanzen zu unterscheiden.

Buprenorphin (z.B. Subutex®) ist ein partieller μ-Agonist und ebenfalls zur Behandlung des Opiatentzugssyndroms geeignet. Es gibt Hinweise darauf, dass ein durch Buprenorphin gestützter Entzug gegenüber Methadonpräparaten Vorteile bei vorbestehender Depression und in der Schwangerschaft besitzt.

LAAM (Levoalphaacetylmethadol, Orlaam®) kommt aufgrund von gehäuften Berichten von Kardiotoxizität (Long-QT-Syndrom, Torsade-de-pointes-Arrhythmien) nicht mehr zum Einsatz.

Clonidin (z.B. Catapresan®) ist durch seine Wirkung als zentraler α2-Rezeptor-Agonist zur Aktivitätshemmung der im Opiatentzug überaktiven noradrenergen Neurone im Locus coeruleus geeignet. Es vermindert in erster Linie die vegetativen Entzugssymptome, wohingegen Unruhe, Schlafstörungen, Muskelschmerzen und Suchtdruck durch Opiate besser beeinflusst werden können. Clonidin wurde als Antihypertensivum eingeführt; Blutdruckabfall und eine Pulsverlangsamung können eine Anpassung der Dosis erforderlich machen. Ein Sick-Sinus-Syndrom gilt als Kontraindikation, AV-Blockierungen oder kardiale Vorschädigung als relative Kontraindikation.

Opiatantagonisten wie Naltrexon (Nemexin®) werden zur medikamentösen Unterstützung der Abstinenzaufrechterhaltung nach durchgeführtem Entzug eingesetzt, aber auch als „Turboentzug" während einer forcierten narkosebegleiteten Kurzzeitentgiftung. Die Wertigkeit dieses Vorgehens ist bezüglich einer höheren Rate erfolgreicher Entgiftungen noch nicht beurteilbar; aufgrund der Gefahr von schwerwiegenden Komplikationen sowie des hohen technischen und personellen Aufwands kann dieses Verfahren zurzeit nicht empfohlen werden.

Doxepin wird bei leichterem Opiatentzugssyndrom eingesetzt, vor allem gegen Schlafstörungen, Suchtdruck und depressive Verstimmung. Es sollte aufgrund der Summierung der Nebenwirkungen (Blutdruckabfall mit Kollapsneigung) nicht gemeinsam mit Clonidin verabreicht werden, zusätzlich zeigen die Substanzen gegensätzliche Wirkungen am α2-Rezeptor.

Als zusätzliche Arzneimittel zur Behandlung spezifischer Entzugssymptome kommen Substanzen wie nichtsteroidale Antirheumatika (gegen Muskelschmerzen), Butylscopolamin (gegen Spasmen) oder sedierende Antidepressiva, wie z.B. Amitryptilin (gegen Schlafstörungen), zum Einsatz. Arzneimittel mit Suchtpotenzial sollten möglichst vermieden werden; wenn Benzodiazepine erforderlich sind, sind Substanzen ohne aktive Metabolite und mit langsamer Anflutungsgeschwindigkeit zu wählen (z.B. Oxazepam).

Konsum weiterer Substanzen. Bei Opiatabhängigen besteht häufig ein zusätzlicher Konsum anderer psychotroper Substanzen (Alkohol, Benzodiazepine, Kokain, Cannabisprodukte etc.). Dies ist bei der Anamnese und der Durchführung entsprechender Urinuntersuchungen zu beachten. Besteht eine behandlungs- und entzugsbedürftige Ko-Abhängigkeit (z.B. Alkohol oder Benzodiazepine), dann sollte in der stationären Situation zunächst (unter Beibehaltung der Opiatsubstitution) eine Entgiftung von diesen Substanzen durchgeführt werden.

Nachfolgend finden sich Behandlungsvorschläge für eine durch Levomethadon und eine durch Clonidin gestützte stationäre Opiatentgiftung. Im ambulanten Bereich werden zur Substitutionstherapie oft höhere Levomethadondosen verschrieben, da hierunter der Beikonsum geringer ist.

Vorschlag für einen durch Levomethadon gestützten Opiatentzug

Dosierung für jeden Patienten individuell bestimmen

Beginn mit 5–10 mg Levomethadon (L-Polamidon: 1–2 ml), bei fortbestehenden oder zunehmenden Entzugssymptomen nach 2–4 h wiederholbar

Anfangsdosis im stationären Setting meist nicht höher als 20 mg Levomethadon in 24 h

Reduktion der Dosis z.B. in Schritten von 2,5 mg/d (lineares Reduktionsschema), alternativ zu Beginn schneller (umgekehrt exponentielles Reduktionsschema)

Dauer: meist ist ein 10-tägiger Entzug ausreichend, bei hohem Substanzbedarf oder bereits längerfristig mit Methadon substituierten Patienten eventuell höher

Beachte: die Entzugssymptomatik erreicht erst in den Tagen nach Absetzen des Methadons ihr Maximum!

Beginn einer eventuellen Dauertherapie mit Naltrexon frühestens 7 Tage nach der letzten Methadongabe (Gefahr schwerer Entzugssymptomatik)!

Zusätzliche Behandlung von einzelnen Entzugssymptomen z.B. mit nichtsteroidalen Antirheumatika (Schmerzen); Butylscopolamin (Krämpfe), Amitryptilin (Schlafstörungen) nach Versagen nichtsubstanzgebundener Therapiemaßnahmen

Die Gabe von Clonidin ist erst am Ende des Methadonentzugs sinnvoll (Levomethadon < 10 mg/d), da die Substanzen kompetitiv um den α2-Rezeptor konkurrieren

Vorschlag für einen durch Clonidin gestützten Opiatentzug

Erstmalige Gabe nach Beendigung der letzten Opiatwirkung

Beginn mit Einzeldosis (0,15 mg oral), nach 2–4 h wiederholbar (nach Blutdruckkontrolle)

Mehrfache tägliche Gabe (alle 4 h) sinnvoll, Tagesdosis bis 0,9 mg (in Einzelfällen bis 1,2 mg)

Überwachung der Kreislaufparameter erforderlich; bei Blutdruckwerten unter 90/60 mmHg oder Pulsfrequenzen unter 55/min Gabe der nächsten Dosis erst nach Wiederanstieg auf einen höheren Wert

Dauer der Behandlung beim Heroinentzug 4–7 d, beim Methadonentzug bis 14 d, danach stufenweise Reduktion über 3–5 d

Unerwünschte Arzneimittelwirkungen: Sedierung, Mundtrockenheit, Obstipation, Schlafstörungen, depressive Verstimmung

Zusätzliche Behandlung von einzelnen Entzugssymptomen wie beim durch Levomethadon gestützten Entzug

5.3 Entwöhnungsbehandlung und stationäre Psychotherapie

E. Brückner

„Die Macht der Gewohnheit ist wahrlich stark."
Publilius Syrus

Die aktuelle Struktur des Suchthilfesystems hat ein an das Versorgungssetting gebundenes Verständnis auch von Entwöhnung und Psychotherapie in der Suchttherapie hervorgebracht. Davon ausgehend sollen diese Interventionsstrategien dargestellt werden. Selbstverständlich sind der Sinn und auch der Einsatz psychologischer und psychotherapeutischer Strategien nicht dadurch beschränkt – und diese Diskussion ist ein Ausgangspunkt für Überlegungen zur Restrukturierung des Suchthilfesystems.

Die so genannte stationäre psychische Entwöhnungsbehandlung findet nach dem abgeschlossenen körperlichen Entzug des Suchtstoffs statt und variiert zeitlich, je nach Einrichtung und Institution, zwischen 6 Wochen und 18 Monaten (meist 6 Monate). Stationäre Psychotherapien finden meist in Fachkliniken oder auch auf vollstationären Entwöhnungsstationen statt und werden von den Rentenversicherungen bezahlt. Eine stationäre Entwöhnungsbehandlung sollte zunächst gegen die Möglichkeiten einer teilstationären oder auch ambulanten Behandlung abgewogen werden.

Kontrollierter Konsum. Wissenschaftlich ist die Frage, ob z.B. Alkoholabhängige mit Hilfe einer entsprechenden Behandlung wieder zu einem kontrollierten Trinkstil zurückfinden können, bis heute nicht entschieden (Marlatt 1998). Aus ethischen Gründen, einer wertschätzenden Haltung und einer autonomen Entscheidungsfreiheit eines jeden Patienten gegenüber sowie vor dem Hintergrund möglichst niedrigschwelliger Angebote für eine hohe Erreichbarkeit von Suchtpatienten sollte die Möglichkeit von kontrolliertem Konsum im Sinne einer „Harm Reduction" zumindest überdacht werden. Befindet sich ein Patient jedoch vor Beginn in einer Entwöhnungsbehandlung und hat eine Entzugsbehandlung abgeschlossen, sollte an seinen bisherigen Erfolg angeknüpft und er in jedem Fall in seiner Abstinenz unterstützt werden. Außerdem stellt für den deutschen Sprachraum derzeit kontrolliertes Trinken in der Re-

gel kein realistisches Therapieziel für die Behandlung von Alkoholabhängigen dar. Zum einen sieht der Therapieauftrag der Leistungsträger dauerhafte Abstinenz als einziges Therapieziel vor, zum anderen orientieren sich alle Selbsthilfegruppen für Alkoholabhängige am Abstinenzparadigma, und in Behandlungseinrichtungen ist ein Nebeneinander von kontrolliertem Trinken und Abstinenzorientierung nicht praktikabel (Lindenmeyer 1999).

Motivation. Obwohl man idealtypisch davon ausgehen möchte, dass ein Patient in einer Entwöhnungsbehandlung bereits eine Entscheidung gegen sein Suchtmittel getroffen hat und sich – ausgehend vom Modell der Stadien der Veränderungsmotivation (Prochaska u. DiClemente 1982) – in der Handlungsbzw. Stabilisierungsphase befindet, sollte jeder Therapeut darauf vorbereitet sein, dass während der Behandlung die fortlaufende Motivation zur Beibehaltung der Abstinenz sowie die Auseinandersetzung mit einer ambivalenten Einstellung des Patienten hinsichtlich einer totalen Abstinenz dennoch eine zentrale Rolle einnehmen.

Generell sprechen für eine stationäre Behandlung:

- Fehlen eines intakten sozialen Umfelds und der Wunsch nach einem geschützten Rahmen, vor allem bei alkohol- bzw. drogengeprägtem Umfeld,
- langjährige Dauer der Abhängigkeit,
- Mehrfachabhängigkeit und Komorbidiät,
- Suizidalität,
- schwere körperliche Probleme,
- schwere soziale Folgeschäden (z.B. soziale Isolation, Arbeitsplatzverlust, Wohnungslosigkeit),
- Therapieabbruch bei früherer ambulanter bzw. stationärer Behandlung und
- nicht zuletzt zumindest das Vorhandensein eines Wunsches nach Abstinenz.

Das Ziel der Entwöhnungsbehandlung besteht darin, gemeinsam mit dem Patienten umfassende und tragfähige Voraussetzungen für eine anhaltende Abstinenz zu schaffen. Dabei sind die Therapieprogramme zumeist auf dem Prinzip der Gruppentherapie aufgebaut. Zunehmend wird jedoch ein individueller Behandlungsplan für eine Einzeltherapie im stationären Setting erstellt. Unabhängig vom Setting lassen sich folgende Ziele und Inhalte der stationären Psychotherapie bei Suchterkrankungen festhalten:

- Informationsvermittlung über die Sucht – hierbei kann es sinnvoll sein, auch Angehörige des Patienten mit einzubeziehen und sie neben Informationen über die Erkrankung auch auf Veränderungen vorzubereiten, die mit dem Suchtkranken während und nach der Behandlung ablaufen;

- Vermittlung und Erarbeitung von Störungsmodellen und Vertiefung der Krankheitseinsicht;
- fortlaufende Unterstützung zur Motivation und zum Aufbau einer stabilen Abstinenzhaltung;
- Aufdeckung einer psychischen Funktion des Suchtmittels und damit häufig verbunden das Erlernen eines angemessenen Ausdrucks von Emotionen und des Umgangs mit Affekten;
- Behandlung zugrunde liegender oder begleitender Probleme bzw. komorbider Störungen.

Therapieverfahren. Die Fachkliniken bieten in der Regel ein gemischtes Konzept aus Gruppen- und Einzeltherapie an. Zumeist handelt es sich dabei, je nach therapeutischer Ausbildung und Orientierung, um psychoanalytische, verhaltenstherapeutische, soziotherapeutische oder gestalttherapeutische Verfahren. In der Praxis findet sich zumeist eine kombinierte Anwendung von verschiedenen Elementen der „Therapieschulen". Petry (1996) nennt dies „eklektische Polypragmasie", da es immer noch an ätiologischem Wissen fehle und die gleichzeitig angewandten therapeutischen Maßnahmen sich teilweise gegenseitig behindern können. Daher bestehe die Forderung, noch stärker den indikativen Wert einzelner Behandlungskomponenten zu erforschen und auf dem Hintergrund einer ausführlichen Verhaltensanalyse zu individuelleren Behandlungsangeboten zu gelangen.

5.3.1 Gruppentherapie

Auch wenn Patienten erheblich von einer sich an die Diagnostik anschließenden individuellen Therapieplanung profitieren können, muss keineswegs das Rad für eine angemessene Behandlung für jeden Patienten gänzlich neu erfunden werden. Als sehr erfolgreich im Suchtbereich haben sich gerade Gruppenprogramme wie die Motivierungsstrategien von Petry (1993) oder auch von Miller und Rollnik (1991) sowie das Kompetenztraining von Monti et al. (1989) oder die Breitbandtherapie von Schneider (1982) bewährt. Die Selbstlektüre für Patienten „Lieber schlau als blau" (Lindenmeyer 2001a) zur Entstehung und Behandlung einer Alkoholabhängigkeit kann im stationären wie auch im ambulanten Setting eingesetzt werden. Auch Elemente aus dem Manual zur Psy-

choedukation bei problematischen Alkoholkonsumgewohnheiten von Wessel und Westermann (2002) lassen sich gut im stationären Gruppensetting umsetzen.

Das gruppentherapeutische Motivierungsprogramm von Petry (1993)

Das Behandlungsmanual enthält Materialien für 24 etwa eineinhalbstündige Gruppensitzungen mit jeweils 12 Teilnehmern. Es werden 4 Themenschwerpunkte verfolgt:
Informationsvermittlung,
Verhaltensdiagnostik,
kognitive Umstrukturierung,
Rückfallgefährdung.

In jeder Sitzung erhalten die Teilnehmer eine Therapieaufgabe, die sie gemeinsam unter Anleitung des Therapeuten bearbeiten.

Der Teil zur Informationsvermittlung bezieht sich inhaltlich auf das Krankheitskonzept des Alkoholismus: Die Wirkungsweise des Alkohols, seine langfristigen negativen Folgen und die Merkmale des Suchtprozesses werden vermittelt, wobei als klinisches Veränderungskonzept das „Health-belief"-Modell zugrunde gelegt wird. Dabei werden die Teilnehmer als Experten ihrer Suchterkrankung verstanden, die über mehr Wissen bezüglich Alkoholismus verfügen als der Gruppenleiter, der lediglich in seiner Rolle Anregungen zum Austausch geben kann und für die Strukturierung der Stunden Sorge trägt.

Die Gruppensitzungen zur Verhaltensdiagnostik sind an der klassischen Lerntheorie orientiert. Die Teilnehmer werden zur selbstständigen Durchführung einer Verhaltensanalyse ihrer Suchtentwicklung und der aktuellen Problematik angeleitet, und es werden Selbstkontrollmethoden erlernt, mit denen sie die angestrebte Verhaltensänderung selbst verstärken können. Das Programm zur kognitiven Umstrukturierung geht von kognitiven Verzerrungsmustern aus, die eine Veränderung des bestehenden Suchtverhaltens blockieren. Es geht um die Bewusstmachung von Diskrepanzen zwischen inneren Bewertungsmustern und der äußeren Realität, die zu konstruktiven Dissonanzreduktionsmechanismen und Reattributionsprozessen führen können.

Bei den Sitzungen zur Rückfallgefährdung werden kognitiv-affektive Vorläufer eines Rückfalls und die darauf folgenden Verarbeitungsmuster bewusst gemacht und Risikosituationen sowie Bewältigungsformen aufgezeigt. Darüber hinaus wird eine Einschätzung der eigenen Rückfallgefährdung erarbeitet.

> Insgesamt geht es um die Aufnahme und Verarbeitung suchtspezifischer Informationen, und damit wird eine spielerisch-probeweise Übernahme der neuerworbenen Einstellungen und Erkenntnisse in das Selbstkonzept der Teilnehmer möglich.

Gruppentherapie als Behandlung der Wahl. Nach Petzold et al. (2000) gilt für die Behandlung von Drogenabhängigkeit die Gruppentherapie, die sich von strukturierten Gruppenprogrammen unterscheidet, als die Therapieform der Wahl. Keine stationäre Einrichtung kommt ohne Gruppentherapie aus. Zumeist bieten die Einrichtungen täglich, oder verpflichtend 2-mal in der Woche, Gruppentherapien an. Bestandteil einer Entwöhnungsbehandlung stellen auch so genannte Morgenrunden dar, in denen das aktuelle Befinden der Patienten und die Tagesstrukturierung im Vordergrund stehen. Auch nach Sonntag und Tretter (2001) hat die Gruppentherapie Vorrang gegenüber der Einzeltherapie, wenngleich sie niemals als alleiniges Angebot vom Patienten in Anspruch genommen werden sollte, da zusätzliche Behandlungselemente notwendig sind (Petzold et al. 2000).

Gruppengröße. Eine Therapiegruppe von 8–12 Teilnehmern ist empfehlenswert. Es handelt sich in der Regel um „halboffene Gruppen", bei denen ausscheidende Patienten durch neue Patienten ersetzt werden. Solche Gruppen können unterschiedlich lange Therapiedauern in Abhängigkeit von der Problematik eines Patienten berücksichtigen und gewähren eine erheblich bessere Auslastung der Behandlungsplätze. Aufgrund der Fluktuation der Patienten innerhalb halboffener Gruppen empfiehlt Lindenmeyer (2001b), jeweils für jeden einzelnen Patienten einen inhaltlichen Verlauf innerhalb der Gruppentherapie zu konzipieren, der dann in Intervallen über mehrere Gruppenstunden fortgeführt werden kann. Die Gruppen sollten gemischtgeschlechtlich ausgerichtet sein, sofern nicht eine spezielle Indikation, wie etwa schwerer sexueller Missbrauch, für eine frauen- oder männerspezifische Behandlung spricht.

Methodenintegrativer Ansatz. Oft wird ein methodenintegrativer Ansatz verfolgt, mit dem Ziel der Neu- und Nachsozialisation sowie der lösungsorientierten Arbeit und dem Erschließen von Ressourcen. Eine integrative Therapie umfasst sowohl körperorientierte Elemente, wie Entspannungsverfahren, als auch psychodramatische Elemente, Rollenspiele, Klärungsorientierung und intensiven Erfahrungsaustausch in der Gruppe. Eine Gruppe bietet vielfältige Lernmöglichkeiten, zwischenmenschliche Beziehungserfahrungen und schließlich korrektive Erfahrungen, die intensive Veränderungen einleiten können. Aufgrund der besonderen gruppendynamischen Prozesse von Therapiegruppen möchten Petzold et al. (2000) sie von zweckgerichteten Gruppenprogrammen oder verhaltenstherapeutisch angeleiteten Lerngruppen mit spezifischer Zielsetzung unterscheiden.

Wirkfaktoren. So unterschiedlich in der Tat die thematischen Schwerpunkte und die therapeutischen Vorgehensweisen in Gruppen sein mögen, so haben sie doch stets sowohl einen entlastenden als auch gleichzeitig einen konfrontativen Charakter. Ob psychoanalytisch, gestalttherapeutisch, kognitiv, verhaltenstherapeutisch, psychoedukativ oder methodenintegriert ausgerichtet, zeichnen sich Gruppen und ihre besondere Dynamik durch vielschichtige Wirkfaktoren aus (Yalom 1974):

- Aufbau von Hoffnung,
- Universalität der Störung erkennen lernen und damit einhergehend Abbau von Schamgefühlen,
- Altruismus und soziale Kompetenz entwickeln und Abbau sozialer Ängste,
- korrigierende Wiederholungen der Familiensituation als Primärgruppe,
- Lernen am Modell von Gruppenmitgliedern und Therapeutenverhalten,
- interpersonelles Lernen: Umgang mit Konflikten und Üben von Solidarität,
- Gruppenkohäsion: Gefühl einer weiterführenden Gruppenidentität kann entstehen.

5.3.2 Einzeltherapie

Bedeutung. Die Einzeltherapie als Teil des Gesamtangebots einer stationären Behandlung gewinnt zunehmend an Bedeutung. Gerade innerhalb der Alkoholbehandlung bestand lange Zeit das Dogma der Gruppentherapie, da man annahm, dass Alkoholabhängige nur durch die Auseinandersetzung mit anderen Betroffenen das wahre Ausmaß ihrer Abhängigkeit erkennen und sich diese eingestehen können. Diese Annahme ist jedoch empirisch nicht begründbar, und die Durchführung von Einzeltherapien hängt derzeit eher von den ökonomischen Gegebenheiten der Behandlungseinrichtungen ab (Lindenmeyer 1999). Ebenso sollte die allgemein herrschende Auffassung überprüft werden, dass Gruppen weniger gut für opiatabhängige Patienten geeignet seien bzw. sie von Gruppenangeboten weniger profitieren könnten und der Einzelbehandlung bedürfen.

Vorteile. Vielen Patienten fällt es in einer Einzeltherapie leichter, erstmals offen über das wahre Ausmaß ihrer Suchtvergangenheit mit Verheimlichungen, sozialen und partnerschaftlichen Schwierigkeiten etc. zu sprechen. Zudem bietet die Einzeltherapie die Möglichkeit, aufgrund einer eingehenden Problemanalyse einen Therapieplan zu erstellen, der auf die individuelle Problematik eines Patienten und womöglich seiner komorbiden Problembereiche zugeschnitten ist. Gerade bei drogenabhängigen Patienten finden sich häufig posttraumatische Belastungsstörungen, nicht zuletzt aus traumatischen Erfahrungen während ihrer Drogenkarriere. Krausz et al. (1999) fanden in einer Untersuchung von 219 Hamburger Opiatabhängigen eine Lebenszeitprävalenz psychischer Störungen von insgesamt 51%, inklusive der Persönlichkeitsstörungen (62%). Im Rahmen der stationären Behandlung Alkoholabhängiger werden bei etwa 1/3 der Patienten Persönlichkeitsstörungen diagnostiziert, wobei Reliabilität und Validität der Aussagen jedoch angezweifelt werden können. Vor allem wird immer wieder die Beziehung zwischen Depression und einer Alkoholproblematik diskutiert, wobei sich eher Belege für das Auftreten der Alkoholproblematik als sekundär-reaktive Abhängigkeitsentwicklung finden lassen (Petry 1996). Insgesamt kann davon ausgegangen werden, dass die Einzelbehandlung auch im stationären Setting indiziert ist und bei komorbiden Störungen als unerlässlich betrachtet werden sollte.

Patient-Therapeut-Beziehung. Im Einzelsetting lässt sich, im Gegensatz zum Gruppensetting, eine weitaus intensivere und vertrauensvollere Patient-Therapeut-Beziehung herstellen, die für die persönlichen Zielsetzungen des Patienten und eine gute Zusammenarbeit förderlich ist. Bereits der gemeinsamen sorgfältigen Erarbeitung eines individuellen Erklärungsmodells für die eigene Abhängigkeitserkrankung und die aufrechterhaltenden Bedingungen kommt größte Bedeutung für den Aufbau einer stabilen Therapiemotivation zu und legt die Basis für eine gute Compliance. Weitaus stärker als in Gruppen möglich, können die individuellen Ziele und Wünsche eines Patienten an die Behandlung berücksichtigt und mit denen des Therapeuten verglichen, besprochen und in „Passung" gebracht werden, um daraus für den Patienten möglichst transparent therapeutische Interventionen abzuleiten. Die Zielfindung des Patienten nimmt häufig bereits großen Raum ein, da damit die Auseinandersetzung mit einer ambivalenten Einstellung bezüglich seines Suchtmittels bzw. der Abstinenz einhergeht.

Voraussetzungen. Für die Durchführung von Einzeltherapien im stationären Setting bedarf es besonders hoher Professionalität des Therapeuten sowie solider und differenzierter psychotherapeutischer Kenntnisse, während in Gruppensettings diese Aspekte sicher auch wichtige Voraussetzung sind, die spezielle Dynamik einer Gruppe jedoch ihre eigenen Wirkmechanismen mit sich bringt.

5.3.3 Verhaltenstherapeutische Interventionen

Im Folgenden werden verhaltenstherapeutisch ausgerichtete Interventionen vorgestellt, die sich vor allem auf das Einzelsetting beziehen. Viele Behandlungselemente lassen sich jedoch auch auf das Gruppensetting übertragen und sind als einzelne Bausteine gut in den gruppentherapeutischen Prozess integrierbar. Die Aufführung der Behandlungselemente folgt keiner aufbauenden Reihenfolge und ist von daher nicht als Vorschlag für eine Therapiestrukturierung zu verstehen. Es empfiehlt sich jedoch, stets mit einer Informationsvermittlung zum Suchtmittel und der Auseinandersetzung mit der Abhängigkeit zu beginnen. Die Behandlungselemente sollten keinesfalls nach dem „Gießkannenprinzip" über jeden Patienten ausgeschüttet werden – nicht alle Interventionen sind für jeden Patienten und zu jedem Behandlungszeitpunkt angemessen oder hilfreich. Es bedarf zuvor, neben einer guten Diagnostik, einer Verhaltensanalyse und einer daraus abgeleiteten individuellen Therapieplanung. Bezüglich des Settings in halboffenen Gruppen sollte sich der Behandelnde stets vergegenwärtigen, an welchem Punkt der Behandlung sich die einzelnen Patienten befinden und was für sie zumutbar und hilfreich ist sowie die Wahl der Interventionen für die gesamte Gruppe danach ausrichten. Das bedeutet zusammengefasst: Vor kochbuchartiger Anwendung sei der Leser gewarnt!

„Rückfallprävention" wird nicht als gesondertes Behandlungselement aufgeführt, da alle Interventionen einer stabilen Abstinenz dienen und sich unter dem Stichwort „Rückfallprävention" zusammenfassen ließen.

Informationsvermittlung und Auseinandersetzung mit der Abhängigkeit

Zusammenarbeit von Patient und Therapeut. Die Informationsvermittlung umfasst zunächst eine Aufklärung über die Diagnose und die ihr zugeordneten Kriterien bzw. Symptome. Findet sich der Patient darin wieder? Patienten sind selbst die besten Experten ihrer Suchterkrankung. Informationsvermittlung könnte man daher treffender als gemeinsame Wissenserarbeitung bezeichnen, die der Therapeut eher durch sein klinisches Fachwissen ergänzt, z.B. bezüglich somatischer und psychischer Wirkungen sowie Nebenwirkungen des Suchtstoffs. Die differenzierte Auseinandersetzung mit dem Suchtstoff und der eigenen Abhängigkeit führt zu einer höheren Sensibilität und Genauigkeit im Umgang mit dem Suchtstoff. Erst mit dem entsprechenden umfassenden Wissen wird es möglich, das ganze Ausmaß der eigenen Abhängigkeit zu realisieren bzw. wird eine Verharmlosung „verunmöglicht".

Zur Auseinandersetzung mit der Problematik können verschiedene Erklärungsmodelle besprochen werden. Kurz- und langfristige Vor- und Nachteile von Abstinenz lassen sich in einer 4-Felder-Tafel zusammentragen (Marlatt 1985). Dabei kann es auch darum gehen, als Grundlage für eine fundierte Therapieentscheidung explizit die Ambivalenz zu fördern und dem Patienten Motivationshürden im weiteren Behandlungsverlauf zu verdeutlichen (Lindenmeyer 2001b). Die Vermittlung von Informationen, die Beschäftigung mit Suchtmodellen und die Auseinandersetzung mit der eigenen Abhängigkeit sollten schließlich nicht zuletzt dem Ziel dienen, positive Erwartungen bezüglich der Therapie aufzubauen sowie Hoffnung und Abstinenzzuversicht zu schaffen bzw. zu stärken. Gute Anleitungen, Materialien und Anregungen für eine Informationsvermittlung finden sich beispielsweise bei Petry (1993), Lindenmeyer (2001b) sowie Wessel und Westermann (2002).

Motivationsaufbau, Ressourcenförderung

Schwierigkeiten. Eine gelungene Informationsvermittlung und die Auseinandersetzung mit der Sucht sowie eine gute und stabile Therapeut-Patient-Beziehung dienen stets der Förderung von Motivation. Dennoch sei der Motivationsaufbau hier als eigenständiger Punkt aufgeführt. Die Motivation zu fördern, ist häufig kein einfaches Unterfangen. So

schlägt beispielsweise zumeist der Versuch fehl, den Raucher mit abschreckenden Bildern von „Raucherkrankheiten" zum Aufgeben seiner Sucht zu bewegen. Konfrontation zum rechten Zeitpunkt ist sicherlich sinnvoll, dozierende Präsentationen von Informationen sind jedoch selten fruchtbar. Dagegen ist das Anknüpfen an das Expertenwissen eines Patienten um seine Problematik im Sinne einer Ressourcenförderung weitaus effektiver. Die Motivationsfrage und Bagatellisierungstendenzen werden gerade in der Suchttherapie als Kernproblem aufgefasst. Dabei hat sich jedoch gezeigt, dass Suchtpatienten lediglich in der Kontaktphase zum Bagatellisieren neigen, während sie im Therapieverlauf überdurchschnittlich offen sind und zuverlässige Angaben zum Suchtverhalten machen (Petry 1996).

Eine motivierende Konfrontationsstrategie besteht in der oben bereits erwähnten Erarbeitung und Niederschreibung von kurz- und langfristigen positiven und negativen Konsequenzen der Sucht, die im gesamten Therapieverlauf immer wieder eingesetzt werden kann. Mehr noch als der Wegfall negativer Begleiterscheinungen der Sucht motivieren eigene Ziele des Patienten, die mit dem Problemverhalten nicht kompatibel sind. Es lohnt sich, solche individuellen Ziele gründlich zu erarbeiten und in den Vordergrund zu stellen (z.B. sportliche Ziele, Familiengründung, Anstreben eines bestimmten Berufs). Viele Patienten sind es leid, ständig über ihr problematisches Verhalten zu sprechen und damit immer wieder mit ihrem „Versagen" konfrontiert zu werden. Jeder Patient hat Stärken und Vorlieben, und es empfiehlt sich, diese mit dem Patienten ausfindig zu machen, explizit zu fördern und auszudehnen. Schließlich sind auch Lob und Verstärkung des Therapeuten erforderlich, um Motivation aufrechtzuerhalten. Jedes kleine Therapieziel, das erreicht werden kann, ist keine Selbstverständlichkeit, sondern sollte vom Therapeuten geschätzt, honoriert und dem Patienten als Erfolg rückgemeldet werden. Es kann auch mit dem Patienten eine Verstärkerliste erarbeitet werden, wie er sich selbst für seine Erfolge belohnen möchte.

Aufbau alternativer Verhaltensweisen und angenehmer Aktivitäten

Mit dem Abbau problematischen Verhaltens ist der Aufbau von Alternativverhalten und angenehmen Aktivitäten zwingend erforderlich. Wer sich täglich – exzessiv – mit seinem Suchtmittel und den dazugehörigen Problemen beschäftigte, droht mit der Abstinenz in einen „Leerraum" zu fallen. In stationären Einrichtungen wird dies durch vielfältige Angebote und eine klare Tagesstrukturierung meist gut aufgefangen. Es gilt jedoch in der Entwöhnung, den Patienten auf das Leben ohne geschützten Rahmen vorzubereiten. Es sollte frühzeitig damit begonnen werden, mit dem Patienten ausfindig zu machen, wie er seinen Tag, seine Freizeit zu verbringen gedenkt. Der Patient kann dazu angeregt werden, im Sinne von „Experimenten" zu erkunden, welche Hobbys es gab und gibt bzw. was früher Spaß gemacht hat. Auch hier ist oft zusätzlich Aufklärung vonnöten. Viele Patienten haben schlichtweg verlernt, wie sich Freizeit gestalten lässt und was ihnen Spaß macht. Als Anregung bietet sich hier die Liste angenehmer Aktivitäten von Hautzinger et al. (1994) an. Der Therapeut sollte sich nicht scheuen, dem Patienten darüber hinaus ganz pragmatisch und konkret Hilfestellung bei alltäglichen Schwierigkeiten zu geben (z.B. Umgang mit Schulden, Bewerbungsschreiben, Suche nach Selbsthilfegruppen etc.), um ihn in seinen Absichten zu unterstützen; ggf. kann auf andere Einrichtungen oder Beratungsstellen verwiesen und der Kontakt dorthin gebahnt werden.

Tagebücher, Trinkprotokolle, Problemanalyse

Im Alkoholbereich werden häufig so genannte Trinktagebücher eingesetzt, was zum einen diagnostischen Zwecken dient, zum anderen als Material für die weiterführende Beschäftigung mit auslösenden Bedingungen und dem Ausmaß des Konsums eingesetzt werden kann. Häufig hat die Protokollierung unerwünschten Verhaltens mit Bilanzierung der eigenen Problematik bereits den „Nebeneffekt" einer Reduktion des Problemverhaltens. In der stationären Entwöhnung, bei der von Abstinenz auszugehen ist, sind solche Protokolle in dieser Form nicht einzusetzen, sehr gut jedoch abwandelbar. Es bietet sich z.B. an, in täglicher Selbstbeobachtung das Verlangen nach dem Suchtmittel in Prozentangaben zu notieren sowie dazu die Situation, Gedanken und Gefühle und in erweiterter Form auch die Bewältigungsmaßnahmen zu protokollieren.

Beispiel für ein Selbstbeobachtungsprotokoll

Situation: In der Gruppe, als XY von seiner Beziehung und dem letzten Rückfall berichtete, …
   Gedanken und Gefühle: erinnerte ich mich an eigene Beziehungsprobleme und Verlust der Freundin, traurig, wütend, …
   Ausmaß des Verlangens: 70%
   Was habe ich getan, um dem Verlangen standzuhalten? Kaffee trinken mit XY und Spaziergang im Park, dann Fernsehen, …

Therapeutischer Nutzen. Mit Hilfe solcher Selbstbeobachtungsprotokolle finden eine ständige Auseinandersetzung mit der Sucht und eine Sensibilisierung für das Auftreten des Verlangens nach dem Suchtstoff statt. Es lassen sich anhand dieser Protokolle sowohl kritische Situationen zusammentragen als auch Bewältigungsmaßnahmen sammeln, die auf ihre Anwendbarkeit hin überprüft und gegebenenfalls abgeändert werden können. Schließlich kann der Patient mit dem Material dieser Notizen explizit auch zu eigenen Problemanalysen im Sinne des S-O-R-K-C-Modells (Sonntag u. Tretter 2001) angeleitet werden sowie darüber Selbstkontrollstrategien erlernen und mehr und mehr zu seinem eigenen Therapeut werden.

Entscheidend für die Qualität der Daten ist eine möglichst zeitnahe Protokollierung. Daher ist es günstig, wenn der Patient das Tagebuch stets bei sich trägt und eine einfache Form der Protokollierung findet.

Ablehnungstraining

Sowohl abstinente Alkoholabhängige als auch abstinente Raucher oder Drogenabhängige werden immer wieder von Außenstehenden aufgefordert oder dazu gedrängt, ihr Suchtmittel zu konsumieren. Bei Drogenabhängigen ist es deshalb wünschenswert, wenn Kontakte außerhalb der Szene aufgebaut werden können. Auch Medikamentenabhängige kommen in Situationen, in denen sie ablehnen müssen, beispielsweise bei einem Arzt, der um die Abhängigkeit nicht weiß und ein Medikament mit Suchtpotenzial verschreibt. Während beim Rauchen, was immer mehr als sozial unerwünschtes Verhalten gilt, das Ablehnen von Zigaretten oft mit Achtung aufgefasst wird, haben es Alkoholabhängige vergleichsweise schwer, da sie besonders häufig „sozialen Verführungssituationen" begegnen, in denen sie zum Mittrinken aufgefordert werden und soziale Ausgrenzung befürchten. Damit diese Situationen keine Risikosituationen für Rückfälle darstellen, ist es sinnvoll, assertive Fertigkeiten, die leichteres Ablehnen ermöglichen, zu üben. Hierzu bieten sich vor allem Rollenspiele an, die möglichst realistisch gestaltet werden sollten (siehe auch Fliegel et al. 1994). Dabei sollte zuvor bedacht werden, in welchen Situationen ein Patient seine Abhängigkeit offen legen möchte bzw. in welchen Situationen dies nicht der Fall ist. Lindenmeyer (1999, 2001b) führt folgende relevante Übungssituationen auf:

- Besuch von Trinkkumpanen oder Stammkneipe,
- Ablehnen von Alkoholangeboten bei Familienfeiern oder Partys,
- Ablehnen von Alkoholangeboten bei einer Verabredung/einem Flirt,
- Ablehnen von Alkohol am Arbeitsplatz,
- Ablehnen von alkoholhaltigen Medikamenten oder Medikamenten mit Suchtpotenzial in der Apotheke, im Krankenhaus oder beim Arzt.

Expositionsübungen

Vermeiden oder bewältigen. Generell hat der Patient die Wahlmöglichkeiten, auslösende Situationen seiner Sucht zu meiden oder zu bewältigen. Die Entscheidung für „Vermeidung" kann gerade im Drogenkontext durchaus sinnvoll sein und sollte mit dem Patienten diskutiert werden. Das Meiden der „Szene" oder von bestimmten Partys kann mit dem Entschluss des Patienten für eine andere Lebensführung zusammenhängen und sollte therapeutische Unterstützung finden. Viele Auslöser sind jedoch weder vermeidbar noch wäre es sinnvoll, eine Vermeidung anzustreben. In der Exposition in vivo geht es darum, den Patienten mit individuell relevanten Auslösebedingungen zu konfrontieren, dadurch ein Verlangen nach dem Suchtmittel zu erzeugen und die Situationen schließlich abstinent zu bewältigen. Exposition in vivo bedarf zunächst einer umfassenden „kognitiven Vorbereitung" des Patienten und genauen Instruktionen eines erfahrenen Therapeuten; auch Angehörige zu informieren kann sinnvoll sein. Expositionsübungen bedürfen immer der Wiederholung und stellen weder eine Mutprobe noch einen Härtetest dar. Lindenmeyer (2001b) betont, dass es nicht darum geht, für jede Risikosituation eine optimale Bewältigungsreaktion zu finden, sondern für die Abstinenz sei vielmehr entscheidend, dass der Patient selbst bei zunächst erfolglosen Bewältigungsbemühungen ausreichend Abstinenzzuversicht behält, um selbst starkem Verlangen in einer Risikosituation standhalten zu können.

Problemlösetraining. Versteht man Psychotherapie als Problemlösung, so bedeutet dies, den Patienten zu trainieren, seine eigenen Probleme zu lösen. Ein Problemlöseschema lässt sich auf suchtbezogene Probleme anwenden, versetzt den Patienten jedoch darüber hinaus generell in die Lage, es auf die ihm begegnenden alltäglichen Probleme anzuwenden. An erster Stelle des Problemlöseschemas steht eine kurze Problemdefinition. Der zweite Punkt der Lösungsgenerierung – bei der wertfrei möglichst viele, auch absurde Lösungsvorschläge im Brainstorming gesammelt werden – wird von vielen Patienten als große Entlastung erlebt, da sich auch in ausweglos erscheinenden Situationen wieder Handlungsspielraum eröffnet. Erst dann werden schrittweise alle Lösungsvorschläge hinsichtlich ihrer positiven und negativen Konsequenzen bewertet, schließlich wird eine Lösungsmöglichkeit ausgewählt und dann ihre Umsetzung geplant. Der entscheidende Schritt ist das Abstandnehmen von den unterschiedlichen Lösungsvorschlägen. Es folgen die Umsetzung und Bewertung der Lösungsstrategie und gegebenenfalls die Einbeziehung eines zweiten Lösungsvorschlags (D'Zurilla u. Goldfried 1971, Kanfer et al. 1990).

Erstellen von Krisen- und Notfallplänen

Eine gute Verhaltensanalyse und das Wissen um das eigene Konsummuster sowie Risikosituationen sind die Basis für das Erstellen individueller Krisenpläne zur Rückfallprävention. Auf diese Situationen sollte der Patient vorbereitet werden, das heißt es werden Bewältigungsstrategien erarbeitet, die der Patient in Form einer knappen Liste bei sich tragen und bei starkem Verlangen nach dem Suchtmittel zu Rate ziehen kann. Dazu eignen sich beispielsweise Namen mit Telefonnummern von Freunden, die der Patient in einer Krisensituation anrufen kann, konkrete Maßnahmen zur „Spannungsreduktion", hilfreiche Sätze/Selbstverbalisationen, die z.B. an Erfolge oder Ziele des Patienten erinnern etc. Darüber hinaus muss der Patient auf Notfälle und Rückfälle vorbereitet werden. Da der Konsum jeglicher Drogen und Medikamente grundsätzlich gefährlich, gar lebensbedrohlich werden kann, ist bei dieser Patientengruppe eine umfassende Aufklärung über Wirkungen von Mischkonsum und Überdosierung erforderlich sowie die Vermittlung von Gegenmaßnahmen: Was ist zu tun bei

Atemstillstand, Schockzuständen, Krampfanfällen, Bewusstlosigkeit, Nervenlähmungen etc.?

Umgang mit dem Rückfall. Schließlich sind Rückfälle auch bei guter Abstinenzprognose niemals ganz auszuschließen, und ein Patient sollte über einen konkreten Plan für den Umgang mit eventuellen Rückfällen verfügen und lernen, den Rückfall im Sinne einer Schadensminimierung möglichst schnell zu beenden. Lindenmeyer (1999) schlägt vor, gemeinsam mit dem Patienten und den nächsten Bezugspersonen geeignete Schritte für diesen Fall zu vereinbaren, die der Patient auf einer kleinen „Notfallkarte" bei sich tragen kann. Dazu gehört zu entscheiden, welche Personen hilfreiche und geeignete Ansprechpartner bei einem Rückfall sind und festzulegen, in welcher Reihenfolge Maßnahmen umgesetzt werden. Nach einem Rückfall stehen die Wiedergewinnung der Abstinenzzuversicht und die Stärkung des Selbstvertrauens bezüglich der eigenen Änderungsfähigkeit sowie die Vorbereitung des Patienten auf erneute Risikosituationen im Vordergrund der weiteren Behandlung.

Rückfallmanagement

Rückfälle treten bei etwa der Hälfte der Absolventen einer Entwöhnungstherapie auf (Körkel 2001). Ein Therapeut sollte um folgende Risikofaktoren für einen Rückfall wissen, die vor allem in der Alkoholismusforschung gefunden wurden (Körkel 1991):

* fortbestehende positive Gedanken bezüglich des Suchtmittels, z.B. die Überzeugung, kontrolliert konsumieren zu können;
* anhaltender massiver Suchtmittelkonsum in der Vorgeschichte;
* anhaltendes Ungleichgewicht des gesamten Beziehungshaushalts des Patienten und anhaltende soziale Belastungen;
* Auftreten kritischer Lebensereignisse;
* spontane Gefühlsschwankungen;
* unzureichende soziale Fertigkeiten;
* situative Faktoren mit Substanzkonsum, wie hoher Substanzmittelkonsum am Arbeitsplatz;
* ein generell niedriges Selbstwertgefühl;
* schwerwiegende soziale Defizite, wie Arbeitslosigkeit oder Obdachlosigkeit;
* stärkere Rückfallgefährdung bei Frauen.

Weiterbehandlung nach einem Rückfall. Grundsätzlich muss ein Rückfall kein Abbruchgrund für eine therapeutische Behandlung darstellen. Nach Körkel (1991) sollte im stationären Bereich die generelle, oft affektgeleitete „disziplinarische Entlassung" rückfällig gewordener Patienten durch die Option einer einzelfallbezogenen Rückfallbehandlung ersetzt werden, da die Weiterbehandlung stationär rückfällig gewordener Patienten positive Auswirkungen auf deren spätere Abstinenz hat. Ob ein Patient nach einem Rückfall weiterbehandelt werden kann, muss im Einzelfall entschieden werden. Die Weiterbehandlung von Rückfällen kann abstinente Patienten oder Patienten mit noch geringer Abstinenzzuversicht höchst verunsichern oder verärgern. Die Bearbeitung des Rückfalls sollte möglichst zeitnah zum Rückfall liegen. Im Sinne einer ausführlichen Mikro- bzw. Rückfallanalyse ist das Ereignis mit dem Betroffenen zu besprechen, damit der Patient selbst die Vorläufer und Entscheidungsschritte hinsichtlich erneuten Konsums entdecken und nachvollziehen kann und sich schließlich daraus Strategien für die weitere Behandlung ableiten lassen.

Einbeziehung von Angehörigen

Bedeutung. Die Einbeziehung von Angehörigen ist in der Arbeit mit Suchtpatienten essenziell. Suchterkrankungen betreffen stets die ganze Familie, und das Verhalten von Angehörigen nimmt erheblichen Einfluss auf den Verlauf einer Therapie. Im deutschsprachigen Raum sind der Einbeziehung von Angehörigen jedoch enge zeitliche Grenzen gesetzt, so dass in der Regel schwerwiegende Familien- oder Partnerschaftsprobleme nicht hinreichend bearbeitet werden können. Inwieweit Angehörige in die Therapie einbezogen werden und mitwirken, sollte letztlich immer der Entscheidung des Patienten überlassen bleiben. Auch eine deutliche Distanzierung von Angehörigen kann für einen Patienten sinnvoll sein.

Vorgehen. Hilfreich sind nicht nur für Patienten, sondern auch für Angehörige zunächst gute Aufklärung und Informationsvermittlung bezüglich der Abhängigkeitsproblematik und des Umgangs mit der Sucht sowie die Vorbereitung auf die in der Therapie stattfindenden Veränderungen. Wenn es der Patient wünscht oder wenn eine abhängige Persönlichkeitsakzentuierung vorliegt, kann ein Partner auch als Ko-Therapeut bei Expositionsübungen fungieren. Des Weiteren sollte nach Lindenmeyer (1999) die Einbeziehung von Angehörigen dem Aufbau positiven Erlebens und gegenseitigen Verstehens dienen, um dadurch die Abstinenzzuversicht aller Beteiligten zu erhöhen. Für eine gemeinsame Bewältigung von Rückfallrisiken sollte ebenso eine Verbesserung der Kommunikations- und Konfliktlösefertigkeiten eines Paares angestrebt werden.

Fallbeispiel

Im Folgenden werden exemplarisch eine Verhaltensanalyse und ein Behandlungsplan für die Therapie im Einzelsetting vorgestellt.

Es handelt sich um einen 38-jährigen alkoholabhängigen Patienten mit ausgeprägten sozialen Ängsten und einer Panikstörung, vorrangig ist die Angst vor Ersticken in Essenssituationen mit anderen Personen. Der Patient hatte gerade den körperlichen Entzug abgeschlossen. Nach ausführlicher Erhebung der Lern- und Lebensgeschichte sowie der Entwicklung der Abhängigkeitsproblematik und Besprechung der Therapieziele wurden die folgende Verhaltensanalyse erstellt (gekürzte Darstellung) und die unten aufgeführten Behandlungsschritte geplant.

Verhaltensanalyse und funktionales Störungsmodell

Der Patient hat über etwa 4 Jahre täglich eine Flasche Schnaps getrunken, wenn er nach der Arbeit allein in seine Wohnung zurückkam. Da er gerade umgezogen war, hatte sich sein Freundeskreis stark reduziert, und er war viel allein, wobei der Alkohol sowohl dazu diente, sein Alleinsein nicht wahrnehmen zu müssen, als auch zur Beruhigung nach beruflichem Stress und später der Linderung der Entzugserscheinungen. Verstärktes Trinken trat daneben in sozialen Situationen beim Essengehen mit anderen auf, mit dem Gedanken: „Wenn ich viel trinke, habe ich meine Ängste besser im Griff" und dem erlebten Gefühl des Gelöstseins und weniger sozialer Gehemmtheit.

Entstehungshintergrund: Als Hintergrund für die sozialen Ängste, die der Alkoholerkrankung vorangingen, ist der Erziehungsstil der Mutter anzuführen, mit den Zielen, nicht aufzufallen und sich anzupassen, sowie des Weiteren die Entwicklung des Stotterns, welches über Jahre extreme Hänseleien mit sich brachte und den Patienten nachhaltig verunsicherte. Der Vater war Modell für exzessives Trinkverhalten. Berufliche Belastung sowie anhaltende soziale und klaustrophobe Ängste stellten über Jahre eine chronische Stresssituation für den Patienten dar. Außerdem waren unbefriedigende Partnerschaften und nicht bestandene Abiturprüfungen zusätzliche Belastungsfaktoren.

Erstauftrittsbedingungen: Exzessives Trinken begann mit 22 Jahren nach einer Trennung von der damaligen Partnerin. Es bestand die Angst, keine Freundin mehr zu finden, und der Alkohol diente der Vermeidung dieser aversiv erlebten Gefühlszustände. Während dieser Zeit begann der Beruf sehr anstrengend zu werden. Es fanden lange Sitzungen und häufige Essenstermine mit Kollegen statt. Hierbei erlebte der Patient die sozialen und klaustrophoben Ängste als besonders belastend. Er begann, sich durch Trinken Entspannung zu verschaffen.

Aufrechterhaltende Bedingungen: Die kurzfristig positive Konsequenz, die Ängste unter Alkohol weniger wahrzunehmen bzw. sich sozial ungenierter verhalten zu können (den Raum verlassen), haben im Sinne einer inadäquaten Selbstmedikation die Alkoholerkrankung aufrechterhalten. Anhaltende Gefühle von Einsamkeit und Defizite im Umgang mit negativen Emotionen haben ebenfalls zur Fortdauer des Problemverhaltens beigetragen. Als sich eine körperliche Abhängigkeit entwickelt hatte, hielt ein somatischer Teufelskreis (Trinken, Entzugserscheinungen, aversive Zustände, Trinken) das Problem weiterhin aufrecht.

Intrapsychische und interpersonelle Funktionalität: Intrapsychisch diente der Alkohol der Vermeidung von aversiven Gefühlszuständen (Trennungsschmerz, soziale Ängste) sowie der kurzfristigen Reduktion von Stresserleben im Beruf. Interpersonell bot der Alkohol dem Patienten die Möglichkeit, sich gemäß seiner inneren Regeln in Gesellschaft anderer unauffälliger zu verhalten und vor anderen seine Ängste zu verbergen.

Behandlungsplan

Aufbau einer tragfähigen Therapeut-Patient-Beziehung sowie Entwicklung und Besprechung des Störungsmodells, dabei Steigerung der emotionalen Wahrnehmungsfähigkeit.

Informationsvermittlung und Auseinandersetzung mit der Abhängigkeitsentwicklung.

Informationsvermittlung zur Angst/Panik und Erarbeitung eines individuellen Teufelskreises von Gedanken, Gefühl, Körperreaktion und Verhalten sowie Änderung der Fehlattributionen von körperlichen Reaktionen im sokratischen Dialog mit dem Schwerpunkt auf der Angst vor Ersticken bezüglich sozialer und klaustrophober Situationen.

Abbau sozialer Ängste durch Training sozialer Kompetenz im Dialog und Rollenspiel in Bezug auf Äußernkönnen eigener Bedürfnisse und Forderungen stellen sowie alkoholbezogenes Ablehnungstraining im Rollenspiel zu gesellschaftlichen Trinkstandardsituationen.

Identifikation eines differenzierten Risikoprofils durch Tagebuchführung und Protokollierung von Alkoholtriggern.

Erhöhung der Abstinenzzuversicht durch Erlernen alternativer Bewältigungsfertigkeiten.

Konfrontation mit Risikosituationen durch geleitete Vorstellungsübungen und Exposition in vivo.

Erstellung eines Notfallplans zur Rückfallprävention und für den Umgang mit eventuellem Rückfall.

Erarbeitung einer langfristigen beruflichen und privaten Lebensperspektive.

5.4 Sucht und Familie

B. Gemeinhardt, G. Farnbacher

Bedeutung von Familie und sozialem Kontext. Im Rahmen der Arbeit mit Suchtkranken ist es unerlässlich, auch den sozialen und familiären Kontext in eine Behandlungsstrategie einzubeziehen. Hier liegen verschiedenste Verursachungsfaktoren zur Aufrechterhaltung und Entstehungsgeschichte der Symptomatik. Zudem sind Familienmitglieder, Freunde und andere Netzwerke gleichermaßen auch von dieser Erkrankung betroffen und tragen nicht unwesentlich zur Aufrechterhaltung der Sucht oder ihrer Bewältigung bei. Aus diesem Grund beginnt die systemisch familientherapeutisch orientierte Behandlung Suchtkranker, eine zunehmend relevante Rolle zu spielen. Dazu werden verschiedene Erkenntnisse über die Beeinflussung von Familie und Familienmitgliedern im Rahmen einer Suchterkrankung diskutiert. Abschließend werden verschiedene therapeutische Grundgedanken und Interventionen aus der therapeutischen Praxis dargestellt. Diese werden mit Hilfe von Fallbeispielen veranschaulicht.

Sucht als Familienproblem. Sucht ist ein Problem, das die gesamte Familie angeht und betrifft. Es gibt eine Menge an „Kombinationsmöglichkeiten", inwieweit Familienmitglieder von Sucht und Drogenkonsum betroffen sein können, und deshalb ist es wichtig, diese Familien gerade auch in ihrer Einzigartigkeit ken-

nen zu lernen. Erlaubt diese Vielfalt der Zusammenhänge innerhalb der Familie überhaupt die Entwicklung einer Theorie zur Beschaffenheit einer Suchtfamilie? Dies ist eine schwer zu beantwortende Frage, der sich Behandler und Wissenschaftler, von unterschiedlichen Überlegungen geleitet, nähern und genähert haben. Schritte zu einer „Einkreisung" bestimmter Schwerpunktthemen werden unternommen, unterschiedliche Beziehungskonstellationen analysiert. Dabei geht es zum einen um die Betrachtung von Konsumenten legaler oder illegaler Drogen und zum anderen darum, ob der Konsument der Kinder- oder der Erwachsenenebene zugehörig ist. Dies kann in der Praxis eine künstliche Trennung darstellen, die dennoch erste Schritte der Differenzierung erlaubt.

5.4.1 Systemische Perspektive der Sucht

Umgang in der Familie. Bei der Arbeit mit Familien kann davon ausgegangen werden, dass sich auch hier das System „Familie" auf das Symptom, die Suchtmittelabhängigkeit, einstellt. Spezifische familiäre Regeln für den Umgang miteinander werden aufgebaut. Diese beinhalten die Arten der Kommunikation, Rollenzuteilungen sowie die Definition von Beziehungsmustern und von bestimmten Positionierungen und Hierarchieebenen. Es fällt auf, dass in diesen Familien die Grenzen zwischen den Generationen in vielen Fällen verwischt sind, das heißt Kinder übernehmen z.B. Erwachsenenfunktionen und umgekehrt. Angehörige verschiedener Systemebenen koalieren miteinander und schaffen nicht selten ein Bündnis gegen einen anderen Beziehungspartner. Häufig funktioniert dies in der Praxis so, dass sich ein Elternteil mit einem Kind gegen den anderen Elternteil verbündet bzw. dass das Kind Eltern- und Erwachsenenfunktionen übernimmt und der andere Elternteil (in den meisten Fällen der trinkende Elternteil) seine Verantwortung und seine Funktion in der Familie abgibt. Die familiären Hierarchien verschieben sich. Diese Entwicklung kann so weit gehen, dass dem Kind oder dem Jugendlichen letztendlich die Familienorganisation überlassen wird.

Umgang mit der Suchterkrankung. Es gelten besondere Regeln des Umgangs miteinander, die z.B. besagen, dass über die Sucht nicht offen kommuniziert werden soll. Die Suchterkrankung wird gegenüber der Umgebung geheimgehalten und verleugnet. Dies ist besonders in der praktischen Arbeit mit Angehörigen relevant, da es nicht einfach ist, mit betroffenen Familienangehörigen zu diesem Thema ins Gespräch zu kommen, weil die Familienregeln nicht verletzt werden dürfen. Dies könnte einhergehen mit Fantasien bezüglich Bestrafung, Einschaltung von Behörden oder Ähnlichem. Kinder und Partner lügen in vielen Fällen für die abhängigen Familienmitglieder, kontrollieren sie in ihrem Suchtmittelmissbrauch und helfen bei der „Beschaffung" des Suchtmittels. Paradoxerweise dienen die Interventionen, die die Angehörigen als Hilfe anbieten, gerade zur Aufrechterhaltung des Problems.

Definition einer „Suchtfamilie". Steinglas, Direktor des Ackerman-Instituts für Familientherapie in New York, hat sich zusammen mit seinen Kollegen in einer frühen Studie (1987) der Definition einer Suchtfamilie anzunähern versucht. Sie haben herausgefunden, dass betroffene Familien in ihren Strukturen sehr variieren und nicht in ein vorgefasstes Schema oder in ein einheitliches Erklärungsmodell passen. Wenn es in einer Familie ein Alkoholproblem gibt, dann wird dieses eine untrennbare Komponente des familiären Lebens dieser Familie darstellen. Sie wird zu einer Alkoholikerfamilie, und ihre Lebensgeschichte wird vom Alkohol geprägt sein. Jede dieser Familien hat eine einzigartige Entwicklungsgeschichte. Steinglas fordert als Resümée aus seiner Untersuchung davon auszugehen, dass eine Theorie der Alkoholikerfamilie eher einen konzeptionellen Rahmen bilden könnte, der deren Komplexität berücksichtigt und wertschätzt. Daher fordert er einen systemischen Ansatz, der die Betrachtung der Entwicklungsfähigkeiten von Familien als Schwerpunkt für die Annäherung an das Problem setzt.

Diagnostik. Um eine solche Entwicklungsgeschichte rekonstruieren und wertschätzen zu können, sollten bestimmte Punkte der Diagnostik betrachtet werden. Für Familienforscher und Therapeuten ist es hier wichtig zu sehen, dass z.B. die Alkoholikerfamilie eine Familie ist, die eine eher per Definition destabilisierende Krankheit in ihr Familiensystem integriert hat. Die Wirkung von Alkohol ist stimulierend, aber auch niederdrückend und beeinflusst die Merkfähigkeit, die Stimmung, die Kognition, das Schlafverhalten und auch die Möglichkeit, verbal zu interagieren. Dies wird einhergehen mit dem ständigen und unkontrollierbaren Wechsel affektiver Tonlagen, der Form und Häufigkeit verbaler und nonverbaler Ag-

gressionen und anderen Verhaltensänderungen. Wichtig für das Verständnis eines Miteinanders ist zudem die Tatsache, dass Menschen in einem berauschten Zustand anders agieren und reagieren als nüchtern. Dies bedeutet, dass sich die umliegenden Systeme, die ebenfalls betroffen sind, genau auf diese Verhaltensunsicherheiten einstellen müssen und dies auch tun. Das Interaktionsverhalten der Familienmitglieder ändert sich. Menschen mit einem Suchtproblem zeigen individuell sehr ähnliche Verhaltensmuster während der Intoxikation, das heißt sowohl das Verhalten des Trinkenden als auch des Umfelds ist vorhersehbar. Die generalisierbaren Verhaltensmuster betreffen z.B. das Problemlöseverhalten, den Umgang mit der täglichen Routine des Alltags und mit Familienritualen. Sie geben Aufschluss über das systemische Funktionieren einzelner Familienmitglieder und zeigen Ansätze für ein therapeutisches Arbeiten zur Auflösung dieser Muster auf.

Familienmuster. Angeregt durch die Arbeit der Gruppe um Selvini Palazzoli (1975, 1981) entstand die Frage, ob es ein Muster der Familien von Drogenabhängigen geben kann. Im Rahmen einer qualitativ angelegten Studie mit etwa 100 Familien wurde festgestellt, dass die Familie eine wesentliche Rolle bei der Genese und Aufrechterhaltung von Drogenabhängigkeit spielt. Sie ist ein wesentlicher Bestandteil, ohne den es gerade zu dieser Krankheit nicht gekommen wäre. Die Behandlung dieses Symptoms sollte daher nach Möglichkeit die Entwicklungsprozesse der Familie integrieren. Bei der Betrachtung einer mehrgenerationalen Perspektive zeigte sich, dass die Väter der Jugendlichen überhäufig oft selber eine Mangelerfahrung mit ihren Vätern gemacht hatten und früh eine Vaterrolle in ihrer Ursprungsfamilie einnahmen. Es fanden sich folgende Umgangsweisen mit dem Drogenkonsum auf Seiten der Eltern:

* Verdrängung bis zum offensichtlichen Ausbruch,
* Infantilisierung der Kinder, kein Ablassen von ihnen im weiteren Verlauf,
* Verstoßung der Kinder,
* Verzweiflung über eigene Konflikte.

Familientypen. Als Ergebnis der Untersuchung wurden 7 Stadien der Familienentwicklung beschrieben und insgesamt 3 Familientypen herausgearbeitet:

* Die erste Gruppe bilden Familien, die nach außen gut funktionieren, die auf den ersten Blick eine große Fürsorge für die Kinder zeigen. Dieser Eindruck

ist aber nicht haltbar und erweist sich bei genauer Betrachtung als unzureichend. Hier konnten bei beiden Eltern über die Generationen hinweg deutliche, nicht verarbeitete traumatische Erfahrungen beobachtet werden, vor allem ausgeprägt in der väterlichen Linie.

- In der zweiten Gruppe hatten die Eltern ebenfalls beide unbefriedigende Erfahrungen in der Herkunftsfamilie gemacht, versuchten aber, ihre Kinder in den gestörten ehelichen Beziehungen zu instrumentalisieren und die Störungen vor den Kindern geheim zu halten.
- In der dritten Gruppe zeigte sich eine objektiv vorhandene Vernachlässigung der Kinder als vorherrschender Beziehungsstruktur über mehrere Generationen hinweg.

Gerade die Tatsache, dass Sucht und Drogenkonsum in das Familiengeschehen lebensperspektivisch integriert werden, dass sowohl innerhalb als auch außerhalb das Problem nicht angegangen wird, macht es so wichtig – z.B. für Ärzte, Lehrer und andere erzieherisch oder helfend Tätige –, Beobachtungen anzusprechen und Auffälligkeiten sensibel zu prüfen, um damit erste Schritte hin zu einer Offenlegung des Problems und damit der Möglichkeit, Hilfe zu holen, die Türen zu öffnen.

5.4.2 Kinder in „Suchtfamilien"

Übernahme von Verantwortung. Kinder sind von einem Suchtproblem in der Familie immer betroffen – ob sie nun selber oder ein anderes Familienmitglied ein Suchtmittel konsumieren. Verschiedene Praktiker und Forscher haben sich mit der Situation von Kindern beschäftigt (Barnow et al. 2001, Lambrou 1990). In der Arbeit mit diesen Kindern zeigt es sich immer wieder, dass sich viele im Laufe der Familienentwicklung dazu entscheiden bzw. dazu gedrängt werden, einen aktiven Part in den Familien zu übernehmen. Sie lernen, niemandem zu vertrauen und besser mit erhöhter Wachsamkeit zu reagieren. Manche wollen nicht mehr passiv abwarten und sich damit hilflos Situationen und Stimmungsschwankungen aussetzen. Daher versuchen besonders die Älteren, Verantwortung zu übernehmen und das Chaos zu ordnen. Dabei übernehmen sie mehr Verantwortung als sie verkraften können. Sie denken, wenn sie selbst aktiv werden, könnte dies die Angst vor dem Ausgeliefertsein an eine unkontrollierbare Situation vermindern. Aus der Regel der Geheimhaltung und

der Befürchtung von Konsequenzen heraus lernen die Kinder früh, dass ihnen allem Anschein nach niemand helfen wird und sie sich daher selbst helfen sollten.

Entwicklung der Kinder. Kinder werden früh und schnell erwachsen, wenn sie lernen müssen, sich für die Probleme der Eltern zu interessieren, dabei aber selber nur in eingeschränktem Maße Fürsorge bekommen. Dabei kann es sein, dass sie wichtige Jahre in ihrer Entwicklung überspringen. Dies ist eine wesentliche Erkenntnis für die Arbeit mit diesen Kindern, die sich wie Erwachsene verhalten und bei denen im Rahmen der therapeutischen Arbeit wertgeschätzt werden sollte, was sie für ihre Familie leisten, um ihnen in einem nächsten Schritt bei der Abgabe dieser Funktionen unterstützend zur Seite zu stehen. Früh erlernte Kontrollfunktionen nehmen diese Kinder oftmals mit in das Erwachsenenalter und versuchen, Kontrolle als die einzige und sicherste Variante im Umgang mit anderen Menschen einzusetzen.

Fallbeispiel

Im Rahmen eines qualifizierten Alkoholentzugs sehen wir eine 73-jährige Frau aus der oberen Mittelschicht, die mit einem Delir hilflos in ihrer Wohnung von der Putzfrau aufgefunden wurde. Die Patientin scheint, wie auch ihr bereits verstorbener Mann, über mindestens 40 Jahre massiv Alkohol konsumiert zu haben, was aber von der Umwelt noch immer bagatellisiert wird. Sie ist seit vielen Jahren in Behandlung bei einem Hausarzt, einem Freund der Familie, der die Problematik ebenfalls herunterspielt. Nachdem ihre Mutter als Notfall eingeliefert wurde, meldet sich ihre seit langem im Ausland lebende Tochter und bittet um ein Familiengespräch. Bei diesem telefonischen Kontakt berichtet sie bereits, dass sie selbst lange Jahre heroin- und alkoholabhängig gewesen sei, nun aber seit etwa 10 Jahren abstinent lebe. Ihres Wissens nach habe aber ihr Bruder, ebenfalls heroinabhängig, nach einer längeren abstinenten Phase wieder einen Rückfall erlitten. Sie kommt einige Tage später. In dem Gespräch wird deutlich, dass die Mutter weiterhin die Schwere ihrer Krankheit nicht einzuschätzen weiß. Die Tochter berichtet, dass sie bereits als Kind versucht hat, besagten Hausarzt (der übrigens auch mit den Eltern bei Besuchen im Hause mittrank) und enge Freunde der Eltern auf deren Trinkexzesse anzusprechen, dabei aber immer wieder auf „taube

Ohren" gestoßen sei, das heißt die Tochter hat früh gelernt, ihre eigene Wahrnehmung immer wieder infrage zu stellen und keine Unterstützung von Erwachsenen zu bekommen. Zudem gibt es keine Möglichkeit, dieses scheinbar „normale" Verhalten kritisch zu hinterfragen. In diesem Gespräch stellt sich weiterhin heraus, dass die Tochter selbst bei ihrem Drogenausstieg viel Unterstützung durch ihre Mutter erfahren hat, die auf langfristige therapeutische Unterstützung gedrängt hat. Bei späteren Besuchen bei ihrer Tochter hat sie mit deren Unterstützung jedes Mal den Alkoholkonsum reduzieren können. Die Berichte ihrer Tochter aus deren Kindheit tut sie auch jetzt noch als Unwahrheiten ab.

Probleme bei der Individualisierung. Es kann davon ausgegangen werden, dass diesen Kindern nicht in ausreichendem Maße Entwicklungsräume zur Verfügung stehen, in denen Selbstwert und Identität als Aspekte der Individualisierung wachsen können. Es wird sogar befürchtet, dass mit der Stabilisierung z.B. eines alkoholkranken Vaters neue Entwicklungsrisiken für diese Kinder entstehen können, da sie aufgrund eines ausgebremsten Individualisierungsprozesses die neu entstehenden Freiräume für sich selbst nicht kreativ und wachstumsfördernd nutzen können. Spätestens hier muss eine professionelle Unterstützung ansetzen. Es sollten daher geeignete Begleitmaßnahmen bereitgestellt werden, um präventiv Entwicklungsrisiken der Kinder zu begegnen und die positive Entwicklung des familiären Beziehungsortes zu fördern.

Barnow et al. (2001) konnten im Rahmen einer Studie mit 70 Familien nachweisen, dass Kinder aus alkoholbelasteten Familien ein höheres Ausmaß an Ablehnung durch die Eltern erfahren sowie vermehrt Verhaltens- und Aufmerksamkeitsprobleme aufweisen. Zudem konsumieren sie wiederum mehr Alkohol. Die Autoren plädieren daher für eine verstärkte Einbeziehung der Familie in die Therapie sowie für den Einsatz von Präventionsmaßnahmen.

Ressourcen der Kinder

Belastungstoleranz. Im Stressresistenzmodell werden die belastenden Lebensbedingungen als eine besondere Herausforderung gesehen. Bestimmte Kinder haben die Fähigkeit, eine hohe Toleranz gegenüber belastenden Bedingungen aufzuweisen und sich gut an verändernde Lebensbedingungen anzupassen. Wolin und Wolin (1995) fanden in Interviews

mit Kindern aus alkoholbelasteten Familien 7 Faktoren, bei deren Vorhandensein die Ausprägung der negativen Auswirkungen des Alkoholkonsums in der Familie abgeschwächt werden können:

- Einsicht, dass mit dem alkoholabhängigen Elternteil etwas nicht stimmt;
- Fähigkeit zur Unabhängigkeit, z.B. gegenüber den Stimmungsschwankungen, Widerstand gegen Beeinflussung;
- Beziehungsfähigkeit und die Möglichkeit, aus eigener Initiative heraus Beziehungen zu psychisch gesunden Menschen aufnehmen zu können;
- Initiative für z.B. sportliche und soziale Aktivitäten;
- Kreativität, z.B. in Form von künstlerischem Ausdruck;
- Humor, z.B. in Form von Sarkasmus und Ironie als Form der Distanzierung;
- Moral, z.B. in Form eines von den Eltern unabhängigen stabilen Wertesystems.

Protektive Faktoren. Weitere individuelle Faktoren und solche aus dem interaktionellen Bereich wirken protektiv. Hierunter fallen Aspekte wie das Temperament des Kindes, eine durchschnittliche Intelligenz, ausreichende Kommunikationsfähigkeit, eine stärkere allgemeine Leistungsorientierung, eine verantwortliche, sorgende Einstellung, ohne eigene Grenzen zu verletzen, ein positives Selbstwertgefühl, internale Kontrollüberzeugung (Locus of Control) und auch der Glaube daran, sich selbst helfen zu können. Protektive Faktoren aus dem interaktionellen Bereich bestehen für diese Kinder, wenn sie viel Aufmerksamkeit bekommen und nicht zusätzlich längere Trennungen erleben müssen. Zudem scheint es sich für ihre Entwicklung positiv auszuwirken, wenn es in ihrer Familie in den ersten 2 Jahren keine weiteren Geburten gibt und sie keine schweren elterlichen Konflikte bis zum zweiten Lebensjahr erleben müssen. Diese Ergebnisse können Hinweise auf hilfreiche Interventionen für diese Kinder bieten, wie z.B. sich als Ansprechpartner und Vertrauensperson zur Verfügung zu stellen, Kinder in ihren Beobachtungen und Äußerungen ernst zu nehmen und ihre Grenzen zu respektieren.

Rollen der Geschwister. Cleveland (1982) hat sich mit der Analyse der Rollen von Geschwistern in Familien beschäftigt, in denen es einen jugendlichen drogenabhängigen Familienangehörigen gibt. Sie hat dabei verschiedene Rollen kategorisiert, die Kinder einnehmen können, die aber nicht genau abgegrenzt zu betrachten sind. Ein Kind kann auch mehrere Rollen übernehmen, und diese können sich im Laufe der familiären Entwicklung verändern. Lambrou (1990) geht davon aus, dass diese Rollenmuster auch für Kinder zutreffen, die aus Familien kommen, in denen ein Elternteil ein Suchtproblem aufweist. In der praktischen Arbeit ist es sehr wichtig, alle Kinder eines Systems zu betrachten. Ein Hauptziel therapeutischer Interventionen sollte darin bestehen, Kinder aus ihren Rollen herauszulösen und sie auf den ihnen angemessenen, kindgerechten Platz im Subsystem der Geschwister zurückzuführen.

> **Das unterhaltsame Kind/Familienmaskottchen:** Meist ist dies das jüngste Kind, das von den anderen geschützt wird und keine Informationen darüber erhält, was in der Familie los ist, was letztendlich in einem diffusen Gefühl der Unsicherheit endet. Diese entlädt sich in Aktionen des Kindes, die von anderen belacht werden, womit das Kind schnell merkt, dass es so Aufmerksamkeit bekommen kann. Die anderen lassen sich dadurch auch gerne mal von den Sorgen ablenken, das Verhalten wird verstärkt. Letztendlich führt es dazu, dass dieses Kind denkt, immer fröhlich sein zu müssen. Ängste werden versteckt.

> **Rollenmuster von Kindern in „Suchtfamilien"**
> **(nach Cleveland 1982, Lambrou 1990)**
>
> **Der Macher:** Der Macher ist das leistungsstarke und verantwortungsbewusste Kind. Diese Rolle wird oft vom ältesten oder einzigen Kind in der Familie übernommen. Diese Kinder übernehmen Pflichten und Aufgaben der Erwachsenen und werden damit viel zu früh selbst erwachsen. Sie übernehmen die Rolle des Ersatzpartners (Triangulation, Koalition mit dem nichttrinkenden oder dem trinkenden Elternteil). Sie vertrauen lieber nur sich selbst – Vertrauen in andere ist gefährlich. Sich selbst Verantwortung zu geben, schützt scheinbar davor, den Ereignissen in der Familie nicht mehr hilflos ausgesetzt zu sein.
> **Der Sündenbock/das auffällige Kind:** Dieses Kind bekommt „negative" Aufmerksamkeit durch auffällige, unliebsame Verhaltensweisen. Es erfüllt wichtige Systemfunktionen, da es mit seinem Verhalten vom Drogenproblem ablenkt. Die Familie bekommt Hilfe bei der Problemdefinition „wenn du nicht ... dann bräuchte ich nicht ..., der Vater nicht ...". Diese Kinder sind es gewohnt, auch außerhalb der Familie, z. B. in der Schule, negative Aufmerksamkeit zu bekommen, was die Systemfunktionen weiter erfüllt, aber dem Kind selbst nicht ermöglicht, in anderem Kontext positive Erfahrungen zu machen.
> **Das unsichtbare Kind:** Diesem Kind gelingt es, so unsichtbar wie möglich zu agieren, um damit auf seine eigene Weise den unkontrollierbaren Aktionen der Eltern zu entkommen. Diese Kinder entwickeln eine Angst, sich so zu zeigen wie sie sind. Sie erhalten keine Aufmerksamkeit. Die Reaktion auf die häuslichen Verhältnisse besteht darin, keinen Widerstand zu leisten, Konflikten aus dem Weg zu gehen. Sie selbst nehmen ihre Gefühle nicht wichtig.

5.4.3 Partnerschaft und Sucht

Rolle der Partner. Partner von suchtkranken Menschen unterstützen die Geheimhaltungstendenzen des Partners und der Familie, übernehmen zu viel Verantwortung und schützen damit den Partner vor der Übernahme von Eigenverantwortung. Dabei passiert es oft, dass sie sich gerade mit der Übernahme der Verantwortung von dem eigenen Gefühlsdilemma ablenken. Die Entwicklung von an die Sucht angepassten Verhaltensmustern wird nicht wahrgenommen und nicht hinterfragt. Fantasien, die bestimmte Muster der Kontrolle oder scheinbare Hilfsangebote aufrechterhalten, gehen in die Zukunft. Denn in einer fantasierten suchtfreien Zukunft wird die Beziehung glorifiziert, es besteht die Hoffnung, dass – wenn das Suchtproblem nicht mehr existiert – alle Probleme aus der Welt geschafft sind. Beide Partner unterschätzen dabei die Tatsache, dass bei einem Ausstieg aus der Sucht alte Regeln der Beziehungsdefinition ihre Gültigkeit verlieren und nicht mehr funktional sind, das heißt dass Beziehungen neu definiert, Hierarchien neu sortiert werden müssen. Dabei erscheint es im Verlauf oft einfacher, dass das Alte und Vertraute, nämlich das Leben mit der Sucht, wieder herbeigesehnt wird, denn dann sind die Beziehungsmuster und die Familienregeln bekannt und deren Neudefinition nicht so anstrengend.

Herkunft der Partner. Viele Partner von Suchtkranken stammen selber aus suchtbelasteten Familien und können in diesen Beziehungen das, was sie als Kinder gelernt haben, als Erwachsene weiterführen. Von den Kindern wird der nichttrinkende Elternteil häufiger abgelehnt, denn er hat weniger Zeit zum Spielen und weniger Lust zu Albernheiten. Der nichttrinkende Elternteil arbeitet als Manager der Familie und ist diejenige Person, die versucht, alles unter Kontrolle zu bringen, und dabei die Unterstützung von den Kindern im Management der Familie erwartet.

Fallbeispiel

Herr K., ein 40-jähriger Patient, der nach einer langjährigen Alkoholabhängigkeit einen stationären qualifizierten Entzug macht, geht in sein erstes „Belastungswochenende" und nimmt sich vor, sich nicht mehr so lange in seinem Bastelkeller aufzuhalten, in den er sich in seinen Trinkphasen immer zurückgezogen hatte. Dies wurde jahrelang von seiner Frau kritisiert, weil er zum einen keine Zeit für sie hatte und sich zum anderen dort betrank, bis er kaum noch ansprechbar war. Am Montag berichtet der Patient, dass er es wohl geschafft habe, sich nicht in seinem Keller zu verkriechen, dass aber schnell eine unruhige und aggressive Stimmung zwischen den Eheleuten entstanden ist. Es war für beide sehr schwer auszuhalten, plötzlich mit einer ganz neuen Situation konfrontiert zu sein, die mit der Erfüllung eines jahrelangen Wunsches überschrieben war. Tatsächlich konnten die beiden diese Situation kaum aushalten und haben sich schnell gestritten, um diese Situation zu „retten".

5.4.4 Ko-Abhängigkeit

Definition. In einem Beitrag zu Familie und Sucht darf ein Exkurs zum Thema der Ko-Abhängigkeit nicht fehlen, obwohl dieser Begriff als solcher umstritten ist. Es gibt bei dem Versuch der Definition unterschiedliche Auffassungen. Es gab Ansätze, die Ko-Abhängigkeit als ein eigenes Krankheitsbild im Rahmen der Persönlichkeitsstörungen zu definieren und ein entsprechendes Diagnoseschema zu erstellen (Cermak 1986). Ein Überblick über verschiedene Konzepte findet sich auch bei Rennert (1990). Lambrou (1990) diskutiert diesen Begriff ebenfalls und versteht unter Ko-Abhängigkeit eine Verhaltensweise, die von sich selber ablenkt. Die ko-abhängige Person braucht sich selbst nicht mehr wahrzunehmen, andere werden wichtiger als sie selbst, und sie denkt über die Probleme von anderen nach, versucht Lösungen zu finden. Das ganze Denken und Fühlen kreist um die andere Person. Das eigene Wohlergehen ist so sehr von anderen Menschen abhängig, dass fremde und eigene Bedürfnisse miteinander verschmelzen.

Schwierig ist bei dieser Ansicht, dass die Familienmitglieder nach dieser Definition bewusst zu handeln scheinen, von sich ablenken wollen und so in eine Position von Krankheit rücken, die sehr kritisch betrachtet werden sollte. Handlungs- und Gefühlsebene stellen sich sicher wie beschrieben dar, von einer systemischen Perspektive aus würde dieses Verhalten aber als ein Lösungsversuch für sehr problematische Lebenssituationen gewertet werden können.

Verhaltensweisen der Umgebung. Familienmitglieder, Freunde und auch Angehörige, öffentliche Institutionen und Ärzte reagieren auf ein Suchtproblem oftmals mit Verhaltensweisen, die intendiert sind, die Sucht zu beenden, sie aber stattdessen stabilisieren, fördern und aufrechterhalten. Einige dieser Verhaltensweisen werden im Folgenden beispielhaft dargestellt:

- **Vermeiden und beschützen:** Der Ehemann ist außerstande, morgens zur Arbeit zu gehen. Seine Frau entschuldigt ihn bei der Arbeit und gibt vor, er sei krank. Daraufhin ruft sie den Hausarzt an, der eigentlich von der Abhängigkeit weiß, aber der Frau zuliebe eine Krankmeldung ausschreibt, die diese dann an den Arbeitgeber weiterleitet.
- **Versuch, den Suchtmittelkonsum zu kontrollieren:** Die Ehefrau und auch die Kinder markieren den Inhalt der Flaschen oder versuchen durch eigenes Einkaufen, zumindest die Kontrolle über die Menge des Konsums zu haben.
- **Übernahme von Verantwortlichkeit:** Die Eltern, die darüber besorgt sind, dass ihr Sohn wegen seines Drogenkonsums zu spät zu seiner Lehrstelle kommt, erarbeiten ein ausgeklügeltes Wecksystem, um ihn auf jeden Fall pünktlich zur Arbeit schicken zu können, gegebenenfalls sogar hinzufahren.
- **Rationalisieren:** Der Patient fällt dem Hausarzt durch seine schlechten Leberwerte auf und kommt auch gelegentlich mit einer Fahne zur Untersuchung. Auf diese Beobachtungen angesprochen, rechtfertigt sich der Patient und spielt die Situation herunter. Der Arzt beginnt seine eigenen Beobachtungen zu hinterfragen und nimmt sich wieder zurück.
- **Kooperation und Kollaboration:** Die Eltern gehen selber zu den Dealern ihrer Tochter, damit diese sich der Szene nicht auszusetzen braucht, und akzeptieren weiterhin die Injektion der Drogen zu Hause, wenn die Jalousien geschlossen sind.

- **Retten und sich dem Abhängigen nützlich machen:** Nach langjährigem Alkoholkonsum des Mannes und dessen wiederholten Beschuldigungen seiner Frau gegenüber, glaubt diese, dass sie sein Trinken durch ihr Verhalten auslöse. Nun ergibt sie sich völlig und denkt, dass sie durch immer unterwürfigeres Verhalten ihn soweit besänftigen kann, dass er nicht mehr zu trinken braucht.

5.4.5 Therapeutische Interventionen und Strategien

In der Arbeit mit Familien können Therapeuten auf eine Vielzahl an Interventionen zurückgreifen. Hauptaufgabe ist es, Hypothesen über die Beschaffenheit des Systems zu erhalten, die Funktionalität des angebotenen Symptoms zu erfragen, die Anliegen zu klären sowie Therapieziele zu erarbeiten. Therapeutische Interventionen können aber nur dann sinnvoll eingesetzt werden, wenn sie aus einer bestimmten Haltung heraus geschehen und bestimmte therapeutische Grundlagen klar sind. Daher wird zuerst auf einige Grundlagen eingegangen, die einem systemischen Arbeiten zugrunde liegen, wie der Therapeutenhaltung und der Ressourcenorientierung. Danach werden dann verschiedene Interventionen vorgestellt, die in der Arbeit hilfreich sind.

Therapeutenhaltung

Problem als Lösungsversuch. Eine zentrale These für die Arbeit mit Familien besagt, dass das angebotene Problem einen Lösungsversuch darstellt, das heißt das Verhalten jedes Familienmitglieds wird als Versuch gewertet, die Funktionalität der Familie aufrechtzuerhalten. Daraus sollte sich eine Wertschätzung gegenüber den Patienten und ihrem Handeln ergeben, die mehr ist als eine Intervention. Dies findet in einer therapeutischen Grundhaltung seinen Ausdruck. Die Würdigung bisheriger Entwicklungsschritte und die authentische Arbeit an den Ressourcen der Familie ergeben sich konsequent daraus.

Die Neutralität des Therapeuten (Selvini Palazzoli et al. 1981) gegenüber den Familienmitgliedern dagegen kann durchaus als eine therapeutische Intervention verstanden werden. Diese ermöglicht es dem Therapeuten, nicht in das Agieren des Systems einbezogen zu werden, Koalitionen zu bilden und damit von Einzelnen als „parteilich" erlebt zu werden. Wichtig ist es, dass kein Familienmitglied den „Anspruch" auf eine besondere Beziehung zum Therapeuten ausbilden kann. Die Möglichkeit, sich im Rahmen einer Metakommunikation mit dem Geschehen im System auseinander zu setzen, wird damit erhalten. Im therapeutischen Prozess besteht die Funktion des Ko-Therapeuten deshalb auch darin, den Kollegen bei der Bewahrung der Neutralität zu unterstützen.

Teamarbeit

In der Arbeit mit Systemen ist es sehr sinnvoll und hilfreich, im Team zu arbeiten, um gemeinsam Hypothesen erstellen zu können, die Einbeziehung in das System zu verhindern und sich gegenseitig im Umgang mit vielen Personen und entsprechenden Informationen zu unterstützen.

Ressourcenorientierung

In der systemischen Arbeit geht es darum, den Patienten in seinem Expertentum bezüglich der Funktionalität des angebotenen Symptoms zu unterstützen. Nicht die Defizite stehen im Vordergrund, sondern die Betonung der Verhaltensmöglichkeiten, die dem Patienten für die Lösung seines Problems bereits zur Verfügung stehen. In der therapeutischen Arbeit geht es daher darum, den Betroffenen und dem System Ressourcen als solches zugänglich und erkennbar zu machen. Diese kommen aus dem System selbst und lassen sich durch eine Umbewertung vorhandener Eigenschaften sichtbar machen.

Fragetechniken: zirkuläres Fragen

Bedeutung. Fragetechniken stellen ein zentrales Element in der Arbeit mit Systemen dar. Die Technik des zirkulären Fragens wurde von der Gruppe um Selvini Palazzoli (Selvini Palazzoli et al. 1981) entwickelt. Innerhalb kürzester Zeit lässt sich eine Vielzahl an Information über die Beschaffenheit des Systems für die Anliegenklärung und anderes gewinnen. Diese Technik kann übergeordnet bezüglich aller Interventionsformen angewandt werden und bildet damit ein wichtiges Instrument in der Arbeit mit Systemen. Zirkuläres Fragen kann mit einzelnen Personen und Systemen angewandt werden und beruht auf der Erkenntnis, dass eine Metakommunikation über das Verhalten anderer wesentlich zu einer Erleichterung in der Kommunikation miteinander beitragen kann und nicht die Gefahr einer Selbstbezüglichkeit besteht.

Durchführung. Im Mittelpunkt dieser Technik steht die Idee, jedes Mitglied eines Systems in die Lage zu versetzen, sein Verständnis der Reaktionen anderer mitzuteilen und damit zu überprüfen. So wird ein Familienmitglied gebeten, eine mögliche Reaktion eines anderen Mitgliedes zu kommunizieren, um so einerseits seine Hypothesen zu Beobachtetem zu äußern und andererseits dem Anderen eine bei sich liegende Interpretation anzubieten. Es wird also nicht direkt gefragt „Was ist für Sie das Problem, das Sie hierher führt?", sondern es wird z.B. der Partner gefragt „Was meinen Sie, ist für ihre Frau das Problem, das sie hierher führt?". Oder ein Elternteil führt in der Therapiesitzung einen „Schlagabtausch" mit dem Sohn, dann wäre folgende Frage an die Mutter zu richten: „Was meinen Sie, was hier gerade zwischen den beiden passiert?" Der kommunikative Aspekt an einer Verhaltensweise liegt dabei im Mittelpunkt, das heißt ein Beziehungsteilnehmer kann über die Hintergründe eines gezeigten Verhaltens eines anderen aus seiner Beziehungsposition heraus spekulieren. Von Schlippe u. Kriz (1993) z.B. betonen, dass es für die Familie gerade durch diese Form der Intervention möglich ist, Unterschiede in der Betrachtung familiärer Beziehungsmuster zu verdeutlichen und zuzulassen. In einem Erstgespräch kann das zirkuläre Fragen dazu eingesetzt werden, viele Informationen zu den Regeln und Gesetzmäßigkeiten in der Familie zu erhalten.

Fallbeispiel

Familie A. ist zu einem Erstgespräch angemeldet. Die Mutter hat den Kontakt gebahnt, weil sie sich Sorgen um den Drogenkonsum des Sohnes macht. Anstatt die Mutter direkt zu fragen „Was war für Sie der Anlass, diesen Termin zu vereinbaren?", kann der Therapeut den Sohn fragen „Was meinen Sie, war für Ihre Mutter der Anlass, heute diesen Termin zu vereinbaren?" Danach kann die Mutter gefragt werden „Was meinen Sie, weshalb Ihr Sohn heute mitgekommen ist, was ist Ihrer Meinung nach sein Interesse daran, bei dem Termin dabei zu sein?"

Durch diese Art der Fragen erhalten sowohl die einzelnen Familienmitglieder als auch die Therapeuten bereits eine Vielzahl an Informationen, und alle sind direkt im therapeutischen Geschehen.

Darstellende Verfahren

Im Folgenden werden 3 Verfahren dargestellt, die dazu dienen, Familienbeziehungen, die Zusammensetzung der Systeme sowie Rollenverteilungen darzustellen. Diese Verfahren sind sowohl als diagnostisches als auch als therapeutisches Instrumentarium einsetzbar. Das Familienbrett, entwickelt von Ludewig und Wilken (2000), ist ein Verfahren, in dem Familienmitglieder symbolhaft repräsentiert werden. Bei der Familienskulptur nach Satir (1975) werden die Familienmitglieder unmittelbar zu Agierenden bei der Aufstellung familiärer Beziehungen. Das Genogramm McGoldrick, Gerson (1990) schließlich stellt ein Verfahren dar, das einem familiären Stammbaum ähnelt und besonders der Rekonstruktion einer Mehrgenerationenperspektive dient.

Familienbrett. Das Familienbrett (Ludewig u. Wilken 2000) ist ein Verfahren zur symbolischen, relativ sprachunabhängigen Darstellung der Beziehungen in der Familie. Es besteht aus einem 50 x 50 cm großen Holzbrett und verschiedenen Figuren in einer Größe von 7–10 cm, außerdem stehen 2 Formen – rund und eckig – zur Verfügung. Zudem gibt es 3farbige, rechteckige, große Figuren, die für besondere Zwecke zur Verfügung stehen. Das Familienbrett kann in der Familiendiagnostik sowie in Forschung und Therapie vielseitig eingesetzt werden. Die Aufstellung erfolgt symbolhaft im Rahmen einer virtuellen Kommunikationsebene. Damit kann es gerade in den ersten Sitzungen wenig stressbesetzt eingesetzt werden und dabei viel Information für die Behandler und die Familie bieten. Gerade in der Kombination mit der Technik des zirkulären Fragens sind in kürzester Zeit ein hoher Erkenntnisgewinn und erste therapeutische Erfolge zu erzielen. Je nach Fragestellung kann das Familienbrett mit der ganzen Familie, einzelnen Beziehungspartnern oder Einzelpersonen eingesetzt werden. Interessant an den Aufstellungen ist, dass die Probanden ihre Erfahrungen und ihr Erleben bezüglich der Struktur eines Systems für sich selbst auszuformulieren beginnen und diesen Vorstellungen damit eine ausgewählte Art der Realität verleihen. Sind mehrere Mitglieder dieses Systems anwesend, so kann ein Austausch darüber stattfinden. Interessant ist es auch, diese Aufstellungen im Therapieprozess gelegentlich zu wiederholen, um mögliche Veränderungen und Annäherungen an therapeutische Ziele zu überprüfen.

Familienskulptur. Die Arbeit mit der Familienskulptur ist eng verbunden mit den Therapeutinnen Satir (1975) und Papp, Schweitzer und Weber (1982) sowie von Schlippe und Kriz (1993). Die Skulpturarbeit ist von ihrer Einsetzbarkeit ähnlich wie beim Familienbrett beschrieben, aber durch das realistische Stellen mit Menschen oder Symbolen wesentlich erlebnisintensiver und emotionaler im Erleben. Das Grundprinzip besteht darin, dass ein Familienmitglied quasi als Bildhauer die Familie in einer Skulptur gestaltet. Dabei können durch vielfältige Positionen Nähe und Distanz, familiäre Hierarchien und nonverbale Familiengeschehnisse ausgedrückt werden. Vielfältige Einsatzmöglichkeiten erlauben auch hier eine Abbildung vorherrschender und als Realität empfundener Beziehungsstrukturen. Auch einzelne „Strukturelemente" können in den Therapieprozess auf nonverbalem Niveau eingebaut werden, so z.B. das Stellen von Nähe und Distanz in einer kurzen Sequenz, um zu einem späteren Zeitpunkt die „Berührungsängste" bezüglich dieser therapeutischen Intervention eher überwinden zu können. Der Therapeut kann durch gezielte Fragen den Stellenden und die anderen Beteiligten bei der Erkenntnisbildung unterstützen. Wenn der Stellende das Gefühl hat, dass die Skulptur stimmig ist, werden die Gestellten gebeten, in dieser Position zu verharren und ihre Gefühle mitzuteilen. Der therapeutisch geleitete Austausch zu dem Erlebten, zu Veränderungswünschen und zu möglichen Alternativskulpturen kann zu vielen Erkenntnissen führen und eine langfristige Auseinandersetzung herbeiführen. Für die Anwendung dieser Methode bedarf es einer fundierten Ausbildung und der Kenntnis von systemischen Abläufen und Verquickungen, um der Familie im Prozess dienlich zu sein.

Genogramm. Das Genogramm ist ein aus der Familientherapie entstandenes Diagnostikum, mit dessen Hilfe Bindungen, Beziehungen und Thematiken in der Ursprungsfamilie sowie bezüglich der aktuellen Familiensituation aufgezeigt werden können. Es dient zur Hypothesenbildung bezüglich der familiären Interaktion und besonders auch der oftmals über Generationen zu verfolgenden Symptomentwicklung, das heißt hier liegt der Schwerpunkt gerade in der Mehrgenerationenperspektive, die besonders von Boszormenyi-Nagy und Spark (1973) sowie Bowen (1976, 1978) beachtet und diskutiert wurde. Für die Erhebung relevanter Informationen wird ein Leitfaden zur Durchführung der Genogramminterviews angelegt. Auch dieses Instrument kann vielfältig in Bereichen der Diagnostik, Therapie und Forschung

eingesetzt werden. Es wurden insgesamt 6 Kategorien zur Auswertung von Genogrammen entwickelt (McGoldrick, Gerson 1990), die neben dem Leitfaden eine gute Orientierung bei der Bearbeitung bestimmter Themenschwerpunkte anbieten können:

- **Kategorie 1.** Die erste Auswertungskategorie dient dazu, die Struktur einer Familie näher zu beleuchten. Hypothesen können über mögliche Themen, Rollen u. Beziehungen innerhalb einer Familie erstellt werden. Wie ist die Kernfamilie beschaffen? Handelt es sich z.B. um eine Familie mit den üblichen Eltern- und Kinddreiecken, in der beide Eltern zur Verfügung stehen? Oder ist es eine Familie mit einem alleinerziehenden Elternteil? Die Kinder sind dann oftmals Teil mehrerer, oft sehr unterschiedlicher Familienstrukturen, was auch für die Kinder aus Stieffamilien zutreffen kann. In Mehrgenerationenhaushalten finden sich Mitglieder verschiedener Generationen an einem Wohnort. Hier ist es wichtig, das besondere Augenmerk auf aktuell existierende generationenübergreifende Grenzen, Bündnisse und Konflikte zu richten. Auch die Konstellation der Geschwisterbeziehungen bzw. die Position in der Geschwisterreihe, verbunden mit der Betrachtung des Altersunterschieds sowie des Geschlechts, können eine wichtige Rolle bei der Interpretation systemischer Zusammenhänge spielen.
- **Kategorie 2.** Die Übergänge im familiären Lebenszyklus interessieren im zweiten Auswertungsschritt. Ein Verständnis für die verschiedenen Phasen und Übergangsstadien im familiären Lebenszyklus wird bei der Auswertung vorausgesetzt. Diese können gekennzeichnet sein durch eine Reihe von Krisen oder auch Ressourcen, die einen Übergang deutlich machen. Dazu gehören die Pubertät, die Eheschließung, die Geburt eines Kindes, der Schulbeginn oder auch der Tod eines Familienmitglieds oder eines Elternteils. In all diesen Situationen ist die Familie gefordert, sich veränderten Bedingungen anzupassen und sich neu zu strukturieren. Hiermit hängt auch zusammen, wie erfolgreich die nächste Phase im Lebenszyklus begonnen bzw. durchschritten werden kann. In diesem Zusammenhang ist es wichtig zu explorieren, ob die Familie zu diesem Schritt in der Lage ist oder ob die Muster nicht mehr hinterfragt werden, sodass es Schwierigkeiten gibt, sich neuen Entwicklungsschritten mit den zugehörigen besonderen Aufgaben anzupassen.
- **Kategorie 3.** Bei der Auswertung in der dritten Kategorie interessiert die Frage nach Familienmus-

tern, die von einer Generation zur nächsten weitergegeben werden. Diese generationenübergreifenden, sich wiederholenden Muster können natürlich die unterschiedlichsten Bereiche betreffen, wie Beziehungsstrukturen, Familienstruktur, Funktionalität oder Dysfunktionalität. Auch das wiederholte Vorkommen eines Symptoms, wie z.B. Alkoholabhängigkeit, muss diskutiert werden. Die Art des Umgangs mit Problemlösungen, aber auch Fähigkeiten und Ressourcen werden von einer Generation zur nächsten weitergegeben. Problemlösungsverhalten kann hier funktional oder dysfunktional sein. Das Weitergeben solcher Muster muss aber nicht notwendigerweise in linearer Folge ablaufen. Daher ist es wichtig, über mehrere Generationsebenen hinweg deren Entwicklung zu betrachten. So kann es z.B. im Fall der Alkoholabhängigkeit vorkommen, dass die Kinder eines Alkoholikers viel Wert auf die eigene Abstinenz legen, deren Kinder jedoch wieder Alkoholiker werden. Das Erkennen von Wiederholungen kann ein wesentlich besseres Verständnis der aktuellen Situation erreichen.

- **Kategorie 4.** In der vierten Kategorie geht es schwerpunktmäßig um den Zusammenhang zwischen Lebensereignissen und Veränderungen in der Funktionalität der betroffenen Familie. Sinnvoll ist es in diesem Zusammenhang, das zeitliche Zusammentreffen verschiedener Ereignisse und Veränderungen in deren Funktionalität zu überprüfen. Dabei können Geschehnisse erkannt werden, die scheinbar zusammenhanglos positioniert, aber in der Familiengeschichte auf systemische Weise miteinander verbunden sind und Auswirkungen auf die Funktionalität des Systems haben können. Bei der Auswertung von Genogrammen wird nach der Anhäufung von Stressfaktoren, der Auswirkung traumatischer Ereignisse, den Reaktionen auf bestimmte Ereignisse oder Jahrestage besonders geachtet. Zudem können aber auch Ressourcen der Familie und ihrer Mitglieder exploriert werden.
- **Kategorie 5.** Zweierbeziehungen sind das kleinste menschliche System, das heißt eine Beziehung zwischen 2 Personen ist die erste kleine Einheit für die Analyse von Systemen. Genogramme können ganz besonders unter dem Gesichtspunkt funktionierender Beziehungen analysiert werden. Bestimmte Beziehungslinien stellen diese Muster zumindest grob dar. Auch hier ist es sinnvoll, nach immer wiederkehrenden Beziehungsmustern zu suchen, die sich innerhalb eines Systems mehrfach wiederholen. Primär wird hier der Schwerpunkt

auf die Darstellung von Beziehungsdreiecken gelegt. Hierunter fällt auch der Begriff der Triangulation. Minuchin et al. (1978) beschreiben z.B. die Bildung von Beziehungsdreiecken in der Familie: Zwei Personen erweitern eine konflikthafte Beziehung um eine dritte Person. Jedes Beziehungsdreieck neigt dazu, Teil eines umfassenderen systemischen Musters miteinander verwobener Dreiecke zu sein. Wichtige Dreiecksbeziehungen sind die der Eltern-Kind-Dreiecke. Eltern, die einen Konflikt miteinander haben, können versuchen, die sich daraus ergebende Spannung zu vermindern, indem sie sich auf ihr Kind konzentrieren.

- **Kategorie 6.** Diese letzte Kategorie umfasst die Analyse von Genogrammdaten auf einer höheren Abstraktionsebene und schließt alle bisher genannten Prinzipien ein, das heißt in allen bisher erwähnten Mustern lässt sich ein potenzielles Gleichgewicht bzw. Ungleichgewicht erkennen, besonders im Hinblick auf die Familienstruktur, die familiären Rollen sowie die verschiedenen Ebenen der Funktionalität und der familiären Ressourcen. Gleichgewicht und Ungleichgewicht betreffen das funktionale Ganze eines Familiensystems. Familiäre Systeme sind nicht homogen; einander widersprechende Charakteristika sind normalerweise in jeder Familie anzutreffen. In gut funktionierenden Familien gleichen sich diese Charakteristika aus. Muster des Gleichgewichts bzw. Ungleichgewichts lassen sich am besten erkennen, wenn man nach Gegensätzen und hervorstechenden Charakteristika sucht. Danach kann man dann analysieren, wie diese Gegensätze und Eigenarten in das funktionale Ganze passen, ob ein gewisses Gleichgewicht erzielt wurde und welche Stressfaktoren aufgrund eines Mangels an Gleichgewicht noch bestehen.

Erarbeitung von Therapiezielen

Bedeutung. Strategien zur Erarbeitung von Therapiezielen, die für alle Beteiligten verstehbar und nachvollziehbar sind, bilden einen wichtigen Baustein in der therapeutischen Arbeit. Ziele können sich im Laufe der therapeutischen Arbeit verändern und sollten daher immer wieder überprüft werden. Gerade im Suchtbereich ist es eine schwierige Aufgabe, eine Balance zwischen dem möglichen therapeutischen Anspruch nach Abstinenz und den Zielen der Patienten zu finden. Dabei ist es wichtig, die Problemwahrnehmung, Erklärungsmuster für die Entstehung und Funktionalität sowie bisher angewandte erfolgreiche oder weniger erfolgreiche Lösungsmuster aller Familienmitglieder zu explorieren. Bei dieser Arbeit kommen alle bisher erwähnten Interventionsstrategien zum Einsatz. Ziel der Therapeuten ist es auch hier, Hypothesen über die Beschaffenheit des Systems zu erarbeiten, die Funktionalität des Symptoms zu beschreiben und Ideen für die Richtung zu bekommen, in die die gemeinsame Arbeit gehen kann. Im Folgenden werden mögliche Fragen zur Zielerarbeitung vorgestellt, die sich mit der Wahrnehmung des Problems, mit den unterschiedlichen Erklärungsmustern der Familienmitglieder und den bisher erfolgten Lösungsstrategien beschäftigen. Fragen zur Zielvorstellung ergänzen die Auflistung.

Fragen zu Problemwahrnehmung und Problemdefinition
Wer hatte die Idee, zur Beratung zu kommen?
– Sind alle Anwesenden einverstanden, dass sie da sind?
– Wer ist dagegen und aus welchen Gründen?
– Wer ist dafür und aus welchen Gründen?
– Was hat eventuell jemanden bewogen, nicht dabei zu sein?
– Was ist der aktuelle Anlass für jeden Einzelnen, Beratung aufzusuchen?
– Worin besteht für jedes einzelne Familienmitglied das Problem, die Schwierigkeit, der Ist-Zustand?
– Wer hat das Problem zuerst entdeckt, benannt?
– Mit wem wurde darüber gesprochen?
– Wen belastet es am meisten?

Fragen zu Erklärungsmodellen
Was vermuten die Einzelnen über die Erklärungen anwesender bzw. abwesender Familienmitglieder?
– Wenn Erklärungen verschieden sind, welche Erklärungen haben die Anwesenden dafür?
– Welche anderen möglichen Erklärungen gibt es, die noch nicht geäußert wurden?
– Wie erklären sich die Einzelnen das Problem?

Fragen zu Lösungsversuchen
Was tun die Familienmitglieder, wenn das Problem auftritt?
– Wer hat bisher versucht, das Problem zu lösen? Auf welche Weise?
– Welches Resultat hatte dies?
– Welche Lösungsversuche waren besonders hilfreich?
– Welche Lösungsideen gab es, die noch nicht versucht wurden?
– Welches Ergebnis wäre von ihnen zu erwarten?

Fragen zu Zielen
Welches Ziel haben die Einzelnen?
– Woran werden die einzelnen Beteiligten erkennen, dass das Ziel erreicht ist (Anwesenheit statt Abwesenheit von etwas)?
– Woran werden andere Beteiligte merken, dass das Ziel erreicht ist?
– Welche Dinge waren bisher schon so ein bisschen wie der Zielzustand? Wer hat was wie gemacht, um dies zu ermöglichen?
– Welches werden die nächsten Hinweise darauf sein, dass sich die Dinge auf den Zielzustand hin bewegen?
– Wer wird dies zuerst bemerken?
– Wie wird sich dies auf den Ebenen des Verhaltens, des Denkens und der Beziehungen zeigen?
– Wie könnte ein gemeinsames Ziel aussehen?

Die Wunderfrage

In der konkreten Arbeit fällt es den Patienten immer wieder schwer sich vorzustellen, wie das Ziel, das sie mit dem Besuch der Therapie anstreben, aussehen könnte. Die Wunderfrage, von de Shazer als lösungsorientierte Fragetechnik entwickelt (de Shazer 1989, Miller u. Berg 1997), um sich mögliche positive Veränderungen vorzustellen, bietet sich als Interventionsform an. Die Verdeutlichung von Unterschieden, die im System zum Tragen kommen würden, sowie deren Wahrnehmung und Bewertung sind Ziel dieser Intervention.

Folgende Instruktion geht einer solchen Intervention voraus: „Nehmen Sie einmal an, heute Abend, nachdem Sie ins Bett gegangen und eingeschlafen sind, geschieht ein Wunder! Das Wunder besteht darin, dass das Problem oder die Probleme, mit denen Sie kämpfen, gelöst sind! Genau das! Da Sie aber schlafen, wissen Sie nicht, dass ein Wunder geschehen ist. Sie verschlafen einfach das Ganze. Wenn Sie dann morgen früh aufwachen, was wäre eines der ersten Dinge, die Ihnen auffallen würden, die anders wären und die Ihnen sagen würden, dass das Wunder geschehen und Ihr Problem gelöst ist?"

Unterstützt werden kann diese Frage nach Veränderungen z.B. durch die Arbeit an Skalen, die auch in anderen Zusammenhängen wertvolle Hinweise liefern kann.

Skalenfragen als Ergänzung der Wunderfrage

Stellen Sie sich vor, es wäre der Tag nach dem Wunder, das heißt das Problem, das Sie hierher gebracht hat, ist gelöst. Auf einer Skala von 1–10 wäre das 10. Und 1 wäre für die Situation, als es am schlimmsten war, bevor Sie hier angerufen haben. Auf dieser Skala von 1–10: Wo sind Sie heute?

Wie haben Sie es geschafft, von 1 nach 2 zu kommen?

Woran würden Sie merken, dass sie sich von 2 nach 3 bewegen?

Wo möchten Sie stehen, wenn diese Therapie erfolgreich beendet ist?

Bei unterschiedlicher Einschätzung durch die einzelnen Familienmitglieder: Was glauben Sie, wie XY zu seiner Einschätzung kommt? Was sieht er, was Sie im Moment nicht sehen?

Wie zuversichtlich sind Sie, dass Sie Ihre Zielerstellung erreichen?

Was würde Ihre Zuversichtlichkeit von 5 auf 6 erhöhen?

Struktur der therapeutischen Sitzung

Drei Phasen. Eine Sitzung besteht aus einem therapeutischen Gespräch, einer Besprechungsphase der Therapeuten und einer Abschlussintervention mit den Klienten. Die Patienten sind eine Familie, Teile einer Familie oder auch andere Personen, die mit dem System verbunden sind und bei der Erarbeitung einer Lösung hilfreich sein können.

Besprechungspause. Die Therapeuten setzen sich zusammen, besprechen kurz die wichtigsten Schwerpunkte der Sitzung und erarbeiten gemeinsam eine Abschlussintervention.

Abschlussintervention. Hier besteht das Ziel darin, die Therapiestunde aus Sicht der Therapeuten den Familien gegenüber zu rekapitulieren, jedem Familienmitglied oder der ganzen Familie eine positive Rückmeldung zur Verfügung zu stellen und darüber hinaus Hausaufgaben für die Zeit zwischen den Sitzungen zu geben. Diese können eine Aufforderung zur Verhaltensbeobachtung oder Veränderung beinhalten.

5.4.6 Schlussfolgerung

Die Arbeit mit süchtigen Menschen und ihren Familien ist vielseitig, die von den Beratern und auch den Betroffenen viel Energien abverlangt sowie den Mut, alte eingefahrene Muster zu erkennen und diese auch zu benennen. Wir alle sind dabei gefordert, Menschen auf einem schwierigen Weg anzusprechen oder sie sensibel zu machen für die Dinge, die in ihren Familien passieren und vor denen wir nicht die Augen verschließen sollten. Gerade Angehörige helfender Berufe – wie Lehrer, Allgemeinärzte, Erzieher –, aber auch Arbeitgeber und Kollegen sind dabei gefragt, Dinge, die sie wahrnehmen, zu benennen und damit einen Prozess wirksamer Hilfen einzuleiten. Die Süchtigen, die in Suchthilfeeinrichtungen oder psychiatrischen Kliniken erscheinen, machen nur die Spitze eines Eisbergs aus. Wenn wir uns das vor Augen führen, so erscheint es umso wichtiger, gerade im Bezug auf die nach außen vielleicht noch „heilen" Familien aufmerksam zu sein sowie den Kindern und Angehörigen Gesprächsmöglichkeiten zu eröffnen, die es ihnen erleichtern, aus dem Bann der Verschwiegenheit ohne Angst vor negativen Konsequenzen auszubrechen.

5.5 Substitution

C. Haasen, J. Reimer, A. Karow

5.5.1 Einleitung

Ansatz als pharmakologische Therapie. Die Substitution ist ein Behandlungsansatz, der auf der Verschreibung einer adäquaten homologen Substanz als pharmakologische Therapie einer Abhängigkeitserkrankung basiert. Dabei wird im Regelfall eine chemisch verwandte oder sogar dieselbe Substanz eingesetzt. Als regelrechte Indikation ist derzeit die Substitutionsbehandlung nur bei opiat- und nikotinabhängigen Personen zugelassen. Dennoch werden in der Praxis auch andere Substitutionsbehandlungen verzeichnet, die jedoch nicht ausreichend evaluiert wurden und umstritten bleiben: Benzodiazepinverschreibung bei Benzodiazepinabhängigkeit, Stimulanzien bei verschiedenen Abhängigkeiten und in der Vergangenheit ärztlich verschriebener Alkohol an chronische Alkoholiker. Die Substitution der Opiatabhängigkeit ist am besten wissenschaftlich geprüft worden, sodass im Folgenden nur auf diese Substitution eingegangen wird. Dennoch kann es in der Zukunft auch zu einer Substitution bei der Abhängigkeit anderer Substanzen kommen.

Ziele der Substitutionsbehandlung:

- Ersatz des unhygienischen, unkontrollierten, riskanten und illegalen Konsums;
- Vermeidung von Entzugssyndromen mit entsprechenden körperlichen Komplikationen;
- erneute soziale Integration des Betroffenen (Wohn-, Arbeits- und Rechtssituation);
- Unterstützung der Integration in psychosoziale Programme durch körperliche Stabilisierung und damit Verbesserung der Chancen für einen späteren Ausstieg aus der Abhängigkeit.

Substanzen. Die international derzeit am häufigsten gebrauchte Substanz bei der Substitution Opiatabhängiger ist oral appliziertes Methadon. Dennoch werden andere Opioide – Codein, Buprenorphin, Morphin und Heroin – ebenfalls bei der Substitution verwendet. Daher wird im Folgenden die Substitutionspraxis anhand der verwendeten Substanzen beschrieben.

5.5.2 Substitution mit Methadon

Dextro-Levo-Methadon. Unter „Methadon" wird im Folgenden das so genannte Razemat Dextro-Levo-Methadon verstanden, chemisch ein Gemisch aus rechtsdrehendem (Dextro-) und linksdrehendem (Levo-)Methadon. Das linksdrehende Levomethadon, der eigentlich wirksame Anteil in diesem Gemisch, ist in Deutschland unter dem Handelsnamen L-Polamidon bekannt. Vor etwa 35 Jahren studierten Vincent Dole und Marie Nyswander zuerst systematisch die Methadonsubstitution in den USA (Dole u. Nyswander 1967). In der Bundesrepublik Deutschland wurde Methadon zur Behandlung opioidabhängiger Patienten 1988 erstmals offiziell erprobt (Modellversuch in Nordrhein-Westfalen). Zur Kassenleistung wurde die Methadonsubstitution im Jahre 1991, allerdings mit starken Einschränkungen im Rahmen der so genannten „Neuen Untersuchungs- und Behandlungsrichtlinien" (NUB-Richtlinien). Bis 1993 war aus rechtlichen Gründen in der Methadonbehandlung nur der Einsatz von Levomethadon (L-Polamidon) möglich, ab dem 1. Februar 1994 durch die 5. Betäubungsmitteländerungsverordnung auch die Verschreibung des international gebräuchlichen

Razemats (Dextro-Levo-Methadon). Zu den gesellschaftlichen und rechtlichen Rahmenbedingungen für die Substitutionsbehandlung mit Methadon in Deutschland gehören das Betäubungsmittelgesetz (BtMG) und die Betäubungsmittelverschreibungsverordnung (BtmVV). Diese gesetzlichen Vorgaben sind von jedem Arzt zu beachten, der Methadon zur Substitutionsbehandlung Opioidabhängiger einsetzt.

Wirkung. Methadon ist ein vollsynthetisches Opioid und Analgetikum, welches in Deutschland gegen Ende des 2. Weltkriegs entwickelt wurde. Im Zentralnervensystem hat es morphinähnliche Wirkungen bei vergleichsweise längerer Wirkungsdauer und bindet primär an die so genannten μ-Rezeptoren. Methadon besetzt zwar, wie Heroin bzw. Morphin, die μ-Rezeptoren, hat aber keine so stark ausgeprägte euphorisierende Wirkung („Kick") wie Heroin, vor allem wenn es oral zugeführt wird. Durch Besetzung der Rezeptoren werden Entzugssymptome vermindert bzw. verhindert. Eine der wesentlichen Eigenschaften von Methadon besteht in seiner narkotischen Kreuztoleranz oder Blockade, das heißt es blockiert in ausreichender Dosierung den narkotischen Effekt kurzwirkender Narkotika wie Heroin. Da die Toleranz gegenüber Methadon in der Regel auf einem stabilen Niveau bleibt, kann eine entsprechende Erhaltungstherapie bei einem Patienten prinzipiell über viele Jahre hinweg im selben Dosisbereich durchgeführt werden.

Pharmakokinetik. Aufgrund der gegenüber Heroin längeren Plasmaeliminationshalbwertszeit von Methadon, die etwa 15–57 Stunden beträgt, sowie der hohen systemischen Bioverfügbarkeit auch bei oraler Verabreichung (über 80%) braucht Methadon im Rahmen einer Erhaltungstherapie in der Regel nur einmal pro Tag eingenommen zu werden. Bei konstanten Plasmaspiegeln (Steady State) wird Methadon im Körpergewebe, vor allem in der Leber, gespeichert (Reservoireigenschaft). Bei stabilisierten Patienten und adäquater oraler Dosierung werden die Entzugssymptome sicher unterdrückt, ohne dass Euphorisierung, Sedierung oder Analgesie auftreten. Die Patienten können den Anforderungen ihres Lebensalltags normal begegnen, ohne wesentliche Beeinträchtigung physischer oder psychischer Funktionen. Dies ist auch für die oft gestellte Frage der Fahrtauglichkeit und der Schulungsfähigkeit relevant. Eine Verneinung der Fahrtauglichkeit allein aufgrund der Substitutionsbehandlung mit Methadon lässt sich nach derzeitigem wissenschaftlichem Forschungsstand nicht begründen. Bei der Prüfung im Einzelfall gelten die üblichen Kriterien für die Beurteilung einer Fahrtauglichkeit.

Dosierung. Die Anfangsdosis sollte 40 mg Dextro-Levo-Methadon pro Tag, gegebenenfalls unterteilt in 2 Teildosen, nicht überschreiten, um eine versehentliche Überdosierung oder Todesfälle zu vermeiden. Anschließend erfolgt eine schrittweise Steigerung bis zur Erhaltungsdosis. Wenn die Erhaltungsdosis bei dem jeweiligen Patienten bestimmt ist (meist innerhalb von 1–2 Wochen), wird in der Regel mit einer täglichen Einmaldosis weiterbehandelt. Bei einem Beigebrauch anderer psychotroper Substanzen muss die Dosis entsprechend reduziert werden.

Metabolisierungsgeschwindigkeit. Die Verabreichung von Methadon kann in flüssiger Form erfolgen, z.B. als trinkfertige und nicht zur parenteralen Anwendung bestimmte Lösung oder als Tabletten. Die Metabolisierung in der Leber erfolgt über das Cytochrom-P450-System. Dass dieses System genetisch bedingte Varianten aufweist, die sich in einer unterschiedlichen Metabolisierungsgeschwindigkeit des Methadons (und anderer Medikamente) niederschlagen, ist bei der Dosiswahl bzw. Dosisanpassung zu beachten. Die Gabe der antikonvulsiv wirksamen Substanzen Carbamazepin und Phenytoin oder des Antibiotikums Rifampicin (gegen Tuberkulose) kann zu einer beschleunigten Metabolisierung des Methadons und damit zum Auftreten von Entzugssymptomen führen. Die Dosis muss dann nach den Angaben des Patienten und dem klinischen Befund angepasst werden. Die „richtige" Dosis wird nach den Angaben der Patienten und unter Beachtung klinischer Zeichen (Entzug, Überdosierung, zusätzlicher Drogengebrauch) gefunden, der Effekt klinisch kontrolliert. Willkürlich festgelegte Dosisobergrenzen sind wissenschaftlich nicht begründbar. Messungen des Methadonspiegels im Plasma helfen, eine schnelle Ausscheidung zu erkennen und die Dosis zu adaptieren.

Hinweise für eine Überdosierung können Miosis und Darmstille und besonders die Sedierung sein. Bei adäquater Dosierung ist Methadon ein sicheres Medikament in Bezug auf eine respiratorische Depression. Nebenwirkungen wie Obstipation, vermehrte Schweißbildung, vorübergehende Hautausschläge, Gewichtszunahme und Wasserretention sind möglich. Auch können Sedierung, Mundtrockenheit, Spasmen der glatten Muskulatur (Bronchien, Blase),

arterielle Hypotonie, Bradykardie sowie sexuelle Funktionsstörungen, wie Libidoverlust und Störungen der Menstruation, auftreten. Bei zu niedriger Dosis des Methadons kommt es nach 24–48 Stunden zu Opioidentzugssymptomen. Erhaltungstherapien über mehr als 10 Jahre hinweg ergaben keinen Anhalt für toxische Effekte. Bei bestehender Opiatabhängigkeit gibt es unter toxikologischem Aspekt keine allgemeinen Kontraindikationen für die Substitutionsbehandlung mit Methadon.

Indikationsstellung. Da die Indikation für eine Substitutionsbehandlung mit Methadon häufig eine jahrelange Medikation mit Einschränkungen im Lebensalltag impliziert, sollte bei jungen Opioidabhängigen (Mindestalter 18 Jahre) sowie bei kurzzeitigem und bei intermittierendem Opioidgebrauch mit längeren drogenfreien Intervallen eine sorgfältige Abwägung mit Berücksichtigung alternativ verfügbarer Behandlungswege erfolgen. Bei langjähriger Opioidabhängigkeit, mehrfachen vergeblichen Behandlungsversuchen im Rahmen abstinenzbasierter Therapieprogramme und schweren gesundheitlichen Beeinträchtigungen wird die Indikation vergleichsweise leicht zu stellen sein. Für die vielen Zwischenstufen und -konstellationen spielen neben den patientenbezogenen Kriterien auch die Bedingungen des Gesundheitssystems sowie die regionalen Behandlungsmöglichkeiten eine Rolle. So können bestimmte Lebensbedingungen (z.B. Schwangerschaft, Sorge für ein Kind), Erschwerung oder Nichtverfügbarkeit therapeutischer Alternativen oder die Gefahr einer wesentlichen psychosozialen Destabilisierung (z.B. drohender Arbeitsplatzverlust) eine Indikationsstellung mitbegründen (Günthner u. Ullmann 2003).

Positive Auswirkungen. Neben positiven medizinischen und psychosozialen Effekten der Therapie mit Methadon bei den behandelten Patienten wird immer wieder auf die positiven Effekte im Rahmen des öffentlichen Gesundheitswesens (z.B. Senkung der Rate an Neuinfektionen mit HIV- oder Hepatitisviren) und in der Gesellschaft hingewiesen (z.B. Verminderung der Beschaffungsprostitution, Abnahme der Kriminalitätsrate in spezifischen Bereichen), ebenso wird die Ökonomie dieser Programme betont.

5.5.3 Substitution mit Codein

Dihydromorphin. Nicht nur das seit vielen Jahren in der Suchttherapie eingesetzte Methadon, sondern auch das Opioid Codein ist prinzipiell zur Substitutionsbehandlung Opiatabhängiger geeignet (Haasen u. Verthein 2003). Mit der Codeinsubstitution ist in der Regel der Einsatz Dihydrocodein haltiger Präparate (DHC) gemeint, die entweder als Kapseln (mit unterschiedlichem Gehalt an Wirksubstanz) oder als Saftzubereitung verschrieben werden. Die substituierende Wirkung wird hauptsächlich durch das im Intermediärstoffwechsel entstehende Dihydromorphin entfaltet. Die Halbwertszeit beträgt im Mittel nur etwa 3–4 Stunden, sodass eine mehrmals tägliche Einnahme erfolgen muss. Die tägliche Dosierung liegt bei den meisten Patienten zwischen 700 und 900 mg DHC-Base. Dihydrocodein ruft ähnliche Nebenwirkungen hervor wie Methadon. Obstipationen treten allerdings häufiger auf, zudem scheinen vermehrte Oberbauchbeschwerden mit der Einnahme von Dihydrocodeinpräparaten in Zusammenhang zu stehen.

Gesetzliche Regelungen. Die Substitutionsbehandlung mit Codein/Dihydrocodein wurde in Deutschland Ende der 1970er Jahre, insbesondere durch substituierende Allgemeinärzte, eingeführt. Sie war vor allem in Deutschland verbreitet, was insbesondere durch die relativ späte Einführung und die eingeschränkte Verfügbarkeit der Methadonsubstitution zu erklären war. Codein-/Dihydrocodeinpräparate fielen unter bestimmten Darreichungsformen und Konzentrationen bis Anfang 1998 nicht unter das BtMG und konnten somit auf Normalrezept verschrieben werden. Nach den Neuregelungen des BtMG, der seit 1. Februar 1998 in Kraft getretenen 10. Betäubungsmittelrechtsänderungsverordnung (10. BtMÄndV), wurden codeinhaltige Präparate einerseits offiziell als Mittel zweiter Wahl zur Substitutionsbehandlung zugelassen, andererseits Indikation und Durchführungsbestimmungen restriktiveren Bedingungen unterworfen. Nach zweimal verlängerter Übergangsfrist wurde diese Neuregelung ab 1. Januar 2000 verbindlich, sodass bis zu diesem Zeitpunkt die Umstellung von DHC auf (Levo-)Methadon vollzogen werden musste und Neueinstellungen nur noch in begründeten Ausnahmefällen möglich sind. Im Zuge der zum 1. Juli 2001 in Kraft getretenen 15. BtMÄndV wurde die Höchstverschreibungsmenge für Codein und DHC auf 40.000 mg erhöht. Darüber hinaus wurden die Indikationsbestimmungen für DHC erweitert: Zur Begründung des Ausnahmefalls kann nun auch eine unter Codein/DHC deutlich besser verlaufende Substitutionsbehandlung herangezogen werden sowie der Umstand, dass ein Patient bei mehrjähriger DHC-Behandlung zur Umstellung auf ein anderes Substitutionsmittel nicht motiviert werden kann.

Wirkungen. Die wenigen Untersuchungen zeigen, dass mit der DHC-Substitution andere Patientengruppen erreicht werden und die Effekte – das heißt die bei den Patienten zu beobachtenden Veränderungen – insgesamt mit denen der Methadonbehandlung vergleichbar sind (Schwartz et al. 1992, Verthein 1994, Krausz et al. 1995, Verthein et al. 1996). Im Großen und Ganzen sind die Ergebnisse der Codein- und der Methadonsubstitution ähnlich.

Verbreitung. Nachdem Mitte der 1990er Jahre die Anzahl an mit DHC Substituierten auf 20.000–30.000 Patienten geschätzt wurde, sank die Zahl seit 1998 kontinuierlich. Zurzeit ist davon auszugehen, dass weniger als 4.000 Patienten mit Codeinpräparaten substituiert werden (Leune 2001). Verbreitet ist die DHC-Behandlung noch in ländlichen Regionen und im süddeutschen Raum, das heißt insbesondere in Regionen, in denen Zugang und praktische Durchführung der Methadonsubstitution vergleichsweise höheren Beschränkungen unterliegen. Insbesondere seit der Zulassung von Buprenorphin zu Substitutionszwecken Anfang des Jahres 2000 kann davon ausgegangen werden, dass DHC nur noch in wenigen Ausnahmefällen verschrieben wird. Insgesamt ist damit zu rechnen, dass die Bedeutung der Substitutionsbehandlung mit Codein/Dihydrocodein in den nächsten Jahren wahrscheinlich weiter abnimmt. Dies wird einerseits auf die Neuregelungen des BtMG zurückzuführen sein, andererseits mit dem Erscheinen anderer Substanzen zur Substitutionsbehandlung (unter anderem Buprenorphin, Diacetylmorphin) zusammenhängen. Dennoch bleibt die Codeinsubstitution als Behandlungsmöglichkeit bestehen.

5.5.4 Substitution mit Buprenorphin

Pharmakologisch handelt es sich bei Buprenorphin um einen halbsynthetischen, partiellen μ-Rezeptor-Agonisten mit gleichzeitiger antagonistischer Wirkung am κ-Opiatrezeptor. Die partiell agonistische Wirkung am μ-Rezeptor wirkt sich dahingehend aus, dass im unteren Dosisbereich die Wirkung vergleichbar ist mit reinen Opioidagonisten, bei höheren Dosierungen aufgrund fehlender Wirkungssteigerung der Effekt jedoch vermindert zum Tragen kommt. Dieses Phänomen – auch „Ceiling-Effekt" genannt – begründet die relativ breite Sicherheitsspanne. Die lange Halbwertszeit – Entzugssymptome werden in höherer Dosierung für 48 Stunden kupiert – macht es geeignet für Patienten, die nicht mehr täglich zur Abgabestelle erscheinen müssen (Fuchs u. Haasen 2003).

Dosierung. In vergleichenden Dosisstudien erwies sich eine Dosierung von 8 mg Buprenorphin pro Tag (sublingual) niedrigeren Dosierungen als überlegen. Diese Dosis ist äquipotent zu 60 mg Methadon (Kosten et al. 1993), wobei beim direkten Vergleich dieser Substanzen als Erfolgskriterien Retentionsrate und Beigebrauch illegaler Opiate herangezogen wurden. Die meisten klinischen Studien wurden in den USA unter Verwendung der 30%igen Ethanollösung durchgeführt. Die Sublingualtablette weist dagegen eine etwa 70%ige Bioäquivalenz auf. Als Substanz zur Substitution bei Opiatabhängigkeit darf Buprenorphin heute als klinisch sicher und effektiv eingeschätzt werden (Konsensus-Konferenz 2000). Eine Dysphorie, die als Nebenwirkung bei anderen Opioiden auftreten kann, wird möglicherweise durch die antagonistische Wirkung am κ-Rezeptor verhindert. Aufgrund seiner hohen Affinität an den Rezeptoren verhindert Buprenorphin die Wirkung nachträglich applizierter reiner Agonisten, sodass additive Effekte, wie sie bei Methadon oder Heroin beobachtet werden, als ausgeschlossen gelten.

Entwicklung. Seit den 1970er Jahren wird Buprenorphin in den USA als Alternative zu Methadon beschrieben (Jasinski et al. 1978). In Europa hat sich die Substitution mit Buprenorphin vor allem in Frankreich etabliert (Auriacombe et al. 1997). Vignau und Brunelle (1998) zeigten einen Selektionseffekt dergestalt, dass die Patienten in der hausärztlichen Behandlung jünger, weniger schwer abhängig, kürzere Zeit heroinabhängig und weniger polytoxikoman waren, zudem eine höhere Beschäftigungsrate aufwiesen sowie eine geringere Delinquenzbelastung.

Einsatzbereich. Buprenorphin stellt heute eine in Europa zunehmend relevante Substitutionsform Opiatabhängiger dar. Es ist eine sichere Substanz, die gegenüber anderen Opioiden in der Substitution bei einer Dosierung zwischen 8 und 12 mg/d einige Vorteile aufweist. Die Behandlungsoptionen für Opiatabhängige werden erweitert: Denkbar ist ein Substitutionsbeginn mit Buprenorphin, bei Nichtansprechen ein Wechsel zu einem reinen Agonisten wie Methadon. Weiter besteht die Möglichkeit, durch Kombination von Buprernorphin und Naltrexon eine Substitu-

tions- in eine Abstinenzbehandlung zu überführen. Weiterhin zeigt Buprenorphin als Substanz in der Entgiftung potenziell mehrere Vorteile gegenüber herkömmlichen Mitteln. Weitere Studien müssen eine differenzialdiagnostische Indikation aufzeigen, um die Subgruppen benennen zu können, für die Buprenorphin das Substitutionsmittel der ersten Wahl sein könnte.

5.5.5 Substitution mit Morphin

Entwicklung. Im Jahre 1992 wurden in Österreich bei Patienten mit einer Opiatabhängigkeit, die scheinbar eine Intoleranz bzw. Nebenwirkungen auf Methadon aufwiesen, erstmals Therapieversuche mit retardiertem Morphin durchgeführt (Jasinski et al. 1978, Ling et al. 1996). Die Alternativanwendung von Morphin war naheliegend, zumal diese Substanz in der Indikation der Schmerztherapie eine Registrierung hat und zum anderen historisch bekannt war, dass zwar Patienten von Morphin abhängig waren (klassischerweise Personen aus dem medizinischen Bereich), aber eine ausreichende Stabilisierung, selbst eine kontinuierliche Berufsausübung möglich war (Cadman u. Bell 1998). Im Rahmen der erstmaligen Anwendung an der Universitätsklinik für Psychiatrie kamen in Österreich orale Substanzen zur Anwendung. Zudem wurden retardierte Produkte eingesetzt, um dem Anspruch der Therapie gerecht zu werden, rasches An- und Abfluten zu reduzieren und eine möglichst gleichmäßige Freisetzung zu erzielen. Mittlerweile werden in Österreich mehrere tausend Opiatabhängige mit Morphin substituiert (Fischer et al. 1997).

Einsatz. Die Substanz wird gut akzeptiert, was zum Erreichen eines wichtigen Zielparameters in der Erhaltungstherapie führte, nämlich zu einer hohen Haltequote. Gleichermaßen wie in Österreich werden retardierte Morphine bei etwa 20.000 Patienten in Frankreich angewendet, darüber hinaus finden sie in der Schweiz und in weiteren Ländern Therapieeinsatz (European Monitoring Center For Drugs And Drug Addiction 2000, Sherman 1996). Allerdings ist Österreich das einzige Land, in dem diese Substanz in der Indikation zur Therapie der Opioidabhängigkeit registriert ist.

Durchführung. Eine täglich supervidierte Einnahme sollte angestrebt werden. Bei einer mittleren täglichen Morphinhydrochloriddosierung von annähernd 600 mg (Spannbreite: 200–800 mg) wurde eine Haltequote von über 90% erzielt (Wiesegger u. Fischer 2003). In jüngster Zeit wurde an der Drogenambulanz der Universitätsklinik für Psychiatrie in Wien im Rahmen eines doppelblinden, Double-Dummy-Designs eine Untersuchung beendet, in der retardiertes Morphinsulfat mit Methadon verglichen wurde. Zusätzlich fand ein Cross-over-Design Anwendung, in dem nach 7 Wochen die alternierenden Substanzen zur Anwendung kamen. Was die Zielparameter in der Therapie der Opioidabhängigkeit anbelangt – wie Haltequote, Zusatzkonsum sowie physisches und psychisches Wohlbefinden – lässt sich festhalten, dass beide Substanzen, sowohl Methadon als auch retardiertes Morphinsulfat, mit mehr als 80% eine hohe Verweildauer über 15 Wochen aufwiesen. Morphinsulfat schnitt hinsichtlich des subjektiven Wohlbefindens und des geringeren Nebenwirkungsprofils signifikant besser ab. Beide Substanzen wurden supervidiert einmal täglich eingenommen.

Ergebnisse. Die vorliegenden Ergebnisse zeigen eine hohe Akzeptanz und Effektivität der retardierten Morphine in der Therapie der Opiatabhängigkeit. Das Nebenwirkungsprofil scheint deutlich günstiger als unter Methadon, die Haltequote als μ-agonistische Substanz im Vergleich zur gemischten Rezeptorinteraktion von Buprenorphin deutlich höher. Eine besondere Angst besteht bei μ-agonistischen Substanzen immer bezüglich der durch Überdosierung auftretenden Atemdepression. Eine Analyse der „drogenassoziierten Todesopfer" zeigt nach Bestätigung des gerichtsmedizinischen Instituts der Universität Wien jedoch, dass unter den Opfern nicht vermehrt mit Morphin behandelte Personen zu finden sind, sondern diese fast nur in Zusammenhang mit Benzodiazepinen – ein Phänomen, das sich auch bei tödlichen Überdosierungen von Methadon zeigt (Risser et al. 2001). Allerdings liegen nur limitierte klinische Forschungsergebnisse in der Erhaltungstherapie der Opiatabhängigkeit vor: Wenngleich sich positive Anwendungen aus vielen Ländern zeigen, wären weitere wissenschaftliche Untersuchungen mit unterschiedlichen Fragestellungen anzustreben. Die von der Wiener Universitätsklinik für Psychiatrie erhobenen Untersuchungsdaten, die auf eine hohe Verweildauer der Patienten, eine hohe Akzeptanz der Substanz und ein günstiges Nebenwirkungsprofil hinweisen, sollten durch weitere Untersuchungen Bestätigung finden.

5.5.6 Substitution mit Heroin

Entwicklung. Diacetylmorphin bzw. Heroin wurde erstmals 1874 in England synthetisiert und zunächst vor allem als Mittel zur Behandlung von Atemwegserkrankungen eingesetzt. Erfahrungen zur Substitution mit Heroin liegen aus Großbritannien, der Schweiz, den Niederlanden und aus Deutschland vor (Karow u. Haasen 2003). Bereits in den 1920er Jahren wurde mit der ärztlichen Verschreibung injizierbaren Heroins in Großbritannien begonnen. Mit der Zunahme des Heroinkonsums in den späten 1960er Jahren übernahm der „National Health Service" (NHS) die Verschreibung injizierbaren Heroins von den niedergelassenen Ärzten. Im Laufe der folgenden Jahre wurde in den Krankenhäusern des NHS die Heroinverschreibung in Substitutionsbehandlungen und bei Entgiftungen zunächst durch injizierbares Methadon und in den 1970er Jahren durch orales Methadon ersetzt. In einer ersten kontrollierten Studie (Hartnoll et al. 1980) wurden 96 Heroinabhängige einer der beiden Behandlungsformen (Heroin oder Methadon) randomisiert zugeteilt und in einem ambulanten Behandlungssetting betreut. Die Ergebnisse der Studie zeigten zwar eine bessere Compliance sowie eine Reduktion des Beikonsums und krimineller Aktivitäten bei den mit Heroin behandelten Patienten, andererseits waren unter der Methadonbehandlung eine größere Anzahl der Patienten nach einem Jahr abstinent geworden. Keine Unterschiede zeigten sich hinsichtlich Veränderungen der sozialen Situation und der körperlichen Gesundheit. Die Autoren schlussfolgerten auf der Grundlage ihrer Daten, dass die Wahl der Behandlung von der Indikation bestimmt werden sollte, z.B. dass Methadon für eine kleinere Anzahl abstinenzorientierter Patienten geeignet sei und Heroin für die größere Anzahl der Patienten, mit dem Ziel, die Gesamtsituation der Abhängigen zu verbessern. Trotz dieser Schlussfolgerung werden heute in Großbritannien nur etwa 200–300 Opiatabhängige mit Heroin behandelt – einige von ihnen schon seit 20 Jahren –, dies entspricht etwa 1–2% der mit Opioiden behandelten Drogenabhängigen.

Substanzvergleich. Im Rahmen des Schweizer Projekts zur Verschreibung von Betäubungsmitteln (PROVE; Uchtenhagen et al. 1997) wurden die Effekte von injiziertem und inhaliertem Heroin, injiziertem und oral verabreichtem Morphin sowie injiziertem und oral verabreichtem Methadon an insgesamt 1969 Opiatabhängigen in 17 Zentren in der gesamten

Schweiz untersucht. Auf der Grundlage der positiven Resultate und eines nationalen Referendums ist die Verschreibung von Heroin eine bis dato etablierte Behandlungsmethode. Allgemein erwiesen sich die Verbesserungen des somatischen Zustands im Verlauf der Behandlung als stabil, namentlich der Allgemein- und der Ernährungszustand verbesserten sich und die Anzahl injektionsbedingter Hautkrankheiten nahm ab. Bedingt durch das Behandlungssetting konnten klinisch manifeste Infektionserkrankungen erstmals behandelt werden, was vorbestehende HIV-Infektionen mit einschließt. Im Bereich psychischer Komorbidität war ein Rückgang depressiver Zustände sowie Angsterkrankungen zu konstatieren. Aufgetretene Schwangerschaften und Geburten verliefen unter entsprechender Betreuung unauffällig. Hinsichtlich sozialer Integration zeigte sich eine deutliche Stabilisierung, und bei der Delinquenz war ein Rückgang zu verzeichnen. Der illegale Konsum von Heroin ging relativ rasch zurück, weniger deutlich der von Kokain. Das Ausmaß des Alkohol- und des Cannabiskonsum änderte sich nicht, während sich der Benzodiazepinkonsum langsam zurückbildete. Der entscheidende Kritikpunkt der verschiedenen Gutachter bestand in einer mangelnden Aussagekraft darüber, inwieweit die dargestellten Effekte ursächlich auf die Heroinbehandlung oder aber auf das relativ aufwändige, psychosoziale Maßnahmen umfassende Gesamtbehandlungsprogramm zurückzuführen seien.

Ko-Verschreibung von Heroin. In den Niederlanden wurde im Juli 1998 mit der medizinischen Ko-Verschreibung von Heroin an langjährig Opiatabhängige begonnen. Es werden injizierbares und inhalierbares Heroin angeboten, um der in den Niederlanden unter den Heroinabhängigen überwiegenden Applikationsform des Rauchens Rechnung zu tragen. Die Studie (van den Brink et al. 1999) bestand aus 2 randomisierten und kontrollierten Versuchen: Im ersten Versuch wurden 250 Patienten entweder mit injiziertem Heroin oder mit oral verabreichtem Methadon behandelt, im zweiten Versuch 375 Patienten entweder mit rauchbarem Heroin oder oral verabreichtem Methadon. Die kontrollierte, durch Heroin gestützte Behandlung für Langzeitheroinabhängige in Methadonsubstitution erwies sich, unabhängig von der Applikationsform, hinsichtlich der Hauptzielkriterien der Studie als deutlich effektiver als die alleinige Weiterbehandlung mit oral verabreichtem Methadon. Zusätzlich zeigte nicht nur eine größere Anzahl der Patienten unter der durch Heroin gestützten Behand-

lung eine anhaltende Verbesserung ihrer körperlichen, sozialen und psychischen Funktionsfähigkeit und ihres Wohlbefindens, sie respondierten auch in einer größeren Anzahl unterschiedlicher Outcome-Domänen. Basierend auf diesen Ergebnissen schlussfolgerte die CCBH, dass es sich bei der kontrollierten Heroinverschreibung um eine sinn- und wirkungsvolle Ergänzung bisheriger Behandlungsformen handelt (weitere Informationen unter www.ccbh.nl).

Rechtssituation in Deutschland. In Deutschland unterliegt Heroin dem Betäubungsmittelrecht und ist als Substanz in Anlage I des § 1 (1) BtMG als nicht verkehrsfähiges Betäubungsmittel aufgeführt. Auf dem Hintergrund der Debatte um das Schweizer Projekt (PROVE) und der Erfahrungen mit den Möglichkeiten und Grenzen der Methadonsubstitution kam es in Deutschland zur Ausschreibung eines bundesdeutschen Modellprojekts. Das 3-jährige Modellprojekt, in dem der Einsatz von Heroin zur Behandlung Opiatabhängiger überprüft werden wird, ist die Voraussetzung für eine mögliche Zulassung von injizierbarem Heroin als Arzneimittel in der Bundesrepublik Deutschland. Die durch Heroin gestützte Behandlung wendet sich an die Zielgruppe der behandlungsbedürftigen Heroinabhängigen, die vom bisherigen Drogenhilfesystem therapeutisch nicht wirksam erreicht wurden oder bei denen die bisherigen Behandlungen erfolglos blieben. Die Prüfung der durch Heroin gestützten Behandlung erfolgt gegen die Standardtherapie mit oral verabreichtem Methadon. Die Zielsetzung der Studie besteht in der Überprüfung, ob mit der medizinischen Verordnung von pharmakologisch reinem Heroin in einem strukturierten und kontrollierten Behandlungssetting für bestimmte Gruppen von Heroinabhängigen die Ziele eher erreicht werden, die sonst mit Standardbehandlungen der Suchttherapien verknüpft sind – Schadensminimierung, Integration in das Hilfesystem, Reduktion des illegalen Konsums und der entsprechenden Begleitprobleme, gesundheitliche, psychische und soziale Verbesserung sowie Stabilisierung, Kontrolle und Überwindung der Abhängigkeit. Bezogen auf die beiden Zielgruppen, richtet sich das Erkenntnisinteresse vor allem auf 3 Zielbereiche:

- Durch einen Arzneimittelvergleich soll die Wirksamkeit der Vergabe von intravenösem Heroin im Vergleich zu oral verabreichtem Methadon überprüft werden.
- Durch eine systematische Variation standardisierter psychosozialer Begleitung – Case Management

mit integrierter motivierender Gesprächsführung versus Drogenberatung mit Psychoedukation – werden Therapieeffekte evaluiert.

- Durch patienten- und versorgungsbezogene Teilstudien werden die Wirkungen einer ärztlichen Heroinverschreibung ausgeleuchtet.

Nach dem bisherigen Stand der Studie konnten in allen beteiligten Städten (Bonn, Frankfurt, Hamburg, Hannover, Karlsruhe, Köln, München) die entsprechenden ambulanten Einrichtungen erfolgreich aufgebaut, mit der Rekrutierung der Teilnehmer begonnen und, mit einer Ausnahme, bereits mit der kontrollierten Heroinvergabe begonnen werden (Stand: Zwischenbericht Dezember 2002, weitere Informationen unter www.heroinstudie.de).

Wirkungen und Nebenwirkungen. Heroin (3,6-Diacetylmorphin) ist ein halbsynthetisches Opioid und wird durch Acetylierung mit Essigsäureanhydrid aus Morphin gewonnen. Die (analgetische) Wirkung hält etwa 4–5 Stunden an, die Eliminationshalbwertszeit beträgt nur 3–9 Minuten, wirksam sind 6-Acetylmorphin und Morphin. Die (im Gegensatz zu Morphin) rasche Anflutung des Heroins im Gehirn erzeugt eine stark euphorisierende Wirkung und ein intensives Wohlbefinden, das in einen länger andauernden beruhigenden (Trance-)Zustand übergehen kann. Durch injizierbares Heroin kann es zu folgenden histaminartigen Nebenwirkungen kommen (Uchtenhagen et al. 1997): Hautreaktionen, Kopfschmerz, Hitzegefühl, Bronchkonstriktion und Blutdruckabfall. Eine genaue Betrachtung der Histaminreaktion zeigt, dass bei den Hautreaktionen wiederum Folgendes dominiert: Erythem (fleckförmig oder sogar zusammenfließend), Quaddelbildung, vereinzelt fast generalisiertes Ödem und Pruritus. Parasympathomimetische Nebenwirkungen beinhalten Miosis (Edinger-Westphal-Kern) und gelegentlich Orthostase und Bradykardie. In der Peripherie bedeutet die Zunahme des Parasympathikotonus eine gesteigerte Konstriktion des Pylorus der Gallenblase und des Harnblasensphinkters sowie Obstipation. Vereinzelt wurden nach intravenöser Heroininjektion epilepsieähnliche Anfälle und Muskelkrämpfe beobachtet. Heroin führt zu einer Hemmung des medullären und später des pontinen Atemzentrums, die vor allem bei Patienten mit Beikonsum lebensgefährlich sein kann.

Durchführung. Zu Beginn der Behandlung, im Rahmen einer ein- bis 4-wöchigen Initiierungsphase, werden die Patienten mit den Behandlungsbedingungen vertraut gemacht und auf eine stabile Dosis eingestellt. Die Verabreichung von Heroin erfolgt bis zu 3-mal täglich während der jeweiligen Öffnungszeiten der Ambulanzen am Morgen, am Mittag und am Abend. Entsprechend der Schweizer und niederländischen Untersuchungen betrug die Tageshöchstdosis intravenös verabreichten Heroins im Rahmen der Studie 1000 mg, die Einzeldosis 400 mg. In der Regel wird davon ausgegangen, dass bei 600 mg intravenös verabreichtem Heroin pro Tag die maximale Wirkung bei Heroinabhängigen erreicht ist (Seidenberg u. Honegger 1998). In den ersten Behandlungstagen sollten die Patienten mindestens 30 Minuten nach der Injektion in der Behandlungsstelle verbleiben, damit das Eintreten möglicher unerwünschter Wirkungen kontrolliert werden kann.

Einsatzbereich. Nach den bisherigen Erkenntnissen ist davon auszugehen, dass es sich bei der kontrollierten Heroinverschreibung nicht um eine Standardbehandlung handelt, sondern um die Entwicklung eines zusätzlichen Behandlungsangebots für Langzeitopiatabhängige, deren bisherige Behandlungsversuche scheiterten oder die durch die bestehenden Behandlungsformen ungenügend erreicht wurden.

5.6 Ambulante Suchttherapie

G. Farnbacher, B. Gemeinhardt

Der bei weitem größte Teil der ambulanten Versorgung suchtkranker Menschen wird von Hausärzten, Suchtberatungsstellen und Selbsthilfegruppen geleistet (Wienberg 2002). Daneben sind Einrichtungen wie spezialisierte Ambulanzen an Kliniken, betriebliche Suchtkrankenhilfe und Übergangseinrichtungen zu nennen.

5.6.1 System der ambulanten Hilfen und seine Veränderungen

Orientierung. Suchthilfe ist in einem hohen Maße von Haushaltsplanungen der Länder und Kommunen einerseits und von den Kostenträgern Krankenkassen und Rentenversicherungsträgern andererseits abhängig. Das bedeutet für einen Patienten, der einen Arzt oder eine Beratungsstelle braucht, um sich in seinem Suchtmittelkonsum beraten zu lassen, zunächst einmal: Orientierung finden. Dies geschieht häufig auf den unterschiedlichsten Ebenen: in den „Gelben Seiten", bei Freunden und Bekannten oder durch Nachfragen in der jeweiligen Kommune.

Probleme. Abrechnungsmodalitäten oder Haushaltspläne entscheiden häufiger über Angebote bzw. Standorte als möglicherweise der Behandlung angemessen ist. Konkret überlegen sich Hausärzte, ob sie überhaupt Suchtkranke behandeln sollen – es sind meist anstrengende Patienten, häufig chronisch krank, und die Abrechnung ist erheblich komplizierter.

Einige deutliche Veränderungen haben in den letzten zwei Jahrzehnten die Gewichte neu verteilt: ein Rückgang bzw. eine Verkürzung der stationären Hilfen, eine Etablierung teilstationärer Angebote und der deutliche Ausbau der ambulanten Behandlungsformen. So hieß es in den frühen 1980er Jahren noch, mit suchtkranken Menschen sei kaum eine ambulante Therapie durchführbar, das Mittel der ersten Wahl sei eine stationäre Langzeitentwöhnungsbehandlung.

Zur Übersicht und zum weiteren Verständnis zeigt Abb. 5.1 eine Einordnung ambulanter Hilfen in das Verbundsystem in Deutschland (Leune 1999).

5.6.2 Beratungsstellen

Vier Formen von Suchtberatungsstellen. Die erste spezifische Anlaufstelle für viele suchtkranke Menschen ist eine Beratungsstelle. Suchtberatungsstellen lassen sich zunächst in 4 Formen unterteilen:
- Alkoholberatungsstellen,
- Drogenberatungsstellen,
- integrierte Beratungsstellen (Alkohol und illegale Drogen),
- spezifische Beratungsstellen (Spielen, Essstörungen etc.).

Profil. Bei der Beurteilung von Beratungsstellen gilt es weiterhin, zwei Hauptmerkmale zu unterscheiden: das spezielle Profil und den Kostenträger. Das Profil ist je nach Standort und Kompetenzen der Einrichtung verschieden. Schon der Standort bestimmt häufig den Zugang. Ist er nahe der Zielgruppe und

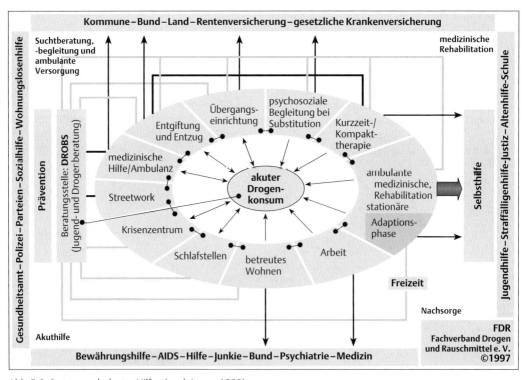

Abb. 5.1 System ambulanter Hilfen (nach Leune 1999).

verkehrstechnisch gut zu erreichen, wird die Einrichtung eine höhere Besucherfrequenz aufweisen. Ähnlich verhält es sich mit den Kompetenzen. Meistens ist eine Gemengelage aus dem Auftrag sowie den individuellen Fähigkeiten und Ausbildungen der Mitarbeiter vorzufinden. Beispiel: Alkoholberatungsstelle XY hat den Auftrag, Erstberatungen und Vermittlungstätigkeit in andere Einrichtungen und Gruppen durchzuführen. Die Mitarbeiter sehen vor Ort einen hohen Ausländeranteil und haben systemische Ausbildungen. Es liegt auf der Hand, dass sie diese Fähigkeiten einbringen und Angebote für Familien und Nichtdeutsche machen werden. So sind in Deutschland eine ganze Reihe von Zusatzaufgaben oder Spezifizierungen von Suchtberatungsstellen zu beobachten.

Häufig vorkommende Schwerpunkte von Einrichtungen der Suchtkrankenhilfe

Migrantenberatung
Rechtshilfe
Schuldnerberatung
Wohnungsvermittlung
Arbeitsvermittlung
Frauenberatung
Hilfen für Angehörige
Unterstützung von Selbsthilfegruppen
Besondere Hilfeleistungen durch Mediziner
Soforthilfe
Durchführung ambulanter Hilfen und Therapien
Nachsorgegruppen
Weitere Angebote zu Essstörungen, Medikamentenabhängigkeit etc.

Der Kostenträger ist quasi der erste Hauptkunde einer Beratungsstelle. Er stellt die Finanzierung aus Steuermitteln für eine Gegenleistung, einen spezifischen Auftrag, bereit. Dieser Auftrag entspringt häufig sozialen Auffälligkeiten der jeweiligen Region. Die Beratungsstelle soll sichern, dass es in diesem Bereich zu Verbesserungen kommt. Dahinter steht häufig der heimliche Auftrag, das Problem zu beseitigen. Dem entgegen stehen die Interessen der eigentlichen Kunden – den Suchtkranken. Sie sind die Zielgruppe und stellen den Kern der Beratungstätigkeit dar. Da es sich um eine umfassende Beratung handeln kann, ist der Begriff „Suchtberatungsstelle" eigentlich zu kurz gegriffen – es müsste eigentlich „Lebensberatungsstelle" heißen.

Was sind nun die vorrangigen Aufgaben im Zusammenhang mit den suchtkranken Menschen?

Kontaktanbahnung

Erreichbarkeit. Von der Zielhierarchie her ist es die wichtigste Aufgabe überhaupt, den Kontakt zur Zielgruppe herzustellen. Dazu ist ein Bekanntheitsgrad herzustellen, sei es über Medien, Mundpropaganda oder andere Hilfeeinrichtungen und Ärzte. Ein wichtiger Faktor bei der Kontaktanbahnung ist die Struktur der Beratungsstellen. Dazu zählt in diesem Kontext die Erreichbarkeit. Es stellen sich unter anderem folgende Fragen:

- Wie oft, wie lange und vor allem zu welchen Zeiten ist die Beratungsstelle zu erreichen?
- Wie ist der Zugang konkret: telefonisch oder durch Besuch?
- Gestaltet sich der Erstkontakt durch Verwaltungspersonal?
- Gibt es Wartezeiten? Wenn ja, wie werden diese überbrückt?
- Gibt es ein externes Angebot (z.B. in Krankenhäusern oder Strafanstalten)?

Erstgespräch. Sind diese Fragen geklärt, spielt das Erstgespräch, auch Eingangsberatung genannt, die wichtigste Rolle. Der Berater sollte umfassend über die Versorgungssituation im Umfeld der Beratungsstelle informiert sein sowie Zeit genug für das Gespräch und einen kompetenten professionellen Hintergrund haben, der ihm die Kontaktaufnahme ermöglicht. Nutzen die Suchtkranken das regionale Beratungsangebot nicht, so sollte auch über die Möglichkeit der aufsuchenden Drogenhilfe nachgedacht werden.

Diagnostik

Diagnose- und Indikationsstellung. Ist der erste Kontakt positiv verlaufen, steht der Berater vor der Aufgabe der Diagnose- und Indikationsstellung. Gerade in diesem Punkt werden die Beratungsstellen am wenigsten gesellschaftlich unterstützt. Sicherlich ist für den ersten Behandlungsschritt zunächst nur die Prüfung erforderlich, ob der Aufsuchende überhaupt zur Zielgruppe gehört, das heißt ob er suchtkrank ist.

Insbesondere Patienten im Alkoholbereich möchten von ihrem Berater eine Antwort haben, ob sie nun alkoholabhängig sind oder nicht. Häufig steht dabei der Druck der Familie oder anderer Personen dahinter, die den Betreffenden treiben, die Beratungsstelle aufzusuchen: Der Ehepartner verlangt eine Verhaltensänderung, der Arbeitgeber besteht auf einer Behandlung, strafrechtliche Konsequenzen sind angedroht oder der Hausarzt schickt zur Vorstellung. Daher kommt es darauf an, sich Zeit für die Diagnostik zu nehmen und vor allem den Patienten einzubeziehen. Zu dieser Eingangsdiagnostik gehören die psychosoziale Diagnostik, die Erhebung der sozialen Situation und das Erfragen psychiatrischer Auffälligkeiten. Im Zweifelsfall sollten andere Professionen (Psychologen, Ärzte und Psychiater) zur Diagnostik hinzugezogen werden. Der Diagnostik kommt insbesondere deshalb eine hohe Bedeutung zu, da von ihr die Indikation abhängig gemacht wird. Ein Großteil der Aufsuchenden wird in entsprechende Einrichtungen oder Klinken weitervermittelt. Der Erfolg einer Behandlung in der Folgeeinrichtung hängt in nicht geringem Maße von der professionellen Zuweisung ab.

Weitervermittlung

Vermittlung in andere Angebote. Als nächstes soll der Punkt der Vermittlung in andere Angebote ausgeleuchtet werden, da er Perspektiven und Grenzen einer Beratungsstelle aufzeigt. Eine Behandlung wird auf Dauer nur erfolgreich sein, wenn die Beteiligten im Verbund tätig sind. Dazu gehören außer dem Berater und dem Patienten die Angehörigen, die behandelnden Ärzte, das soziale Umfeld (Wohnung, Arbeitsplatz, Freizeit) und weitere Einrichtungen, die sich an der Behandlung beteiligen. Dies bedeutet konkret für die Beratungsstelle, dass dem Ratsuchenden Unterstützung für die meist schwierigen Verhandlungen in Fragen der Kostenübernahme durch Krankenkassen, Rentenversicherungsträger oder den örtlichen Sozialhilfeträger angeboten wird. Beispiel: Eine konkrete Maßnahme, wie z.B. eine Entgiftungsbehandlung, muss mit dem Patienten gemeinsam vorbereitet werden:

- Was muss bedacht werden, wenn der Patient 2 Wochen nicht zu Hause ist? Wie stellt sich der praktische Ablauf dar?
- Was passiert mit der Wohnung des Patienten?
- Wie kann der Patient emotional vorbereitet werden, wie kann er mit seiner Angst und seinen Befürchtungen umgehen, wie lässt er sich kognitiv unterstützen?
- Was geschieht im Umfeld des Patienten, wenn er eine Zeitlang abwesend ist?

Orientierungshilfen

Informationsvermittlung. Neben diesen ganz konkreten und spezifischen Hilfeleistungen ist ein weiteres Grundelement von Beratungsstellen die fachgerechte Information über die Erkrankung. Die einfachste Form hierfür stellt Informationsmaterial dar, das die jeweilige Beratungsstelle entweder selbst erstellt oder von übergeordneten Stellen erwirbt: lesbares und anschauliches Material über das Suchtmittel selbst, Suchtgefährdungen, Krankheitsverläufe sowie Hilfsangebote und Hinweise auf Selbsthilfe und Selbsthilfeorganisationen.

Orientierungsphase. Ebenso wichtig ist für viele Hilfesuchende das Angebot einer Orientierungsphase, das heißt die Beratungsstelle bietet in Einzel- oder Gruppengesprächen die Informationen, ohne eine weitere Behandlung von den Ratsuchenden zu fordern. Diese Orientierung kann auch spezifisch zu einzelnen Fragestellungen gegeben werden, z.B. Hilfen bei der Beantragung von Sozialhilfe, Hilfen bei der Wohnungssuche. Sollte das Angebot oder die Kapazität der Beratungsstelle nicht ausreichen, bietet sich auch hier das Networking an, nämlich die Vermittlung in spezielle Beratungsstellen oder die Beteiligung anderer Fachdisziplinen.

Empowerment und Ressourcenorientierung

Ein Teil der Ratsuchenden findet auch Lösungen und Wege, mit seiner Erkrankung umzugehen, die außerhalb der Beratungsstelle ihren Ursprung haben. Statt in Konkurrenz zu solchen Alternativen zu treten, praktizieren viele Beratungsstellen mit ihren Patienten Ressourcenorientierung, das heißt, es wird über die gesunden Seiten gesprochen, es wird vermittelt, dass die Patienten starke und lebendige Seiten in die Behandlung einbringen und dass sie diese auch außerhalb der Behandlung ausbauen können.

Spezifische Angebote

Zum Profil einer Beratungsstelle gehört auch immer das eigene Angebot. Hier handelt die Beratungsstelle selbst. Es richtet sich nach Möglichkeiten der Finanzierung, Rahmenbedingungen durch den Träger sowie Kompetenzen und Ressourcen der Mitarbeiter. In diesen Rahmen fällt auch die Durchführung ambulanter Therapie in Einzelgesprächen oder in Gruppen. Dabei wird sich häufig anerkannter – im Sinne von Kostenträgern finanzierter – Therapieverfahren bedient (Verhaltenstherapie, systemische und Familientherapie). Daneben gibt es auch Gruppen, die der allgemeinen Gesundheitsförderung dienen (Bewegungsgruppen, Wahrnehmungstrainings, berufsvorbereitende Gruppen, Angehörigengruppen, autogenes Training und vieles mehr).

Qualitätssicherung

Modifikationsbedarf. Viele suchtkranke Menschen werden dennoch nicht von den Beratungsstellen erreicht – oder besser: Die Beratungsstellen erreichen viele suchtkranke Menschen nicht. Dies hat auf der einen Seite mit dem Profil der Beratungsstelle zu tun, auf der anderen Seite häufig auch mit dem Kontaktangebot. Und damit schließt sich der Kreis der Aufgaben: Beratungsstellen, die ihre jeweilige Zielgruppe nicht erreichen, müssen ihr Kontaktangebot kritisch ausleuchten und überprüfen, ob hier eine Modifikation nötig ist (veränderte Öffnungszeiten, aufsuchende Arbeit, andere Angebote, engere Kooperation mit Stellen, die einen besseren Kontakt zur Zielgruppe haben).

Diese kurze Übersicht verdeutlicht, welche Vielfalt von Trägern und Mitarbeitern verlangt wird, um diese Aufgaben zu bewältigen. Dabei bewegen sie sich im Spannungsfeld der Patienten, der Kostenträger und ihrer eigenen Erwartungen.

5.6.3 Niedergelassene Ärzte

Kontaktaufnahme. Anders als die Suchtberatungsstellen haben die niedergelassenen Ärzte in den häufigsten Fällen bereits Kontakt zu den betreffenden Personen, bevor sich die Problematik einer Suchterkrankung stellt. Aber auch neue Patienten erscheinen eher mit somatischen Erkrankungen oder Symptomen, die von ihnen anders bewertet werden. Der Umstand, dass sich jemand als Suchtkranker einem Arzt offenbart, bei dem er bisher nicht behandelt wurde, dürfte eher die Ausnahme sein.

Vorteile. Dies bringt auch ein anderes Herangehen als das einer Suchtberatungsstelle mit sich. Dem niedergelassenen Arzt bieten sich optimale Chancen zur Diagnostik und Indikationsstellung. Da sich die meisten Suchterkrankungen auch in somatischen Erkrankungen abbilden, kann vom niedergelassen Arzt sogar die Phase der Suchterkrankung bestimmt werden, das heißt viel eher als eine Suchtberatungsstelle kann der niedergelassene Arzt sekundärpräventiv tä-

tig werden. Frühe Symptome können von ihm sichtbar gemacht und mit dem Patienten besprochen werden. Ebenso kann der niedergelassene Arzt bei einer bereits chronisch verlaufenden Erkrankung unmittelbar handeln.

Das Problem der Hausärzte liegt eher in dem Fehlen spezifischer Ausbildung und dem Nichtvorhandensein von Behandlungsstandards bzw. angemessener Vergütung suchtmedizinischer Leistungen. Die berufsbegleitende Qualifikation in der Suchtmedizin, in der ein professioneller Umgang mit Patienten erlernt wird und sich diese als definiertes Feld ärztlicher Tätigkeit zeigt, ist Mangelware. Gleichzeitig leisten viele Hausärzte Pionierdienste und beweisen durch starkes Engagement, dass die Behandlung von suchtkranken Menschen in der Hausarztpraxis möglich ist. Am erfolgreichsten sind sie dann, wenn sie ihre Behandlung nicht als isoliertes Feld betrachten, sondern beginnen, die Vielzahl an Störungen, die ein Suchtkranker mitbringt, zu erfassen und quasi im Verbund, als Netzwerk mit anderen Einrichtungen behandeln. Interdisziplinarität scheint bei der komplexen Suchterkrankung wichtig.

Erfassung der Syndrome. Zur Optimierung eines Behandlungsverlaufs ist es zuallererst von Bedeutung, die toxikomanischen, psychischen, somatischen und sozialen Syndrome zu erfassen. Dabei wird schnell deutlich, dass die alleinige Kompetenz des niedergelassenen Arztes – auch wenn er über gute Kenntnisse der Suchtmedizin verfügt – nicht ausreicht, um den Patienten zu behandeln. Sollte es nicht über die Erkrankung deutlich werden, erfährt es der behandelnde Arzt zumeist durch die Abrechnung: Die Kostenträger grenzen sich scheinbar beliebig in ihrer Zuständigkeit bezogen auf den Patienten ab, und der Arzt bleibt mit diesem Dilemma allein. Was liegt also näher, als sich mit anderen Kollegen und anderen Fachrichtungen zu beraten? Der Berliner Arzt Jörg Gölz legt ein Modell vor (Gölz 2001), in dem Abgrenzungen und Überschneidungen, z.B. mit Drogenberatungsstellen, deutlich gemacht und abgesprochen werden können (Tabelle 5.2).

Netzwerkerweiterung. Diese Abbildung stellt jedoch nur einen Ausschnitt aus einem größeren Modell dar, welches notwendig wäre, um einen suchtmedizinisch tätigen Hausarzt optimal zu unterstützen. Es geht hierbei nicht nur um somatische Erkrankungen und psychosoziale Begleitung in einer Suchtberatungsstelle mit oder ohne Entwöhnungsbehand-

Tabelle 5.**2** Überschneidungen der Bereiche von niedergelassenem Arzt und Beratungsstellen bei der ambulanten Suchttherapie

Drogenberatungsstellen	Gemeinsamer Bereich	Arzt
Streetwork	Therapieplanung	Notfalltherapie
niedrigschwelliges Angebot	Entwöhnung, ambulant und stationär	Basistherapie
Harm Reduction	Berufliche Rehabilitation	Substitution
Betreutes Wohnen	Psychotherapie	Somatische Therapie
Berufliche Rehabilitation		Psychiatrische Therapie
Nachsorge		Entzugsbehandlung
psychosoziale Begleitung der Substitution		

lung – viele suchterkrankte Menschen weisen eine Multimorbidität auf, die auch eine spezielle psychologische und/oder psychiatrische Versorgung notwendig erscheinen lässt. Von daher muss sich dieses Netzwerk um weitere Hilfen erweitern, um auch die niedergelassene Hausärzte besser zu unterstützen (Abb. 5.2).

„Der wesentliche Vorteil eines solchen Verbundes liegt darin, alle Therapieansätze unter einem Dach zu vereinen und damit für den Patienten jeweils rasch die Maßnahme zur Verfügung stellen zu können, die seiner aktuellen Problemlage entspricht. Da Abhängigkeitserkrankungen überwiegend mit immer wiederkehrenden Rückfällen verlaufen, wechseln auch die Problemlagen rasch. Für die soziale Prognose des Abhängigen ist der jeweils rasche Kontakt zum Hilfesystem von überragender Bedeutung." (Gölz 2001).

5.6.4 Weitere Hilfsangebote

Neben diesen Säulen der ambulanten Hilfe gibt es weitere Angebote, die mittlerweile für die ambulante Versorgung von suchtkranken Menschen unabdingbar geworden sind.

Betriebliche Hilfen. Als Erstes sind die betrieblichen Hilfen zu nennen. Viele Großbetriebe haben bereits innerbetriebliche Suchtberatungen auf der Grundlage betrieblicher Vereinbarungen, was beim Auftreten einer Suchtproblematik einzelner Mitarbeiter möglich ist. Im Verbund mit Personalabteilung und Betriebsrat stellen sie ein hilfreiches Instrument nicht nur zum Erhalt des Arbeitsplatzes dar. Zudem gibt es in einigen Betrieben, für die ein eigener Sozialdienst nicht infrage kommt, eine Kooperation mit Selbsthil-

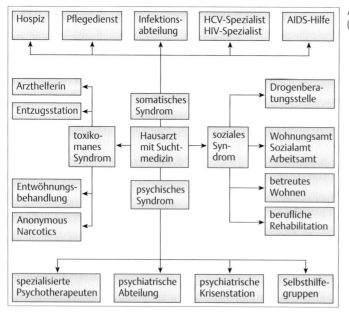

Abb. 5.**2** Netzwerk für Hausärzte (nach Gölz 2001).

fegruppen und/oder größeren Selbsthilfeorganisationen, wie z.B. den „Anonymen Alkoholikern".

Besondere Beratungsstellen. Für eine Reihe gesellschaftlicher Gruppen gibt es ohnehin besondere Beratungsstellen, ähnlich den oben dargestellten Themen. Hier verhält es sich allerdings umgekehrt: Es kann z.B. in der Beratungsstelle für Aussiedler einen Spezialisten für Suchterkrankungen geben, ebenso in der Frauenberatungsstelle, einer Arbeitslosenvermittlung oder in einer psychiatrischen Ambulanz. In vielen Einzelfällen bietet sich eine Kooperation geradezu an.

Ambulanzen. Des Weiteren gibt es vielerorts bereits Ambulanzen oder Abteilungen in größeren Kliniken, die sich auf die Beratung von Suchtkranken eingestellt haben und in der Lage sind, z.B. qualifizierte Entgiftungen durchzuführen. Allerdings sind diese häufig getrennt in Stationen für Alkoholiker und Abhängige von illegalen Drogen. Dennoch bietet die Kooperation mit diesen Stationen kurze Wege und eine optimale Unterstützung für Behandler und Patient.

Übergangseinrichtungen. Mittlerweile haben sich auch bundesweit eine Anzahl von Übergangseinrichtungen etabliert, häufig mit tagesklinischem Charakter, die nicht nur die Überbrückung von Wartezeiten auf freiwerdende Therapieplätze bieten, sondern auch bereits durch ihr tagesstrukturierendes Programm unterstützend auf den Therapieprozess einwirken können.

5.6.5 Selbsthilfegruppen

Bedeutung. Eine ganz besondere Rolle in der ambulanten Versorgung kommt den Selbsthilfegruppen zu. In vielen ländlichen Gegenden stellen sie immer noch die einzige psychosoziale Hilfe für suchtkranke Menschen dar. Insgesamt gibt es in Deutschland geschätzt 7000 Selbsthilfegruppen, an denen insgesamt 120.000 suchtkranke Menschen oder ihre Angehörigen teilnehmen (Wienberg 2002). Dabei stehen diese Gruppen nicht in Konkurrenz zu der professionellen Suchtkrankenhilfe. Sie stellen häufig eine wichtige Ergänzung zu Stabilisierung und Rückfallprophylaxe dar.

Struktur. In ihrer Struktur unterscheiden sie sich allerdings erheblich von der professionellen Hilfe. In erster Linie setzen sie auf Beziehung und Unterstüt-

zung in Situationen, in denen therapeutische Ansätze nicht oder nicht mehr greifen. Ein abstinentes Leben, von anderen vorgelebt, kann als Vorbild für den eigenen Weg aus der Sucht dienen. Traditionell nehmen die Selbsthilfegruppen für alkoholkranke Menschen in Deutschland den größten Anteil der Gruppen für suchtkranke Menschen ein. Die meisten werden von den 5 großen Selbsthilfeorganisationen repräsentiert.

> **Die wichtigsten Adressen der 5 großen Selbsthilfeorganisationen im Alkoholbereich**
>
> **AA – Anonyme Alkoholiker Interessengemeinschaft,** München, Tel.: 089/3165100, www.anonyme-alkoholiker.de
>
> **Blaues Kreuz in Deutschland e.V.,** Freiligrathstr. 27, 42289 Wuppertal, Tel.: 0202/773007, www.blaueskreuz.de
>
> **Deutscher Guttempler Orden (I.O.G.T.) e.V.,** Adenauerallee 45, 20097 Hamburg, Tel.: 040/255880, www.guttempler.de
>
> **Freundeskreise für Suchtkrankenhilfe Bundesverband e.V.,** Kurt Schumacher Str. 2, 34117 Kassel, Tel.: 0561/780 413, www.freundeskreise-sucht.de
>
> **Kreuzbund e.V., Selbsthilfe- und Helfergemeinschaft für Suchtkranke und deren Angehörige,** Münsterstr. 25, 59065 Hamm, Tel.: 02381/672720, www.kreuzbund.de

Das Beispiel „Anonyme Alkoholiker". Ein Blick auf einige der 12 Traditionen der „Anonymen Alkoholiker" (AA), die in Form von Gruppen seit 1953 in Deutschland verankert sind, zeigt die Stärken von Selbsthilfegruppen auf: eigene Betroffenheit, kleine überschaubare Einheiten, eindeutige Gruppenregeln, Unabhängigkeit und Anonymität. Die folgenden Regeln sind nicht vollständig, sie sollen nur die Arbeitsweise der AA veranschaulichen.

- Unser gemeinsames Wohlergehen sollte an erster Stelle stehen: Die Genesung des Einzelnen beruht auf der Einigkeit der „Anonymen Alkoholiker".
- Die einzige Voraussetzung für die AA: Zugehörigkeit ist der Wunsch, mit dem Trinken aufzuhören.
- Eine AA-Gruppe sollte niemals irgendein außenstehendes Unternehmen unterstützen, finanzieren

oder mit dem AA-Namen decken, damit uns nicht Geld-, Besitz- und Prestigeprobleme von unserem eigentlich Zweck ablenken.

- Jede AA-Gruppe sollte sich selbst erhalten und von außen kommende Unterstützungen ablehnen.
- Anonymität ist die spirituelle Grundlage aller unserer Traditionen, die uns immer daran erinnern soll, Prinzipien über Personen zu stellen.

Aktuelle Veränderungen. Neben diesen großen Verbänden hat sich in den letzten Jahren, auch aufgrund der Veränderungen in der Suchthilfelandschaft, einiges getan. Veränderte Behandlungsbedingungen und differenziertere Diagnosen führen zu mehr Vielfalt in der Selbsthilfe. Einige dieser Trends werden im Folgenden aufgezählt:

- **Information und Beratung von Angehörigen** – ein Bereich, der zwar schon seit Beginn fester Bestandteil des Hilfsangebotes war, sich aber im Laufe der Zeit weiter differenziert hat.
- **Kinder aus suchtbelasteten Familien** sind stärker als andere gefährdet, ebenfalls in eine stoffgebundene Abhängigkeit zu geraten. Dem tragen nun auch einige Selbsthilfegruppen Rechnung.
- Waren die **geschlechtsspezifischen Gruppen** anfangs nur Frauengruppen, haben nun auch Männer erkannt, dass es hilfreich sein kann, sich geschlechtshomogen zu treffen. Hier spielen häufig auch Fragen der häuslichen Gewalt eine Rolle.
- **Familienorientierte Suchtselbsthilfegruppen** gibt es nur vereinzelt. Dies liegt häufig in der Natur der Sache: Der Umgang mit systemischen Ansätzen ist in aller Regel therapeutisches Handwerkszeug und damit professionell. Dennoch gibt es Wohlfahrtsverbände, die Gruppenleiter von Selbsthilfegruppen fortbilden, damit diese dann auch familiäre Anknüpfungspunkte in ihren Gruppen abhandeln können.
- **Suchtkranke ältere Menschen** waren lange eine vernachlässigte Gruppe der professionellen Suchtkrankenhilfe. Ihr Schritt in die Selbsthilfe war ein Anhaltspunkt für Beratungsstellen, dass es diesen Bedarf gibt.
- Größere Firmen fanden sich bereit, ihre suchtkranken Angestellten zu unterstützen. Damit gibt es auch **Selbsthilfe am Arbeitsplatz**.

Andere Süchte – wie Spielen, Rauchen oder Essstörungen – sollen hier nicht weiter ausgeführt werden. In den einzelnen Regionen gibt es auch hierzu unterschiedliche Gruppen. Im Bereich der illegalen Drogen ist das Angebot an Selbsthilfegruppen weder quantitativ noch qualitativ so stark vertreten.

Drogenabhängige Patienten. Hat die Arbeit von Selbsthilfe- und Abstinenzgruppen im Umgang mit Alkohol- und Medikamentenabhängigkeit nach wie vor eine große Bedeutung, scheint die Bereitschaft unter Drogenabhängigen, in Selbsthilfegruppen mitzuwirken, geringer ausgeprägt zu sein. Bei dieser vergleichenden Betrachtung darf allerdings nicht übersehen werden, dass die Zahl behandlungsbedürftiger Alkohol- und Medikamentenabhängiger in der BRD auf etwa 2,5–3 Millionen geschätzt wird, die Zahl der Abhängigen von harten Drogen „nur" auf 100.000–120.000. Zudem wird ein prozentual weitaus größerer Teil der Drogenabhängigen vom professionellen Hilfesystem erreicht, der Stellenwert von Selbsthilfe dürfte bei dieser Klientengruppe damit geringer sein.

Initiative JES. Im Jahre 1989 wurde die aus der AIDS-Hilfe hervorgegangene Selbsthilfeinitiative JES („Junkies, Ehemalige, Substituierte") gegründet. Dieser Selbsthilfeverbund ist bundesweit in regionalen Sektionen organisiert. Andere lokale Selbsthilfegruppen haben sich in ihrer Arbeit mit JES zusammengeschlossen. Auch über die (politische) Arbeit von JES kann gesagt werden, dass sie zu einem großen Teil dazu beigetragen hat, die akzeptanzorientierte Drogenarbeit und die Substitutionsbehandlung in Deutschland zu etablieren.

Angebote. Einige Untersuchungen im Bereich der illegalen Drogen liegen hauptsächlich über Kokainkonsumenten vor, z.B. 12-Stufen-Programme, die eher strukturierten Behandlungssettings gleichen, oder mit anderen professionellen Interventionen kombinierte Selbsthilfeangebote. In der umfassenden Studienanalyse zur Methadonsubstitution von Ward et al. (1992) werden Selbsthilfegruppen nur im Rahmen von Interventionen zur Minimierung des Infektionsrisikos (z.B. HIV) erwähnt. Der Effekt der Gruppenteilnahme in Bezug auf Verhaltensänderungen bei den Substituierten wird von den Autoren allerdings eher gering bewertet. In den bundesdeutschen Methadonberichten wird über Selbsthilfeangebote, wie z.B. JES, kaum berichtet, weder im Hinblick auf Angebotsstruktur, Inhalte und Inanspruchnahme noch hinsichtlich möglicher Effekte.

Aufgaben. Die gängige These, dass die Mitarbeit in einer Selbsthilfegruppe für den Therapieerfolg, das heißt in der Regel die Aufrechterhaltung der Abstinenz, wichtig sei, ist hauptsächlich der Alkohol- und Medikamententherapie entliehen und kann vor dem Hintergrund einer Diversifizierung und Umorientierung in der Drogenarbeit seit Beginn der 1990er Jahre nicht ohne weiteres auf den Bereich der illegalen Drogen übertragen werden. Gerade die Substitutionsbehandlung (mit oder ohne psychosoziale Begleitmaßnahmen) ist mit unterschiedlichen Zielen verbunden, die von der Überlebenshilfe bis zur vollständigen sozialen Integration reichen. Die Arbeit von Selbsthilfegruppen für Substituierte kann sich demnach nicht allein an Rückfallprophylaxe orientieren – die unmittelbaren individuellen Bedürfnisse der Betroffenen in ihrer aktuellen Lebenssituation stehen im Mittelpunkt.

5.6.6 Methodenvielfalt – ein Problem?

Die aufgezeigten Ebenen innerhalb einzelner Schwerpunkte der ambulanten Versorgung – Beratungsstellen und niedergelassener Ärzte – wie auch die dargestellten Möglichkeiten einer Vernetzung geben aber immer noch nicht die aktuelle Vielschichtigkeit und Buntheit des Suchthilfesystems wider. Hinzu kommt ein scheinbar unübersehbarer Katalog an Methoden und Einsatzmöglichkeiten. Diese werden im Folgenden dargestellt, zum Teil sind einzelne Methoden, wie die systemische Therapie, in anderen Kapiteln erläutert.

Medikamentöse Behandlung/Networking

Modelle. Eine der ersten Fragestellungen, die sich ein behandelnder Arzt bei der Behandlung von Suchtkranken stellen sollte, ist folgende: Vergebe ich ausschließlich Medikamente, schicke ich den Patienten zur Suchtberatung oder beides? Und falls beides: Wer koordiniert die Behandlung, wer verantwortet sie? Bei Suchtpatienten ist bekannt, dass sie die Aufmerksamkeit verschiedener Stellen optimal für sich und den Moment nutzen können (Spaltung). Wenn es zu keiner Absprache kommt, wird die Behandlung selten effektiv. Das heißt, es sind verschiedene Modelle möglich:

- Der Arzt behält die Hauptverantwortung und delegiert gezielt an Beratung/Psychotherapie. Er erhält von dort regelmäßig Berichte und/oder Rückmeldung.

- Der Arzt vermittelt an eine Beratungsstelle oder eine andere koordinierende Einrichtung, diese hat die Hauptverantwortung (Case Management), der Arzt behandelt lediglich die somatischen Erkrankungen.
- Es wird eine Konferenz, ein Gremium, eingerichtet, das sich regelmäßig trifft und den Fall/die Fälle bespricht.

Case Management

Eine inzwischen standardisierte und erprobte Form der Suchtberatung ist das Case Management. Es meint den Umstand, dass ein Case-Manager zusammen mit dem Patienten einen Plan aufstellt und sowohl die Ziele als auch die Hilfen koordiniert. Nicht ganz zu Unrecht meinen viele der traditionellen Suchtberater, dass dies auch ihre Tätigkeit beschreibt. Neu sind dennoch die Standardisierung und die Festschreibung der Abläufe des Hilfeangebots. Grundsätzlich handelt sich dabei um Folgendes:

- Case-Management basierend auf einem 5-jährigen Modellprojekt des Bundes,
- nachgehende Sozialarbeit,
- enger Kontakt mit den Klienten in einem Schlüssel von 1:25,
- umfassende Unterstützung bei sozialer Reintegration und Navigation im Hilfesystem.

Die Stufen der Behandlung laufen wie folgt ab:

- Vereinbarung über eine Zusammenarbeit und „Assessment" (Erfassung des Erreichten),
- Zielvereinbarung und Hilfeplanung,
- Durchführung (inklusive Vermittlung, Organisation, Koordination),
- Monitoring und Re-Assessment,
- Ergebnisbewertung.

Motivierende Beratung (Motivational Interviewing)

Die motivierende Beratung, die vielfach als Methode gelehrt wird, charakterisiert sich durch ihre Grundhaltung:

- emphatische Grundhaltung des Beraters,
- Förderung der Wahrnehmung von Diskrepanzen zwischen Zielen und Wünschen,
- Vermeidung von konfrontativen, moralisierenden und stigmatisierenden Argumentationen,

- Betrachtung von Abwehr als Ausdruck einer Störung der Interaktion zwischen Klient und Beratendem,
- Vermittlung von Selbstwirksamkeit, um intentionale Verhaltensveränderungen zu fördern (Selbstwirksamkeitserwartung).

Einzelberatung versus Gruppenberatung

Bewertung. Eine besonders in Deutschland geführte Diskussion ist die, ob eine Gruppenbehandlung einer Einzelbehandlung gleichwertig ist – bei Drogenabhängigen sogar, ob eine ambulante Gruppenbehandlung überhaupt möglich ist. Bei der grundsätzlichen Frage des Vergleichs von Einzelbehandlung und Gruppe stellt sich zunächst die Frage der messbaren Wirkfaktoren. Auf Gruppen bezogen heißt das: Was ist anders als in der Dyade Klient/Therapeut? Besonderheiten der Gruppe sind:

- Pluralität der Personen,
- mehr soziale Regeln,
- mehr Konfliktmöglichkeiten, die konstruktiv genutzt werden können,
- anderer Verlauf der Dynamik in einer Gruppe,
- mehr bzw. andere Ängste für den Einzelnen,
- anderer Aufforderungscharakter.

Spezielle Faktoren. Vergleichsstudien hierzu finden sich bei Fuhriman und Burlingame (1994) und Tschuschke (1999). Leider werden diese Aspekte bei der Entscheidung für oder gegen eine Gruppentherapie häufig unbeachtet gelassen und lediglich unter dem ökonomischen Aspekt betrachtet. Eine Gruppentherapie ist in der Regel billiger als Einzelgespräche und vielfach ebenso effektiv. Dies gilt auch für die Gruppentherapie mit Süchtigen. Auch hier ist untersucht worden, welche speziellen Faktoren bei der Suchtbehandlung wirken (Tabelle 5.3; Yalom 1996). In der stationären Therapie sind diese Faktoren unbestritten und machen sowohl bei Alkohol- als auch bei Drogenabhängigen den Großteil der Behandlung aus.

5.6.7 Behandlungsansätze

Viele der im Folgenden genannten Ansätze werden seit vielen Jahren nicht nur mit Suchtpatienten praktiziert. Diese Liste erfüllt keinen Anspruch auf Vollständigkeit, sie soll lediglich einen Einblick in die Vielschichtigkeit der Behandlungsformen bieten:
- psychoanalytische Ansätze,
- klientenzentrierte Therapie/Gesprächspsychotherapie,
- Gestalttherapie,
- Verhaltenstherapie,
- Psychodrama,
- systemische und Familientherapie,
- Transaktionsanalyse.

Tabelle 5.**3** Gruppenwirkfaktoren (nach Yalom 1996, zitiert nach Tschuschke 2001)

Wirkfaktoren	Effekte
Altruismus	Förderung des Selbstwertgefühls, indem etwas für andere getan wird
Einflößen von Hoffnung	Optimismus durch Gruppenerfahrung
existenzielle Faktoren	Tod, Freiheit, Grenzen des menschlichen Lebens
Gruppenkohäsion	Gefühl, in der Gruppe akzeptiert zu sein, emotionale Bezogenheit
Identifikation	Lernen durch Beobachtung anderer, Ausprobieren neuer Rollen
interpersonales Lernen, Input	Nutzen aus den Rückmeldungen anderer, Gruppe als Korrektiv, soziales Lernen
interpersonales Lernen, Output	Verhaltensänderungen und Erleben von Konsequenzen veränderten Verhaltens
Katharsis	Freisetzung von Gefühlen in einem geschützten Raum
Mitteilung von Information	didaktische Unterweisung durch den Therapeuten und Geben von Ratschlägen durch die anderen Gruppenmitglieder
Rekapitulation der Primärfamilie	Gruppenmitglieder wiederholen innerhalb der Gruppe zwangsläufig ihre Beziehungserfahrungen der Ursprungsfamilie
Selbstöffnung	Mitteilung von schambesetzten privaten Problemaspekten bahnt den Weg für Feedbackprozesse und damit interne Korrekturen
Universalität des Leidens	Patienten realisieren, dass andere Gruppenmitglieder ähnliche Probleme haben, was Erleichterung bewirkt

Eine Integration verschiedener Ansätze kommt in den verschiedenen Behandlungssettings häufig vor. Sie ergaben und ergeben sich aus den unterschiedlichen Qualifikationen, die die Behandler mitbringen, sowie der Erfahrung, dass sich die meisten Ansätze nicht grundsätzlich widersprechen.

5.6.8 Qualitätssicherung

Interaktion. Eines der größten Probleme der ambulanten Suchthilfe ist das der Interaktion der Beteiligten. Die ambulante Suchthilfe findet überwiegend in Beratungsstellen und Praxen niedergelassener Ärzte statt, also in einem relativ kleinen und häufig auch isolierten Rahmen. Sowohl ein Vergleich als auch eine Form der Standardisierung erscheinen noch sehr schwierig.

Dokumentation. Eine mögliche Form von Standardisierung wird daher auf ganz anderem Wege geschehen, nämlich über die Dokumentation der Arbeit. Im Bereich der Beratungsstellen entstehen neben EBIS zunehmend ähnliche und vergleichbare EDV-gestützte Dokumentationssysteme (Horizont/Moonlight), die in einer Rückkopplung auch auf die Arbeit, die Standardisierung, die Leistungen und die Qualität wirken werden. Ebenso wird dies über die Kosten bei den Ärzten geschehen, wenn auch die (finanzielle) Bewertung vieler therapeutischer Ansätze noch sehr zweifelhaft erscheint – Suchtpatienten sind finanziell nicht attraktiv.

Fortbildung. Daneben sind zwei Formen der Qualifizierung ambulanter Suchtkrankenhilfe von ebenso großer Bedeutung: die Fortbildung und die Supervision. Im Alltag ist – insbesondere für Ärzte – häufig kein Raum für zeit- und kostenaufwändige Fortbildungen. Diese sind aber – insbesondere bei neuen Ansätzen von Suchtbehandlungen, wie dem Umgang mit Anti-Craving-Substanzen oder der Umstellung von Präparaten (Polamidon – Methadon – Buprenorphin) – dringend notwendig, um eine adäquate Versorgung der Patienten gewährleisten zu können. Da die Besuche einzelner Pharmavertreter in den Arztpraxen mit Sicherheit nicht ausreichen wäre es eine Aufgabe der Dach- und Standesverbände, hier sowohl finanziell als auch steuernd einzugreifen. Die finanziellen Engpässe treffen ebenfalls die Beratungsstellen. Neben den personellen Kürzungen kommt es ebenso zu drastischen Kürzungen bzw. Streichungen in den Fortbildungsetats. Es besteht die Gefahr, dass so wirksame Methoden – wie die motivierende Beratung (Motivational Interviewing), Case Management oder manualisierte Gruppenverfahren (Psychoedukation) – auf der Strecke bleiben.

Supervision. Neben der systematischen Aneignung neuer und alter bewährter Techniken ist für viele im psychosozialen Feld Tätige die Supervision nach wie vor ein unverzichtbarer Bestandteil der Alltagsarbeit – entweder in wöchentlichen Fallsupervisionen und/ oder in periodischen Teamsupervisionen können die Kraft und die Ressourcen einzelner Mitarbeiter und ganzer Teams gefördert werden.

5.6.9 Ausblick

Bei genauer Betrachtung erweist sich also das Netz der ambulanten Versorgung als ähnlich vielfältig wie die Vielschichtigkeiten der süchtigen Menschen selbst. Daher kommt – wie immer – der Einzelfallprüfung und der Diagnostik eine besondere Bedeutung zu. Dieser schließt sich direkt die Notwendigkeit der Kenntnisse über regionale Angebote an. Diesen Kenntnissen wiederum kann die Kooperation mit anderen folgen.

5.7 Literatur

Auriacombe M, Tignol J, Picard G. Buprenorphine use in France. Res Clin Forums 1997;19:25–33.

Baer JS, Murch HB. Harm Reduction, Nicotine, and Smoking. In: Marlatt GA, ed. Harm Reduction. Pragmatic Strategies for Managing High-Risk Behaviors. New York: Guilford Press; 1998:122–44).

Barnow SM, Lucht W, Fischer HJ, Freyberger. Trinkverhalten und psychosoziale Belastungen bei Kindern alkoholkranker Eltern (CoAs). Suchttherapie. 2001;2:137–42.

BMG. Drogen- und Suchtbericht 2002. www.bmgesundheit.de; 2002a.

BMG. Vorbeugen. Verhindern. Helfen. Prävention ist der Anfang einer effektiven Drogen- und Suchtpolitik. www.bmgesundheit.de, 2002b.

Böllinger L, Stöver H. Drogenpraxis, Drogenrecht, Drogenpolitik. Ein Leitfaden für Drogenberater, Drogenbenutzer, Ärzte und Juristen. Frankfurt a.M.: Fachhochschulverlag; 1992.

Bornemann R. Varianten des Needle Sharing. In: Gölz J, Hrsg. Der drogenabhängige Patient. Handbuch der schadensmindernden Strategien. München: Urban & Fischer; 1999:156–62.

Bornemann R, Gerlach RJ. Grundgedanken zur Harm Reduction in Deutschland aus medizinischer Sicht. In: Gölz J, Hrsg. Der drogenabhängige Patient. Handbuch der schadensmindernden Strategien. München: Urban & Fischer; 1999:99–108.

Boszormenyi-Nagy I, Spark G. Unsichtbare Bindungen. Die Dynamik familiärer Systeme. Stuttgart: Klett-Cotta; 1973.

Bourgois P, Bruneau J. Needle exchange, HIV infection and the politics of science: Confronting Canada's cocaine injection epidemic with participant observation. Med Anthropol. 2000:325–50.

Bowen M. Theory in the practice of psychotherapy. In: Guerin P, Hrsg. Family Therapy. New York: Gardner; 1976.

Bowen M. Family Therapy in Clinical Practice. New York: J. Aronson; 1987.

Broadhead RS, Heckathorn DD, Weakliem, et al. Harnessing peer networks as an instrument for AIDS prevention: results from a peer-driven intervention. Public Health Rep. 1998;113(Suppl 1):42–57.

Broadhead RS, van Hulst Y, Heckathorn DD. The impact of a needle exchange's closure. Public Health Rep. 1999;114:439–47.

Cadman M, Bell J. Doctors detected selfadministring opioids in New South Wales, 1985 -1994: characteristics and outcomes. Med J Austr. 1998;169:419–21.

Cermak TL: Diagnosing and treating co-dependence. Minneapolis: Johnson Institute Books; 1986.

Cleveland M. Familien- und Drogenabhängigkeit von Jugendlichen: Strukturanalyse der familiären Rollen von Kindern. Familiendynamik. 1982;7:265–83.

Crofts N, Caruana S, Bowden S, Kerger M. Minimising harm from hepatitis C virus needs better strategies. BMJ. 2000;321:899.

DBDD. Bericht zur Drogensituation in Deutschland 2001. Deutsche Referenzstelle für die Europäische Beobachtungsstelle für Drogen und Drogensucht. www.dbdd.de/Download/REITOX_D2001_D_final.pdf; 2001.

de Shazer S. Keys to solution in brief therapy. Norton: New York; 1985.

de Shazer S. Der Dreh. Überraschende Wendungen und Lösungen in der Kurzzeittherapie. 1989.

de Shazer S. Wege der erfolgreichen Kurzzeittherapie. 1990

Degkwitz P. Drogenkonsum/-abhängigkeit als Lebensstil und/oder Krankheit. In: Böllinger L, Stöver H, Hrsg. Drogenpraxis – Drogenrecht – Drogenpolitik. Handbuch für Drogenbenutzer, Eltern, Drogenberater, Ärzte und Juristen. Frankfurt a.M.: Fachhochschulverlag; 2002:20–38.

Des Jarlais DC. Harm reduction – a framework for incorporating science into drug policy. Am J Public Health. 1995;85:10–2.

Deutsche AIDS-Hilfe. Safer Sex für Frauen, die anschaffen. In: Heudtlass J-H, Stöver H, Hrsg. Risiko mindern beim Drogengebrauch. Gesundheitsförderung – Verbrauchertipps – Beratungswissen – Praxishilfen. Frankfurt a.M.: Fachhochschulverlag. 2000:313–9.

Deutsche AIDS-Hilfe & Akzept e.V. Zur drogenpolitischen Debatte in der Bundesrepublik Deutschland. Berlin: Oktoberdruck; 1990.

DiClemente CC, Prochaska JO. Toward a comprehensive, transtheoretical model of change. Stages of change and addictive behaviors. In: Miller WR, Heather S, eds. Treating addicitive behaviors. New York: Plenum Press; 1998:3–24.

Dolan K, Kimber J, Fry C, Fitzgerald J, McDonald D Trautmann F. Drug consumption facilities in Europe and the establishment of supervised injecting centres in Australia. Drug Alcohol Rev. 2000;19:337–46.

Dole VP, Nyswander ME. Heroin addiction – a metabolic disease. Arch Intern Med. 1967;120:19–24.

Drucker E, Lurie P, Wodak A, Alcabes P. Measuring harm reduction: the effects of needle and syringe exchange programs and methadone maintenance on the ecology of HIV. Aids. 1998;12(Suppl A):S217–30.

D'Zurilla TJ, Goldfried MR. Problem solving and behavior modification. J Abnorm Psychol. 1971;78:107–26.

EBDD. Jahresbericht über den Stand der Drogenproblematik in der Europäischen Union. Amt für amtliche Veröffentlichungen der Europäischen Gemeinschaft. www.dbdd.de/Download/ar01_de.pdf; 2001.

European Monitoring Center For Drugs And Drug Addiction (EMCDDA). Reviewing current practice in drug substitution treatment in the European Union. E.M.C.D.D.A Report; 2000.

Fischer G, Eder H, Jagsch R, Diamant K, Gombas W, Kasper S. Relapse prevention with opioid agonists and antagonists in heroin addiction. Europ Neuropsychopharmacol. 1997;99.

Fliegel S; Groeger WM, Künzel R; Schulte D; Sorgatz H.Verhaltenstherapeutische Standardmethoden. Ein Übungsbuch. 3. Aufl. Weinheim: Beltz; 1994.

Fuchs WJ, Degkwitz P. Harm Reduction in Europe – trend, movement or change of paradigma. Eur Addict Res. 1995;1:81–5.

Fuchs W, Haasen C. Substitution mit Buprenorphin. In: Krausz M, Haasen C, Naber D, Hrsg. Pharmakotherapie der Sucht. Freiburg: Karger; 2003.

Fuhriman A, Burlingame GM. Handbook of group psychotherapy, an empirical and clinical synthesis. Wiley Sons; 1994.

Gibson DR, Flynn NM, Perales D. Effectiveness of syringe exchange programs in reducing HIV risk behavior and HIV seroconversion among injecting drug users. Aids. 2001;15:1329–41.

Gölz J. Visionen für eine Versorgung im Netzwerk: Der Hausarzt in der Suchtmedizin. Suchttherapie. 2001;1.

McGoldrick M, Gerson R (Hrsg) (1990). Genogramme in der Familienberatung. Bern: Huber.

Gossop M. A web of dependence. Addiction. 2001; 96:677–8.

Gossop M, Griffiths P, Powis B, Williamson S, Fountain J, Strang J. Continuing drug risk behaviour: Shared use of injecting paraphernalia among London heroin injectors. AIDS Care Psychological and Socio Medical Aspects of AIDS/HIV; 1997.

Günthner A, Ullmann R. Substitution mit Methadon/Polamidon. In: Krausz M, Haasen C, Naber D, Hrsg. Pharmakotherapie der Sucht. Freiburg: Karger; 2003.

Haasen C, Verthein U. Substitutionsbehandlung mit Codein/Dihydrocodein. In: Krausz M, Haasen C, Naber D, Hrsg. Pharmakotherapie der Sucht. Freiburg: Karger; 2003.

Hartnoll RL, Mitcheson MC, Battersby A, et al. Evaluation of heroin maintenance in controlled trial. Arch Gen Psychiatry. 1980;37:877–84.

Hautzinger M; Stark, W, Treiber R. Kognitive Verhaltenstherapie bei Depressionen. Behandlungsanleitungen und Materialien. Weinheim: Beltz; 1994.

Heudtlass J-H. Safer Use – ein Beitrag zur Schadensminimierung. In: Gölz J, Hrsg. Der drogenabhängige Patient. Handbuch der schadensmindernden Strategien. München: Urban & Fischer; 1999;162–72.

Heudtlass J-H. Safer Use – Gesundheitstipps für Drogengebraucher. In: Heudtlass J-H, Stöver H, Hrsg. Risiko mindern beim Drogengebrauch. Gesundheitsförderung – Verbrauchertipps – Beratungswissen – Praxishilfen. Frankfurt a.M.: Fachhochschulverlag. 2000:98–147.

Hilton BA, Thompson R, Moore-Dempsey L, Janzen RG. Harm reduction theories and strategies for control of human immunodeficiency virus: a review of the literature. J Adv Nurs. 2001;33:357–70.

Hunter GM, Stimson GV, Judd A, Jones S, Hickman M. Measuring injecting risk behaviour in the second decade of harm reduction: a survey of injecting drug users in England. Addiction. 2000;95:1351–61.

Hurley SF, Jolley DJ, Kaldor JM. Effectiveness of needle-exchange programmes for prevention of HIV infection. Lancet. 1997;349:1797–800.

Indro v. V. Drogentherapeutische Ambulanz und Drogenkonsumraum. Szenenahe, niedrigschwellige Drogenhilfsangebote in Münster. Dokumentation. www.indro-online.de/dta_dkr.htm

Jacob J, Rottmann J, Stöver H. Entstehung und Praxis eines Gesundheitsraumangebotes für Drogenkonsumierende. Abschlussbericht der einjährigen Evaluation des „drop-in Fixpunkt"/Hannover. Oldenburg: BIS; 1999.

Jasinski DR, Pevnick JS, Griffith JD. Human pharmakology and abuse potential of the analgesic buprenorphine. Arch Gen Psychiatry 1978;35:501–16.

Kalke J, Raschke P. Blockierte Drogenpolitik. Von Reforminitiativen der Länder und ihrer Behinderung durch die Bundesregierung. In: Wissenschaftlicher Beirat des Bundesverbandes für akzeptierende Drogenarbeit „akzept" e.V. in Zusammenarbeit mit dem Bremer Institut für Drogenforschung (BISDRO), Hrsg. Wider besseres Wissen. Die Scheinheiligkeit der Drogenpolitik. Bremen: Edition Temmen; 1996:168–180.

Kanfer FH, Reinecker H, Schmelzer D. Selbstmanagement-Therapie als Veränderungsprozeß. Berlin, Heidelberg: Springer; 1990.

Karow A, Haasen C. Substitutionsbehandlung mit Heroin. In: Krausz M, Haasen C, Naber D, Hrsg. Pharmakotherapie der Sucht. Freiburg: Karger; 2003.

Kemmesies U. Die „offene Drogenszene" und das Gesundheitsraumangebot in Frankfurt am Main – ein erster Erfahrungsbericht. Münster: Indro e. V.; 1995.

Klingemann H, Sobell L, Barker J, et al. Promoting self-change from problem substance use. Practical implications for policy, prevention and treatment. Dordrecht: Kluwer Academic Publishers; 2001.

Körkel J. Grundlegende Erkenntnisse und Überlegungen für ein Verständnis von Rückfällen. In: Körkel J, Hrsg. Praxis der Rückfallbehandlung. Wuppertal: Blaukreuz; 1991.

Körkel J. Rückfall und Rückfallprävention bei Alkoholabhängigkeit. In: Tretter F, Müller A, Hrsg. Psychologische Therapie der Sucht. Göttingen: Hogrefe; 2001.

Körkel J, Kruse G. Mit dem Rückfall leben. Abstinenz als Allheilmittel? Bonn: Psychiatrie-Verlag; 1997.

Konsensus-Konferenz: Empfehlungen zur Anwendung von Buprenorphin (SUBUTEXR) in der Substitutionsbehandlung opioidabhängiger Patienten in der Schweiz, Österreich und Deutschland. Suchtmed. 2000;2:43–53.

Kosten TR, Schottenfeld R, Ziedonis D, Falcioni J. Buprenorphine versus methadone maintenance for opioid dependence. J Nerv Ment Dis. 1993;181:385–94.

Kral AH, Bluthenthal RN, Booth RE, Watters JK. HIV seroprevalence among street-recruited injection drug and crack cocaine users in 16 US municipalities. Am J Public Health. 1998;88:108–13.

Krausz M, Degkwitz P, Wernecke A, Verthein U, Chorzelski G, Behrendt K. Substitutionsbehandlung von Heroinabhängigen mit codeinhaltigen Präparaten – Behandlungseffekte aus Sicht der Ärzte und Patienten. Psych Prax. 1995;22:179–85.

Krausz M, Verthein U, Degkwitz P. Komorbidität –Psychische Störungen und Symptome bei Opiatabhängigen. In: Krausz M, Raschke P, Hrsg. Drogen in der Metropole. Freiburg: Lambertus; 1999.

Lambrou U. Familienkrankheit Alkoholismus. Rowohlt Verlag; 1990.

Larimer ME, Marlatt GA, Baer JS, Quigley LA, Blume AW, Hawkins EH. Harm Reduction for alcohol problems: expanding access to and acceptability of prevention and treatment services. In: Marlatt GA, ed. Harm Reduction. Pragmatic Strategies for Managing High-Risk Behaviors. New York: Guilford Press; 1998:69–121.

Leicht A. Drogentod und Drogennotfall-Prophylaxe. In: Böllinger L, Stöver H, Hrsg. Drogenpraxis – Drogenrecht – Drogenpolitik. Handbuch für Drogenbenutzer, Eltern, Drogenberater, Ärzte und Juristen. Frankfurt a.M.: Fachhochschulverlag; 2002:217–24.

Leune J. Verbundsystem der Drogenhilfe. In: Gölz, J, Hrsg. Moderne Suchtmedizin – Diagnostik und Therapie der somatischen, psychischen und sozialen Syndrome. Stuttgart, New York: Thieme; 1999.

Leune J. Zahlen, Fakten und Trends im Hilfesystem. In: DHS, Hrsg. Jahrbuch Sucht 2002; 2001:135–50.

Lindenmeyer J. Alkoholabhängigkeit. Fortschritte der Psychotherapie. Band 6. Göttingen: Hogrefe; 1999.

Lindenmeyer J. Lieber schlau als blau. 6. Aufl. Weinheim: Beltz; 2001a.

Lindenmeyer J. Therapie Alkoholabhängiger. In: Tretter F, Müller A, Hrsg. Psychologische Therapie der Sucht. Göttingen: Hogrefe; 2001b.

Ling W, Wesson DR, Charuvastra C, Klett CJ. A Controlled Trial comparing buprenorphine and methadone maintenance in opioid dependence. Arch Gen Psych. 1996;53:401–7.

Ludewig K, Wilken U. Das Familienbrett. Hogrefe Göttingen; 2000.

Marlatt GA. Cognitive assessment and intervention procedures for relapse prevention. In: Marlatt GA, Gordon JR, (Hrsg. Relapse prevention. New York: Guilford; 1985:201–79.

Marlatt GA. Basic principles and strategies of harm reduction. In: Marlatt GA, ed. Harm Reduction. Pragmatic Strategies for Managing High-Risk Behaviors. New York: Guilford Press; 1997:49–68.

Marlatt GA. Harm reduction. Pragmatic Strategies for managing high-risk behaviors. New York: Guilford; 1998.

Marlatt GA, Tucker JA, Donovan DM, Vuchinich RE. Help-seeking by substance abusers: The role of harm reduction and behavioral-economic approaches to facilitate treatment entry and retention by substance abusers. In: Onken LS, Blaine JD, Boren JJ, eds. Beyond the Therapeutic Alliance: Keeping the Drug-dependent Individual in Treatment. Rockville, MD: U.S. Department of Health and Human Services; 1997:44–84.

Marzodko M, Schiffer K. Voll drauf und gut angeschafft – Hilfreiche Tipps für drogengebrauchende Stricher. In: Heudtlass J-H, Stöve H, Hrsg. Risiko mindern beim Drogengebrauch. Gesundheitsförderung – Verbrauchertipps – Beratungswissen – Praxishilfen. Frankfurt a.M.: Fachhochschulverlag; 2000:320–30.

Michels II. Drogenkonsumräume als Teil von Überlebenshilfen. Akzeptanz. 2000;1: 5–9.

Michels II, Stöver H. Modelle und Praxis einer bedürfnisorientierten Abgabe steriler Spritzen und Kondome. In: Gölz J, Hrsg. Der drogenabhängige Patient. Handbuch der schadensmindernden Strategien. München: Urban & Fischer; 1999:150–56.

Miller SD, Berg IK. Die Wunder-Methode: Ein völlig neuer Ansatz bei Alkoholproblemen. Dortmund: Verlag Modernes Lernen; 1997

Miller WR, Rollnik S. Motivational interviewing. Preparing people to change addictive behavior. New York: Guilford Press; 1991.

Miller WR, Rollnick S. Motivierende Gesprächsführung: ein Konzept zur Beratung von Menschen mit Suchtproblemen. Freiburg i. Br.: Lambertus; 1999.

Minuchin S. Familie und Familientherapie. Freiburg: Lambertus; 1997.

Minuchin S, Rosman B, Baker L. Psychosomatische Krankheiten in der Familie. Stuttgart: Klett Cotta; 1987.

Minuchin S. Strukturelle Familientherapie. Die Aktivierung von Alternativen im therapeutischen System. In: Textor MR, Hrsg. Das Buch der Familientherapie. Eschborn: Klotz Verlag; 1998:82–108.

Monti PM, Abrams DB, Kaden RM, Cooney NL. Treating Alcohol dependence. A coping skills training guide. New York: Guilford Press; 1989.

Neaigus A, Friedman SR, Jose B, et al. High-risk personal networks and syringe sharing as risk factors for HIV infection among new drug injectors. J Acquir Immune Defic Syndr Hum Retrovirol. 1996;11:499–509.

Needle RH, Coyle SL, Normand J, Lambert E, Cesari H. HIV prevention with drug-using populations – current status and future prospects: introduction and overview. Public Health Rep. 1998;113(Suppl 1):4–18.

Nickel H. Familien-Entwicklungspsychologie als Prototyp einer etappenorientierten ökologischen und systemischen Forschung. In: Petzold H, Funke K, Hrsg. Zur psychischen Entwicklung der Persönlichkeit im Kindes- und Jugendalter. Oberlungwitz: VEB Kongress und Werbedruck; 1988:30–46.

Peters A, Davies T, Richardson A. Multi-site samples of injecting drug users in Edinburgh: prevalence and correlates of risky injecting practices. Addiction. 1998;93:253–67.

Petry J. Alkoholismustherapie. Gruppentherapeutische Motivierungsstrategien. 2. Aufl. Weinheim: Beltz; 1993.

Petry J. Alkoholismus. In: Linden M, Hautzinger M, Hrsg. Verhaltenstherapie. Berlin, Heidelberg: Springer; 1996.

Petzold HG, Scheiblich W, Thomas G. Psychotherapeutische Maßnahmen bei Drogenabhängigkeit. In: Uchtenhagen A, Zieglgänsberger W, Hrsg. Suchtmedizin. Konzepte, Strategien und therapeutisches Management. München, Jena: Urban & Fischer; 2001.

Prochaska JO, DiClemente CC. Transtheoretical therapy: towards a more integrative model of change. Psychotherapy. Theory, Research and Practice. 1982;19:276–88.

Rennert M. Co-Abhängigkeit. Was Sucht für die Familie bedeutet. Lambertus; 1990.

Riley D, Sawka E, Conley P, et al. Harm reduction: concepts and practice. A policy discussion paper. Subst Use Misuse. 1999;34:9–24.

Risser D, Hönigschnabl S, Stichenwirt M, et al. Mortaliy of opiate users in Vienna, Austria. Drug Alc Dep. 2001;64:251–6.

Ronco C, Spuhler G, Coda P, Schopfer R. [Evaluation of street facilities I, II and III in Basel]. Soz Praventivmed 1996;41(Suppl 1):S58–68.

Satir V. Selbstwert und Kommunikation. Familientherapie für Berater und zur Selbsthilfe. Stuttgart: Pfeiffer; 1975.

Schechter MT, Strathdee SA, Cornelisse PG, et al. Do needle exchange programmes increase the spread of HIV among injection drug users?: an investigation of the Vancouver outbreak. Aids. 1999;13:F45–51.

Schippers GM, Cramer E. Kontrollierter Gebrauch von Heroin und Kokain. Suchttherapie. 2002;3:71–80.

Schmidt-Semisch H. Drogenpolitik. Zur Entkriminalisierung und Legalisierung von Heroin. München: AG SPAK; 1990.

Schneider R. Stationäre Behandlung von Alkoholabhängigen. München: Röttger; 1982.

Schneider W, Stöver H. Das Konzept „Gesundheitsförderung" – Betroffenenkompetenz nutzen, Drogenberatung entwickeln. In: Heudtlass J-H, Stöver H, Hrsg. Risiko mindern beim Drogengebrauch. Gesundheitsförderung – Verbrauchertipps – Beratungswissen – Praxishilfen. Frankfurt a.M.: Fachhochschulverlag; 2000:19–37.

Schwartz G, Happel V, Grüner J. Die Wirkung von Dihydrocodein bei der Behandlung der Opiatabhängigkeit. Stand: 30. Juni 1992. Fachhochschule Frankfurt; 1993.

Schweitzer J, Weber G. Beziehung als Metapher: die Familienskulptur als diagnostische, therapeutische und Ausbildungstechnik. Familiendynamik. 1982;7:113–28.

Seidenberg A, Honegger U. Methadon, Heroin und andere Opioide. Bern, Huber; 1998.

Selvini Palazzoli M, Boscolo L, Cecchin G, Prata G. Hypothetisieren – Zirkularität – Neutralität: drei Richtlinien für den Leiter der Sitzung. Familiendynamik. 1975a;6:123–39.

Selvini Palazzoli M, Boscolo L, Cecchin G, Prata G. Paradoxon und Gegenparadoxon. Stuttgart: Klett-Cotta; 1975b.

Sherman JP. Managing heroin addiction with a long-acting morphine product (Kapanol). Med J Austr. 1996;165:239.

Smyth BP, Barry J, Keenan E. Syringe borrowing persists in Dublin despite harm reduction interventions. Addiction. 2001;96:717–27.

Sonntag G, Tretter F. Grundaspekte der Suchterkrankung. In: Tretter F, Müller A, Hrsg. Psychologische Therapie der Sucht. Göttingen: Hogrefe; 2001:340–2.

Steinglas P, Bennet L, Steven A, Woolin J, Reis D. The alcoholic family, basic books. 1987.

Stöver H. Akzeptierende Drogenarbeit – Rückblick und Perspektiven. In: Stöver H, Hrsg. Akzeptierende Drogenarbeit: eine Zwischenbilanz, Freiburg i. Br.: Lambertus; 1999:11–24.

Stöver H. Bestandsaufnahme „Crack-Konsum" in Deutschland: Verbreitung, Konsummuster, Risiken und Hilfeangebote. Bremen: Universität Bremen; 2001.

Stöver H. Hepatitis-Prophylaxe für DrogengebraucherInnen. In: Böllinger L, Stöver H, Hrsg. Drogenpraxis – Drogenrecht – Drogenpolitik. Handbuch für Drogenbenutzer, Eltern, Drogenberater, Ärzte und Juristen. Frankfurt a.M.: Fachhochschulverlag; 2002:94–104.

Stöver H, Michels II. Gesundheitsräume/Druckräume. In: Gölz J, Hrsg. Der drogenabhängige Patient. Handbuch der schadensmindernden Strategien. München: Urban & Fischer; 1999:132–9.

Strathdee SA, van Ameijden EJ, Mesquita F, Wodak A, Rana S, Vlahov D. Can HIV epidemics among injection drug users be prevented? Aids. 1998;12(Suppl A): S71–9.

Tschuschke V. Gruppentherapie versus Einzeltherapie. Gleich wirksam?, Gruppendyn. 1999;35:257–74.

Tschuschke V. Praxis der Gruppenpsychotherapie. Stuttgart, New York: Thieme; 2001.

Thomasius R, Gemeinhardt B, Schindler A. Familientherapie und systemische Therapie bei Suchterkrankungen. In: Thomasius R, Hrsg. Psychotherapie der Suchterkrankungen. Reihe Lindauer Psychotherapie-Module. Stuttgart: Thieme; 2000:122–46.

Thorpe LE, Ouellet LJ, Hershow R, et al.Risk of hepatitis C virus infection among young adult injection drug users who share injection equipment. Am J Epidemiol. 2002;155:645–53.

Uchtenhagen A, Gutzwiller F, Dobler-Mikola A. Versuche für eine ärztliche Verschreibung von Betäubungsmitteln. Abschlußbericht der Forschungsbeauftragten. Synthesebericht. Zürich; 1997.

Valenciano M, Emmanuelli J, Lert F. Unsafe injecting practices among attendees of syringe exchange programmes in France. Addiction. 2001;96:597–606.

van den Brink W, Hendriks VM, van Ree JM. Medical co-prescription of heroin to chronic, treatment-resistant methadone patients in the Netherlands. J Drug Issues. 1999;29:587–607.

Verthein U. Die Substitutionsbehandlung mit Remedacen. In: Raschke P, Hrsg. Substitutionstherapie – Ergebnisse langfristiger Behandlung von Opiatabhängigen. Freiburg: Lambertus; 1994:421–72.

Verthein U, Degkwitz P, Haasen C, Raschke P, Krausz M. Die Substitutionsbehandlung Opiatabhängiger mit Codein und Methadon – ein Kontrollgruppenvergleich. Sucht. 1996;42:108–17.

Verthein U, Haasen C, Prinzleve M, Degkwitz P, Krausz M. Cocaine use and the utilisation of drug help services by consumers of the open drug scene in Hamburg. Eur Addict Res. 2001;7:176–83.

Vignau J, Brunelle E. Differences between general practioner- and addiction centre-prescribed buprenorhine substitution therapy in france. Eur Addict Res. 1998;4(Suppl 1):24–8.

von Schlippe. Familientherapie im Überblick. Paderborn: Jungfermann Verlag; 1993

von Schlippe A, Kriz J. Skulpturarbeit und zirkuläres Fragen. Eine integrative Perspektive auf zwei systemtherapeutische Techniken aus Sicht der personenzentrierten Systemtheorie. Integ Ther. 1993;19:222–41.

Ward J, Mattick R, Hall W . Key Issues in methadone maintenance. Kensington: New South Wales University Press Ltd.; 1992.

Wessel T, Westermann H. Problematischer Alkoholkonsum – Entstehungsdynamik und Ansätze für ein psychoedukatives Schulungsprogramm. Dissertationsschrift Universität Bielefeld, Fakultät Gesundheitswissenschaften; 2002.

Wienberg G. Die vergessene Mehrheit. Bonn: Psychiatrie-Verlag; 2002.

Wiesegger, Fischer G. Substitutionsbehandlung mit oralem retardiertem Morphin. In: Krausz M, Haasen C, Naber D, Hrsg. Pharmakotherapie der Sucht. Freiburg: Karger; 2003.

Wolin S, Wolin S. Resilience among youth growing up in substance-abusing families. Substance Abuse; 1995

Wood E, Tyndall MW, Spittal PM, et al. Unsafe injection practices in a cohort of injection drug users in Vancouver: Could safer injecting rooms help? Can Med Ass J. 2001;165:405–10.

Yalom I. Gruppenpsychotherapie. München: Kindler; 1974.

Yalom ID. Theorie und Praxis der Gruppentherapie. Ein Lehrbuch, 4.Aufl. München: Pfeiffer; 1996.

Zurhold H, Kreutzfeld N, Degkwitz P, Verthein U.Drogenkonsumräume. Gesundheitsförderung und Minderung öffentlicher Belastungen in europäischen Großstädten. Freiburg i. Br.: Lambertus; 2001.

6 Psychiatrische Komorbidität bei Sucht-erkrankungen

R. Basdekis-Jozsa

Verschiedene Komorbiditätsmodelle. Das Konzept der Komorbidität beschäftigt die Psychiatrie mit großen Unterbrechungen seit Beginn des 20. Jahrhunderts, wobei sich die wissenschaftlichen Fragestellungen hauptsächlich auf die nosologischen Probleme bezogen (Bleuler 1911). Es entstanden verschiedene Modelle der Komorbidität: Zunächst wurde entweder die psychische Störung als exogene oder drogeninduzierte Störung bzw. die Suchterkrankung bei einer bestehenden genuinen psychiatrischen Störung als sekundäre Symptomatik betrachtet (kausales Modell; Bron et al. 1976, Lungerhausen 1984, Täschner 1983) oder aber die Komorbidität wurde derart verstanden, dass die eine Störung das Risiko, an der jeweils anderen Störung zu erkranken, erhöht (Risikomodell; Freed 1975, Schuckit 1983, Nace 1987, Lehmann et al. 1989). Des Weiteren stand die Überlegung im Raum, dass es sich um 2 voneinander völlig unabhängige Störungen handelt (Modell der Parallelität). Diese Diskussion um die Komorbidität von psychischer Störung und Sucht konnte jedoch weder die eine noch die andere Richtung bestätigen, sondern führte zur Weiterentwicklung der Erklärungsmodelle im Sinne der Wechselwirkung beider Störungen und der Modellvorstellung der gemeinsamen Ätiologie (Lehmann et al. 1989). Es sei hier der Vollständigkeit halber noch das Modell der Modifikation eingefügt, das die gegenseitige Beeinflussung beider Prozesse beschreibt. Ob der Konsum psychotroper Substanzen als Teil des komplexen Auslösemechanismus psychiatrischer Erkrankungen (Ciompi 1991) bzw. eher als Copingstrategie (Häfner u. Nowotny 1995) anzusehen ist, kann nicht endgültig entschieden werden, sondern ist vielmehr individuell zu beantworten.

Selbstmedikationshypothese. Die bekannteste Hypothese zur Begründung der hohen Prävalenz von Substanzmissbrauch unter Patienten mit psychischen Störungen ist wohl die Hypothese der Selbstmedikation von Khantzian (1985). Gemäß dieser Hypothese konsumieren Patienten psychotrope Substanzen wie Alkohol und Drogen, um negative Effekte bzw. Affekte zu regulieren, die durch die zugrunde liegende psychische Störung hervorgerufen werden, wie z.B. Ängste und Depressionen. Bisher wird davon ausgegangen, dass die Auswahl der psychotropen Substanzen hauptsächlich von ihrer Verfügbarkeit und dem Verbreitungsgrad innerhalb der Peer Group abhängig ist, weniger von ihren spezifischen Wirkungen auf das zentrale Nervensystem. Entsprechend finden wir auch, dass – wie auch in der Allgemeinbevölkerung – Alkohol die am häufigsten konsumierte psychotrope Substanz unter Schizophrenen ist; an zweiter Stelle folgt – ebenso wie in der Allgemeinbevölkerung – Cannabis (Mueser et al. 1992). Aus Berichten von Patienten wissen wir, dass die Substanzen meistens eingesetzt werden, um zu entspannen, eine Euphorie zu erzeugen und Langeweile zu vertreiben (Dixon et al. 1991, Test et al. 1989). Allerdings gibt es neben diesen Berichten von Patienten wenig Evidenz für die Selbstmedikationshypothese als einem Erklärungsmodell dafür, warum schizophrene Patienten eine höhere Vulnerabilität für einen Substanzmissbrauch bzw. eine Abhängigkeitserkrankung aufweisen. Dies wäre anders, wenn man nachweisen könnte, dass diejenigen Patienten mit einer schwereren Symptomatik häufiger psychotrope Substanzen konsumieren; bisher wurden allerdings nur gegenteilige Ergebnisse publiziert (z.B. Barbee et al. 1989, Cleghorn et al. 1991, Dixon et al. 1991, Mueser et al. 1990, Negrete et al. 1986, Sevy et al. 1990).

6.1 Epidemiologie

Prävalenz. Im Zusammenhang mit der Frage nach auslösenden und den Konsum aufrechterhaltenden Faktoren bei Suchterkrankungen, und hier auch speziell bei der Opiatabhängigkeit, rückten komorbide psychische Störungen immer mehr in den Mittelpunkt des Interesses. Es existieren verschiedenste Untersuchungen zur Verbreitung der Komorbidität von psychischen Störungen und Abhängigkeitserkrankungen (z.B. Alaja et al. 1998, Kessler et al. 1994, Krausz et al. 1998a, b, McLellan et al. 1979, Merikangas et al. 1998, Regier et al. 1990, Schaar u. Öjehagen 2001), deren Ergebnisse – in Abhängigkeit von der jeweiligen Stichprobe, dem Land und dem Behandlungssystem – variieren. Zahlreiche große epidemiologische Untersuchungen, wie die „Epidemiologic Catchment Area Study" (ECA) von Regier et al. (1990), zeigten eine Lebenszeitprävalenz komorbider psychischer Störungen unter Opiatabhängigen von 65% (Tabelle 6.1). Anders gesagt standen einer Lebenszeitprävalenz für Suchterkrankungen von 17% in der Allgemeinbevölkerung eine Prävalenz von 48% bei schizophrenen Patienten und von 56% bei Patienten mit einer bipolaren affektiven Störung gegenüber. Damit ist die Rate an psychischen Störungen bei Patienten mit Suchterkrankung 2- bis 3-mal höher als in der Allgemeinbevölkerung. Andere Studien, die ausschließlich Opiatabhängige untersuchten, fanden Prävalenzraten von bis zu 90% (Tabelle 6.1). Unterschiede in den Prävalenzraten ergaben sich zum einen aufgrund von unterschiedlichen Stichproben, Stichprobengrößen, Ländern und Behandlungssystemen, zum anderen durch unterschiedliche Studiendesigns, Untersuchungsinstrumente und Untersuchungszeitpunkte.

Situation in Deutschland. Um einen Überblick über Prävalenzraten bei Drogenabhängigen in Deutschland zu schaffen, seien im Folgenden die Daten aus der Komorbiditätsstudie von Krausz et al. (1998b) genannt. Diese Untersuchung an 350 Opiatabhängigen

Tabelle **6.1** Lebenszeitprävalenzraten komorbider psychischer Störungen bei Opiatabhängigen

Autoren	Patienten-anzahl	Durch-schnittli-ches Alter (Jahre)	Verwendete Instrumente	Mindes-tens eine komorbide Störung (%)	Persön-lichkeits-störungen (%)	Affektive Störungen (%)	Schizo-phreni-forme Störungen (%)
Rounsaville et al. 1982	553	27	SADS-L (Schedule for Affective Disorders and Schizophrenia – Lifetime)	87	35	74	3
Clerici et al. 1989	226	26	SADS-L (Schedule for Affective Disorders and Schizophrenia – Lifetime), SIDP (Structured Interview for DSM-III Personality Disorders)	91	61	7	9
Regier et al. 1990	142	keine Angaben	NIMH-DIS (National Institute for Mental Health Diagnostic Interview Schedule)	65	37	31	11
van Lim-beek et al. 1992	203	27	DIS (Diagnostic Interview Schedule, DSM-III)	65	37	31	11
Kuntze et al. 1997	110	31	ICD-10-SCL (Symptom-Checkliste für psychische Störungen)	75	46	25	14
Krausz et al. 1998b	351	29	CIDI/PDQ-R (Personality Disorder Questionnaire, DSM-III-R)	62	34	32	5
Bohnen 2000	226	26	SIGAD (Semistrukturiertes Interview zur Genese von Alkohol- und Drogenabhängigkeit)	78	46	49	5

ergab eine Lebenszeitprävalenz für (mindestens) eine weitere psychische Störung nach ICD-10 (Dilling et al. 1993) von 55%, dabei blieben die F6-Persönlichkeitsstörungen unberücksichtigt (inklusive der Persönlichkeitsstörungen ergab sich eine Lebenszeitprävalenz von 62%). Insgesamt fanden sich bei 43% der Opiatabhängigen F4-Störungen, das heißt neurotische, Belastungs- und somatoforme Störungen; 32% der Patienten wiesen eine affektive Störung (F3) auf. Störungen aus dem schizophrenen Formenkreis kamen mit 5% relativ selten vor, ebenso Essstörungen (5%; Tabelle 6.2). In dieser Studie zeigte sich auch, dass es deutliche Unterschiede bezüglich der Prävalenz zwischen den Geschlechtern gibt. So litten Frauen häufiger (69%) an einer zusätzlichen, das heißt dritten psychiatrischen Störung nach ICD-10 als Männer (49%). Des Weiteren traten alle relativ häufig vorhandenen Störungen bei drogenabhängigen Frauen öfter, zum Teil doppelt so häufig auf als bei den drogenabhängigen Männern. Insgesamt 57% der komorbiden Klienten wiesen eine Mehrfachdiagnose auf (dies entspricht 32% der Gesamtstichprobe).

Situation in der Allgemeinbevölkerung. Diese Zahlen erhalten eine besondere Bedeutung, wenn man Prävalenzzahlen für psychische Störungen in der Normalbevölkerung zum Vergleich heranzieht. Deshalb seien im Folgenden Prävalenzzahlen der oben genannten psychischen Störungen, soweit sie vorhanden waren, für die Allgemeinbevölkerung angegeben (Freyberger u. Stieglitz 1996; Tabelle 6.3): Unter den allgemeinpsychiatrischen Patienten konnten bestimmte Subgruppen von Patienten mit schweren psychischen Störungen ausgemacht werden, bei denen häufiger eine weitere psychische Störung, wie z.B. ein Substanzmissbrauch bzw. eine Substanzabhängigkeit, diagnostiziert wurde, wie z.B. Jugendliche männlichen Geschlechts, die allein leben und einen geringen Ausbildungsstand haben (Mueser et al. 1995, Cuffel 1996), Patienten mit einer Störung des Sozialverhaltens in der Anamnese (Mueser et. al. 1999) und solche Patienten, die obdachlos oder inhaftiert sind sowie diejenigen, die über die Notaufnahme in das Krankenhaus kommen (Galanter et al. 1988).

Tabelle 6.**2** Lebenszeitprävalenz (%) psychischer Störungen nach ICD-10 (nach Krausz et al. 1998b)

Störungsgruppe	Männer	Frauen	Gesamt (χ^2-Test)
F20: Schizophrenie	3	2	3
F25: schizoaffektive Störung	2	3	2
F2	5	4	5
F31: bipolare affektive Störung	2	2	2
F32: depressive Episode	12	23	16 (p<0,01)
F33: rezidivierende depressive Störung	7	16	10 (p<0,01)
F34: anhaltende affektive Störung	11	20	14 (p<0,01)
F3	26	44	32 (p<0,01)
F40: phobische Störung	28	43	32 (p<0,01)
F41: sonstige Angststörung	10	22	14 (p<0,01)
F44: dissoziative Störung	1	7	3 (p<0,01)
F45: somatoforme Störung	9	12	10
F4	38	55	43 (p<0,01)
F50: Essstörungen	2	11	5 (p<0,01)
F5	2	11	5 (p<0,01)
Keine psychische Störung	51	31	45 (p<0,01)
Durchschnittliche Anzahl der Diagnosen	1,0	1,8	1,3 (p<0,01)

Tabelle 6.3 Prävalenzraten psychischer Störungen in der Allgemeinbevölkerung (nach Freyberger u. Stieglitz 1996)

Störungsgruppe	Prävalenzrate (%)
F20: Schizophrenie	1
F3: depressive Störung	bis 7
F31: bipolare affektive Störung	0,9 (Einmonatsprävalenz)
F40: phobische Störungen	0,2–7
F41: Angststörungen	3,9–7,4
F44: dissoziative Störungen	6–9
F45.0: Somatisierungsstörungen	0,2–2
F45.2: hypochondrische Störungen	<0,5
F45.3: somatoforme autonome Funktionsstörung	5–10

6.2 Diagnostik, Risikofaktoren, Verlaufsindikatoren

Bezüglich der genetischen Risikofaktoren im Sinne einer familiären Häufung von psychischen bzw. Suchterkrankungen bei Angehörigen von Patienten mit einer Psychose bzw. Suchterkrankung konnten verschiedene Studien keinen direkten Zusammenhang nachweisen (Bidaut-Russell et al. 1994, Gershon et al. 1982, 1988, Maier et al. 1995, Morrison 1975, Rimmer u. Jacobsen 1977, Tsuang et al. 1982); dies wurde durch Zwillingsstudien bestätigt (Kendler 1985). Obwohl Untersuchungen der Familiengeschichte den Eindruck erwecken, dass gemeinsame genetische Faktoren für schwere psychische Erkrankungen und Suchterkrankungen keinen nennenswerten Einfluss auf die erhöhte Rate der Komorbidität haben, konnten zahlreiche Studien zeigen, dass in den Familien von schizophrenen Patienten und Suchtkranken höhere Raten an affektiven Störungen vorkommen (Gershon et al. 1988, Tsuang et al. 1982, Vardy u. Kay 1983). Bis heute ist nicht geklärt, ob diese erhöhte Rate an affektiven Störungen in den Familien komorbider Patienten einen Einfluss auf die erhöhte Rate an Komorbidität überhaupt in solchen Familien hat.

Eine antisoziale Persönlichkeitsstörung und ihr Vorläufer – eine Störung des Sozialverhaltens bei Kindern und Jugendlichen – wurde gehäuft bei Abhängigkeitserkrankten diagnostiziert und damit in einen engen Zusammenhang gebracht (Kessler et al. 1997, Regier et al. 1990). Des Weiteren konnte beobachtet werden, dass Patienten mit einer antisozialen Persönlichkeitsstörung bei primärer Suchterkrankung durchgehend einen schwereren Krankheitsverlauf, einen früheren Beginn der Abhängigkeitserkrankung und einen schwereren Grad der physischen Abhängigkeit aufwiesen sowie häufiger negative Folgen in physischer, sozialer und legaler Hinsicht zu erleiden hatten (Alterman u. Cacciola 1991, Cadoret et al. 1984, Hesselbrock 1986, Penick et al. 1984). Der enge Zusammenhang zwischen Störungen des Sozialverhaltens, einer antisozialen Persönlichkeitsstörung und Abhängigkeitserkrankungen sowie die erhöhte Prävalenz einer antisozialen Persönlichkeitsstörung bei Patienten mit einer anderen schweren psychischen Erkrankung entspricht der Annahme, dass die antisoziale Persönlichkeitsstörung einen der erhöhten Komorbidität zugrunde liegenden gemeinsamen Faktor darstellt. So konnten Studien zeigen, dass Patienten mit schweren psychischen Erkrankungen und antisozialer Persönlichkeitsstörung sehr viel häufiger auch an Suchterkrankungen leiden als Patienten ohne antisoziale Persönlichkeitsstörung (Caton 1995, Caton et al. 1994, Mueser et al. 1999). Obwohl diese Zusammenhänge zwischen einer antisozialen Persönlichkeitsstörung und einer erhöhten Komorbiditätsrate an Abhängigkeitserkrankungen bzw. anderen schweren psychischen Störungen festgestellt wurden, ist bis heute unklar, inwieweit hierfür die antisoziale Persönlichkeitsstörung wirklich einen signifikanten Risikofaktor darstellt. Eine bedenkenswerte Möglichkeit besteht darin, dass eine Abhängigkeitserkrankung per se Symptome hervorrufen kann, die denen einer antisozialen Persönlichkeitsstörung sehr ähnlich sind (Gerstley et al. 1990, Lehman 1996, Vaillant 1983), sodass man die Persönlichkeitsstörung auch als „Nebeneffekt" der Abhängigkeit verstehen kann. Dem steht entgegen, dass eine Störung des Sozialverhaltens in der Kindheit typischerweise der Entwicklung einer antisozialen Persönlichkeitsstörung im Erwachsenenalter vorausgeht und dass eine Störung des Sozialverhaltens einen Prädiktor für die Entwicklung einer Abhängigkeitserkrankung darstellt (Kandel et al. 1986, Kratzer u. Hodgins 1997, Robins u. McEvoy 1990).

Sozioökonomischer Status. Neben den genetischen Faktoren und zugrunde liegenden Persönlichkeitsstörungen gibt es noch weitere Faktoren, die unabhängig die Vulnerabilität für sowohl Abhängigkeitserkrankungen als auch für andere schwere psychische Störungen erhöhen; besonders hervorgehoben werden hier immer wieder der sozioökonomische Status und das kognitive Funktionsniveau: Es konnten deutliche Zusammenhänge zwischen einem niedrigen sozioökonomischen Status – gemessen unter anderem an Schulbildung, Einkommen und Besitz – und höheren Raten an Substanzabhängigkeit (Anthony u. Helzer 1991, Hawkins et al. 1992, Helzer et al. 1991), ebenso wie ein Zusammenhang zwischen erhöhter Schizophrenierate und einem niedrigen sozioökonomischen Status festgestellt werden (Bruce et. al. 1991, Keith et al. 1991).

Eine Schwächung der kognitiven Fähigkeiten steigert ebenfalls das Risiko sowohl für Abhängigkeitserkrankungen als auch für andere schwere psychische Störungen. Diese Schwächung kann das Resultat genetischer Faktoren, früher Umwelt-/Familienfaktoren oder einer Kombination beider sein. Es gibt einige Hinweise darauf, dass ein niedrigeres kognitives Funktionsniveau, wie z.B. Aufmerksamkeitsstörungen und eine geringere Intelligenz, prädiktiv für die spätere Entwicklung einer Abhängigkeitserkrankung sein kann (Berman u. Noble 1993); die Hinweise sind allerdings deutlich hinsichtlich eines gesteigerten Risikos für die Entwicklung einer Schizophrenie (Jones et al. 1994, Walker et al. 1991). Bei diesen Betrachtungen sollte allerdings nicht außer Acht gelassen werden, dass ein niedriger sozioökonomischer Status und ein niedriges kognitives Funktionsniveau immer im Zusammenhang mit anderen Risikofaktoren gesehen werden sollten, die in ihrer Zusammenwirkung ein erhöhtes Risiko für eine Komorbidität von schwerer psychischer Störung und Abhängigkeitserkrankung schaffen. So kann z.B. ein zugrunde liegender Hirnschaden eine Anzahl von überlappenden Syndromen zur Folge haben, wie unter anderem einen verminderten Intelligenzgrad, eine Störung des Sozialverhaltens in der Kindheit und später eine Schizophrenie.

Dysphorie. Bevor näher auf die Verlaufsbeeinflussung von Abhängigkeitserkrankungen auf andere psychische Störungen und umgekehrt eingegangen wird, soll an dieser Stelle die Funktionalität bzw. die Stellung einer bestehenden Dysphorie bei Patienten mit schweren psychischen Störungen und/oder Abhängigkeitserkrankungen Erwähnung finden: Es wurde beobachtet, dass Patienten mit schweren psychischen Erkrankungen eine Neigung zu Dysphorie aufweisen, und dieses dysphorische Erleben wiederum verstärkt die Neigung, psychoaktive Substanzen zu konsumieren, um die Dysphorie abzumildern. Dieser Konsum geht allmählich in eine Abhängigkeit über, sodass auf diesem Weg die erhöhte Rate an Komorbidität erklärt werden kann (Birchwood et al. 1993, Drake u. Cotton 1986). Es wurden zahlreiche „Dysphorietypen" identifiziert (Bartels u. Drake 1988), und diesen Typen wird auch eine unterschiedliche Affinität zu den verschiedenen psychoaktiven Substanzen zugeschrieben (Addington u. Duchak 1997, Baigent et al. 1995, Carey u. Carey 1995, Dixon et al. 1990, Noordsy et al. 1991, Pristach u. Smith 1996, Warner et al. 1994). Grundlage für das Verständnis dieses Prozesses ist die Annahme, dass multiple Risiken sowohl Abhängigkeitserkrankungen als auch anderen schweren psychischen Störungen zugrunde liegen, die allesamt in eine Dysphorie münden.

Vulnerabilitäts-Stress-Modell. Bezüglich der Annahme, dass Menschen eine unterschiedliche psychobiologische Vulnerabilität gegenüber Stress aufweisen und damit auch ein bestimmtes Risiko, eine schwere psychische Störung oder Abhängigkeitserkrankung zu entwickeln (Liberman et al. 1986, Zubin u. Spüring 1977), wird von einigen Wissenschaftlern das Supersensitivitätsmodell bzw. das Vulnerabilitäts-Stress-Modell zur Erklärung der hohen Rate an Komorbidität bei Abhängigen bzw. schizophrenen Patienten herangezogen (Abb. 6.1). Hierbei wird davon ausgegangen, dass eine psychotrope Medikation die Vulnerabilität senkt, dagegen der Missbrauch anderer psychotroper Substanzen diese steigert. Untersuchungen an komorbiden Schizophrenen haben gezeigt, dass diese sehr viel sensitiver auf auch nur geringe Mengen psychotroper Substanzen reagieren (Drake et al. 1989, Knudsen u. Vilmar 1984, Treffert 1978) und sehr viel früher als nichtkomorbide Patienten Nebenwirkungen spüren (Drake u. Wallach 1993). Der Substanzmissbrauch bei diesen komorbiden Patienten steht in engem Zusammenhang zu einer erhöhten Rate an Rezidiven/Rückfällen und damit verbundenen Rehospitalisierungen (z.B. Haywood et al. 1995, Gupta et al. 1996, Swofford et al. 1996) sowie einer insgesamt schwereren Symptomatik bzw. einem schlechteren Verlauf. Patienten mit einer Abhängigkeitserkrankung bzw. einem problematischen Substanzmissbrauch und einer anderen schweren psychischen Störungen haben sehr viel größere Schwie-

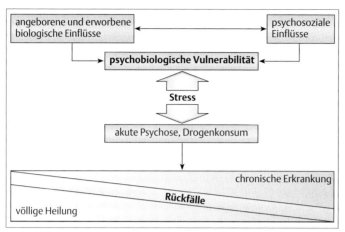

Abb. 6.1 Das Vulnerabilitäts-Stress-Modell (nach Zubin u. Spüring 1977).

rigkeiten, in ihrem Konsum wieder ein sozial akzeptiertes Maß zu erreichen.

6.3   Screening

Es sollte dem Behandler klar sein, dass ein missbräuchlicher Konsum psychotroper Substanzen oft nur schwer zu entdecken ist, da die Patienten dazu neigen, ihn zu verheimlichen; Gleiches gilt für psychiatrische Symptome wie Verfolgungswahn, akustische Halluzinationen oder Ähnliches. Hinzu kommt, dass psychisch akut kranke Patienten Schwierigkeiten haben, diesbezüglich eine genaue Auskunft zu geben bzw. ein strukturiertes Interview durchzuhalten. Andererseits wird der Konsum bzw. werden die psychiatrischen Symptome oft verharmlost, oft aus Angst vor negativer Reaktion der Angehörigen oder Anderer. Für den Behandler gilt deshalb:

- Jeder Patient sollte nach einem eventuellen Konsum psychotroper Substanzen bzw. nach Symptomen schwerer psychiatrischer Störungen, wie Schizophrenie oder Depression, gefragt werden.
- Falls der Behandler den Eindruck hat, dass der Patient einen missbräuchlichen Konsum betreibt, dieser ihn aber verneint, kann eine Verifikation mittels Urin- und/oder Blutprobe nützlich sein. Falls der Eindruck besteht, der Patient leide unter bestimmten psychiatrischen Symptomen, wie z.B. Halluzinationen, so sollte der Behandler dies für sich dokumentieren, aber nicht mit dem Patienten diskutieren.
- Alle komorbiden Patienten sollten ausreichend lange nachbehandelt werden.

6.4   Behandlungsmethoden

Spricht man über die Behandlung komorbider Patienten, sollte man sich zweier Probleme bewusst sein:

- Der größte Teil der Patienten mit komorbiden Erkrankungen erhält keine Behandlung bezüglich ihrer Abhängigkeitserkrankung, hauptsächlich wegen der Schwierigkeiten, Zugang zu solchen Angeboten zu bekommen.
- Diejenigen Patienten, die eine suchtspezifische Therapie erhalten haben, berichten, dass diese Therapie ungeeignet war, da sie die Probleme, die durch andere psychische Störungen hervorgerufen werden, ignorierten.

Eine optimale Therapie für diese Patienten folgt einem integrierten Ansatz. Dies stellt insofern eine Neuerung dar, als dass bis in die 1980er Jahre hinein ein separierter Behandlungsansatz weit verbreitet war: Suchttherapie und Behandlung der komorbiden psychischen Störungen fanden getrennt voneinander statt, entweder aufeinander folgend (sequenzieller Ansatz) oder parallel. Dies hieß aber auch, dass das gesamte Hilfesystem gespalten war, sowohl hinsichtlich der Örtlichkeiten und der Finanzierung als auch der Aus- und Weiterbildung der Behandelnden. Für die Patienten mit schweren psychischen Störungen und Suchterkrankung bedeutete dies häufig den Ausschluss aus Suchttherapieprogrammen; auf der anderen Seite wiesen diese Patienten einen schlechteren Verlauf auf, da ihre Suchtproblematik oft unentdeckt blieb. Sie fielen entweder auf der einen (allgemeinpsychiatrischen) oder auf der anderen (suchttherapeutischen) Seite aus dem Hilfesystem.

6.4.1 Integrative Behandlung

Merkmale. Behandler oder Behandlungsteams, die in einem gemeinsamen Setting arbeiten und den Patienten die verschiedenen Interventionen der Suchttherapie und der Behandlung anderer psychischer Störungen bereitstellen, stehen einer Integration grundsätzlich positiv gegenüber. Den bisher entwickelten und erfolgreich umgesetzten integrativen Behandlungsmodellen sind folgende Merkmale gemeinsam:

- Die meisten Modelle wurden im ambulanten Rahmen entwickelt, da sich das Suchthilfesystem hier mehr ausgedehnt hat und eine Implementierung des psychiatrischen Hilfesystems in das Suchthilfesystem leichter war als umgekehrt.
- Ein neues Bewusstsein für den (missbräuchlichen) Konsum psychotroper Substanzen wurde langsam in dem bestehenden Versorgungssystem „Psychiatrie" geweckt und konnte somit in die vorhandenen Interventionsformen – wie Case Management, Einzelberatung, Betreuung, Gruppentherapie, psychoedukative Interventionen, Angehörigenarbeit und arbeitstherapeutische Maßnahmen – integriert werden.
- Erfolgreiche Behandlungsprogramme begegnen der Schwierigkeit, dass Patienten mit Abhängigkeitserkrankungen größere Probleme haben, Termine ein- und den Kontakt von sich aus aufrechtzuerhalten, dadurch, dass sie ein engmaschiges Monitoringsystem entwickelt haben, welches einen stabilen Kontakt und damit auch eine suffiziente Behandlung erst ermöglicht.
- Diese Behandlungsprogramme tragen der Tatsache Rechnung, dass die Rekonvaleszenz dieser Patienten Monate bis Jahre dauern kann, das heißt, dass ein entsprechendes Setting für diese Zeit zur Verfügung stehen muss, das jeweils den einzelnen Stufen des Rehabilitationsprozesses gerecht wird.
- Angemessene Behandlungsprogramme beachten, dass komorbide Patienten nur selten den Anspruch einer vollkommenen Abstinenz erfüllen können, den viele Suchtbehandlungsprogramme fordern. Es geht hier vielmehr darum, diese Patienten dahingehend zu motivieren, dass sie ihren Konsum einschränken, ihn kontrollieren und sich der möglichen Risiken bewusst werden, die ein unkontrollierter Konsum mit sich bringt.

Momentane Situation. Trotz dieser guten Ergebnisse schreitet die Implementierung solcher integrierter Behandlungsprogramme für komorbide Patienten nur langsam voran, was zum einen an der Trägheit des etablierten Systems liegt, zum anderen aber sicherlich an der Finanzierung. Bevor auf die einzelnen Behandlungsbestandteile näher eingegangen wird, sei hier noch einmal angemerkt, dass Behandlungsprogramme für komorbide Patienten hauptsächlich auf das ambulante Setting ausgerichtet sind.

6.4.2 Case Management

Betreuungsteam. Multidisziplinäre Case-Management-Teams sind ein wichtiger Bestandteil für integrative Behandlungsansätze (Fariello u. Scheidt 1989). Um diese Integration zu erreichen, ist es notwendig, dass die einzelnen Teammitglieder der verschiedenen Bereiche ihr Wissen austauschen und gemeinsame Strategien entwickeln. Es sollen regelmäßige gemeinsame Fort- und Weiterbildungen stattfinden; die Verantwortung für eine erfolgreiche Therapie liegt bei allen Teammitgliedern, das gesamte Programm wird durch eine gemeinsame Behandlungsphilosophie getragen. Um den Kontakt zu den Patienten zu halten, ist es notwendig, dass die Teammitglieder nachgehend arbeiten, das heißt die Patienten auch außerhalb der Behandlungseinrichtung aufsuchen, sie bei einzelnen Schritten unterstützen und die Behandlungsziele gemeinsam mit den Patienten formulieren.

Bedeutung. Case Management ist eine zentraler Bestandteil in der Therapie komorbider Patienten. So konnte gezeigt werden, dass für den Fall einer Integration ohne Case Management ein Großteil der Patienten aus diesen Behandlungsprogrammen herausfällt (Hellerstein et al. 1995). Im Gegensatz dazu konnten Patienten mit einem intensiven Case Management die Häufigkeit ihrer Krankenhausaufenthalte deutlich reduzieren und in der ambulanten Behandlung verbleiben (Morse et al. 1992, Mercer-McFadden et al. 1997). Des Weiteren reduzierten diese Patienten ihr Risikoverhalten und erreichten eine stabile Remission (Detrick u. Stiepock 1992, Durell et al. 1993, Meisler et al. 1997). Die Anforderungen, die das Case Management an die Teams stellt, sind ausführlich beschrieben. Welche Besonderheiten weist nun Case

Management für die Patienten, außer nachgehender Arbeit, noch auf?

Monitoring

Neben der nachgehenden Arbeit ist das Element des engen Monitoring komorbider Patienten ein fester Bestandteil in integrativen Behandlungsprogrammen. Dieses Monitoring umfasst eine Supervision der Medikation, eine geregelte Betreuung der sozialen Belange der Patienten, eine Überwachung des Drogenscreenings und eine Unterstützung in der ambulanten Zusammenarbeit. Viele dieser Aspekte sind auf eine enge Zusammenarbeit mit den Patienten angewiesen, andere wiederum auf die Zusammenarbeit innerhalb des gesamten Hilfesystems.

Suchtspezifische Elemente

Behandlungsansatz. Komorbide Patienten mit einer Suchtproblematik sind oft nicht abstinenzmotiviert. Daher sollten Behandlungsprogramme in ihren suchtspezifischen Elementen eher auf Psychoedukation im Sinne umfassender Information, Hilfe zur Selbsthilfe sowie Harm-Reduction- und motivationssteigernden Maßnahmen fokussieren. Motivationale und psychoedukative Ansätze sollen diesen Patienten dabei helfen, den Einfluss der Suchtproblematik auf ihre persönlichen Zielsetzungen zu verstehen und den Konsum einzuschränken. Die psychoedukativen Ansätze, die auf der kognitiv-behavioralen Psychotherapie aufbauen, sollen den Patienten umfassende Informationen über die weitreichenden Probleme des Substanzmissbrauchs geben, über den Umgang mit Risiken bzw. über riskante Verhaltensweisen aufklären und gemeinsam patienteneigene Ressourcen erschließen.

Auswahl des Settings. Suchtspezifische Interventionen können in verschiedenen Settingformen stattfinden: Einzelsetting, Gruppen- und/oder Familientherapie. Die verschiedenen Angebote sollten nach der Präferenz des Patienten und mit ihm ausgewählt werden.

Peer Group, Selbsthilfegruppen. Die meisten Behandlungsmodelle für komorbide Patienten gehen davon aus, dass die Peer Group einen großen Einfluss auf das Konsumverhalten hat und damit auch auf Änderungen dieses Konsumverhaltens. Daher ist es von großem Vorteil, das Umfeld eines jeden Patienten in die Behandlung mit einzubeziehen. Ein weiteres wichtiges Element sind Selbsthilfegruppen, und zwar am besten solche für komorbide Patienten (z.B. „Double Trouble"; Bricker 1994). Allerdings konnten hier die besten Erfolge festgestellt werden, wenn die Patienten eine stabile Abstinenzphase erreicht hatten (Noordsy et al. 1996).

Rehabilitation

Eine Rehabilitation von suchtkranken Patienten geht weit darüber hinaus, nur den Konsum bestimmter Substanzen zu vermeiden. Eine stabile Abstinenz setzt Fähigkeiten voraus, mit innerem oder äußerem Stress umzugehen, ein soziales Netzwerk aufzubauen; sie setzt weiterhin voraus, dass der betreffende Patient grundlegende Verhaltensänderungen vollzogen hat, dass er bezüglich Risikosituationen aufmerksam ist und einen ausfüllenden Tagesablauf bzw. Beschäftigung hat. Ebenso wie der Krankheitsprozess über Jahre fortgeschritten ist, sollte ein Behandler davon ausgehen, dass der Rehabilitationsprozess ebenfalls Jahre in Anspruch nehmen wird. Größte Erfolge unter den rehabilitativen Maßnahmen hatten solche, die die Patienten in ihrem „normalen" Umfeld erreichen, das heißt solche, die unterstützend im Bereich von Arbeit und Ausbildung wirken (Becker u. Drake 1994).

Wohnungsangelegenheiten

Die Behandlung komorbider Patienten hat gezeigt, dass diese besondere Probleme in Bezug auf ihre Wohnungsangelegenheiten haben; ein großer Teil dieser Patienten ist wohnungslos. Aufgrund der besonderen Problematik von gleichzeitig bestehender Abhängigkeitserkrankung und schwerer psychischer Störung sind die meisten betreuten Wohnungsangebote, die jeweils auf die eine oder andere Problematik zugeschnitten sind, für diese Patienten nicht geeignet, da es dort oft z.B. zu disziplinarischen Entlassungen wegen des Substanzkonsums kommt. Es gilt daher, ein besonderes Augenmerk auf die Wohnsituation zu richten. Es ist ein spezielles betreutes Wohnungsangebot für komorbide Patienten vorzuziehen, welches ihnen einen strukturierten Tagesablauf mit für diese besondere Klientel geschulten Fachkräften bieten kann (Bebout 1999).

Pharmakologische Ansätze

Compliance. Neben den psychosozialen Therapieformen hat auch die pharmakologische Therapie einen festen Platz in der Behandlung komorbider Patienten. Wichtige Themen sind hier medikamentenbezogene Adhärenz bzw. Compliance, die verschiedenen Substanzgruppen, die bei komorbiden Patienten Anwendung finden – wie z.B. antipsychotische und antidepressive Medikation, Antikonvulsiva bzw. Phasenprophylaktika und anxiolytische Mediaktion –, sowie die Problematik des Missbrauchs verschriebener Medikamente und der Einsatz von Medikamenten zur Rückfallprophylaxe im Sinne einer Aversivbehandlung. Untersuchungen haben gezeigt, dass die Compliance komorbider Patienten mit Suchterkrankung deutlich schlechter ist als diejenige anderer psychiatrischer Patienten (Miner et al. 1997, Swarrt et al. 1998). Auf der anderen Seite wurde nachgewiesen, dass ein enger Zusammenhang zwischen medikamentenbezogener Compliance und erfolgreicher Suchttherapie besteht. Deshalb bemühen sich die meisten Behandlungsprogramme für komorbide Patienten um eine Verbesserung der Compliance mittels einer umfassenden Aufklärung über die Symptome, deren Entstehung, Wirkungen und Nebenwirkungen der Medikamente und die Wechselwirkungen zu psychotropen Substanzen wie Alkohol oder Drogen. Die Patienten lernen, mit der Dosierung umzugehen; eventuelle Entscheidungen – wie z.B. die Umstellung auf ein Depotneuroleptikum, weil der Patient nach längerem Bemühen doch nicht in der Lage ist, das Medikament regelmäßig einzunehmen – werden gemeinsam mit dem Patienten getroffen. Im ambulanten Setting werden die Patienten auch zu Hause in dem sorgfältigen Umgang mit ihrer Medikation unterstützt.

Antipsychotische Therapie. Für Patienten mit Schizophrenie oder psychotischen Symptomen ist eine antipsychotische Therapie grundlegend. Aufgrund der schlechten Erfahrungen mit typischen Neuroleptika – komorbide Patienten reagieren bei dieser Substanzgruppe schneller und ausgeprägter mit Nebenwirkungen, was wiederum zu einer schlechten Compliance beiträgt – haben sich atypische Substanzen durchgesetzt, und zwar nicht nur wegen ihres günstigeren Nebenwirkungsprofils, sondern auch wegen ihrer guten Wirksamkeit auf die Suchtproblematik bei diesen Patienten (Drake et al. 2000, Zimmet et al. 2000). Phasenprophylaktika sind ebenfalls ein grundlegender Baustein in der pharmakologischen Therapie bei Patienten mit einer schweren psychiatrischen Störung, vor allen Dingen bei Patienten mit komorbiden Erkrankungen.

Weitere Medikamente. Auch Antidepressiva werden bei diesen Patienten oft eingesetzt, da depressive Störungen bei Abhängigkeitserkrankten gehäuft vorkommen; auch hier ist auf ein nebenwirkungsarmes Profil zu achten. Kritischer hingegen ist der Einsatz von Anxiolytika zu sehen, da diese oft ein hohes Abhängigkeitspotenzial besitzen (Centre for Substance Abuse Treatment 1994). Es gibt bis jetzt nur wenige Hinweise darauf, dass eine Behandlung mit Medikamenten zur Rückfallprophylaxe im Sinne einer Aversivbehandlung (wie z.B. Disulfiram, Naltrexon oder andere) einen positiven Einfluss auf das Konsumverhalten oder den Suchtdruck bei komorbiden Patienten hat (Kofoed et al. 1986).

6.5 Fazit für die Praxis

Stigmatisierung, Ausgrenzung. Das in diesem Kapitel dargestellte Gebiet der Komorbidität zwischen Suchterkrankung und anderen psychischen Störungen ist ein Thema, das in der wissenschaftlichen Betrachtung von zunehmendem Interesse ist, das aber in seiner klinischen Relevanz im Sinne der Versorgung und Betreuung komorbider Patienten nach wie vor eine untergeordnete Rolle spielt. Dieser Umstand erhält umso mehr Bedeutung, wenn man das hohe Maß der Stigmatisierung und Ausgrenzung dieser Patienten betrachtet, und zwar sowohl innerhalb der Allgemeinbevölkerung als auch innerhalb der Gemeinschaft psychisch Kranker.

Komorbidität zwischen Abhängigkeitserkrankung und einer anderen schweren psychiatrischen Störung ist eine häufige Konstellation und steht in Zusammenhang mit vielen negativen Nebeneffekten. In den letzten 20 Jahren hat das Gesundheitssystem seine eigene Ineffektivität bzw. die Unzulänglichkeit der bestehenden Behandlungen bezüglich dieser Patienten erkannt und erste Schritte zur Entwicklung spezieller Behandlungsprogramme unternommen.

Das integrative Behandlungsmodell hat sich weitestgehend durchgesetzt, aber es gibt immer noch viel zu wenig Behandlungsplätze. Die Finanzierung ist weiterhin zersplittert; die Weiterbildung der Fachkräfte zu Betreuung komorbider Patienten ist noch nicht ausreichend und wird vom Gesundheitssystem noch zu wenig unterstützt. Behandlungsansätze, die sich bisher in der praktischen Erfahrung als hilfreich erwiesen haben (wie z.B. Case Management, Monitoring, Psychoedukation und Familientherapie), sind noch nicht genügend evaluiert worden – eine Weiterentwicklung bzw. Anpassung an den Bedarf komorbider Patienten ist ohne Evaluation der Interventionen jedoch nicht möglich. Ein weiteres Forschungsanliegen besteht in der Untersuchung der Effektivität und der Wirksamkeit einzelner Interventionen oder ihrer Kombination.

6.6 Zusammenfassung

Das Risiko für Schizophrene, an einer Suchtstörung zu erkranken, ist deutlich erhöht, ebenso gilt dies für andere psychische Störungen – eine Beziehung zwischen psychischen Störungen und Suchterkrankungen ist unbestreitbar. Das Ausmaß des Risikos, die Art und der Schweregrad der Suchterkrankung und deren negative Begleiterscheinungen sind unter anderem von den demographischen Subgruppen, der demographischen Lage und damit der Verfügbarkeit und den verfügbaren Behandlungsprogrammen abhängig. Es kann aber festgehalten werden, dass komorbide Patienten in bestimmten Bereichen größere Schwierigkeiten bzw. Probleme haben als andere Patienten; betrachtet man hier die komorbiden schizophrenen Patienten, so kann gezeigt werden, dass diese häufiger unter einer schwerwiegenden Produktivsymptomatik leiden, häufiger gewalttätig sind bzw. Gewalterfahrungen gemacht haben, weniger compliant sind bezüglich der Behandlung insgesamt und speziell bezüglich der neuroleptischen Medikation, häufiger auch an anderen somatischen Krankheiten leiden, sich häufiger mit Hepatitis und HIV infizieren, häufiger wohnungslos sind und auf der Straße leben sowie natürlich – bedingt durch all diese Komplikationen – für das Gesundheitswesen höhere Kosten verursachen.

Komorbidität stellt eine große Herausforderung für das Hilfe- und Behandlungssystem dar. Integrierte Behandlungsprogramme haben sich für diese Patienten als geeignet erwiesen – gemessen an Retentionsraten, Teilnahme an den Programmen, Reduktion der Symptomatik und des Substanzmissbrauchs sowie Rückgang der Wohnungslosigkeit. Für zukünftige Interventionsstudien ist es von besonderem Interesse, diejenigen Elemente zu identifizieren, die eine besondere Wirksamkeit haben (Schlüsselfunktion), die optimale Dauer eines solchen integrierten Programms herauszufinden und die Rolle der pharmakologischen Behandlung in diesem Rahmen festzulegen – atypische Neuroleptika sind hier von besonderer Bedeutung. Ein weiterer wichtiger Aspekt liegt im Präventionsbereich bzw. in der Sekundärprävention: Im Rahmen von Aufklärungsmaßnahmen und psychoedukativen Interventionen sollte über das Risiko bzw. die Vulnerabilität für die Entwicklung von Suchterkrankungen unter psychisch Kranken informiert werden. Des Weiteren ist darüber aufzuklären, dass psychotrope Substanzen immer einen Einfluss auf den Verlauf der psychischen Erkrankung haben und dass dieser dosisabhängig ist. Die Patienten sollen lernen, bewusst mit dem Risiko des Konsums umzugehen, sodass das Risiko einer tatsächlichen Abhängigkeitsentwicklung mit all ihren negativen Folgen vermindert werden kann.

Fallbeispiel

Der 26-jährige, ledige, berufs- und wohnungslose Patient Herr P. war bereits mehrfach stationär in unserer Klinik und in anderen psychiatrischen Kliniken aufgenommen worden. Er kam jetzt von sich aus mit einem paranoid-halluzinatorischen Syndrom zur Aufnahme.

Herr P. kam über den zentralen Aufnahmedienst, da er sich auf der Straße von anderen Menschen bedroht und ausgelacht gefühlt hätte. Er höre Stimmen, die ihn beschimpften und zum Suizid aufforderten, des Weiteren leide er unter optischen Halluzinationen in Form von ebenfalls drogenabhängigen Menschen, die ihn bedrohten, da sie glaubten, er habe Drogen für sie. Er berichtet darüber, dass er das Gefühl habe, andere könnten seine Gedanken lesen; er habe auch das Gefühl, sein Körper würde sich verändern, nicht mehr seinem Willen gehorchen.

Herr P. hatte während seines 12. Lebensjahres erstmals Kontakt zu Drogen; beginnend mit Alkohol und Cannabis, habe er auch zunehmend Kokain, Amphetamine und LSD konsumiert. Seit dem 15. Lebensjahr habe er regelmäßig Heroin geraucht, seit dem 18. Lebensjahr konsumiere er Heroin intravenös. Durch diese Form des Konsums habe er sich auch in seinem 20. Lebensjahr mit einer Hepatitis C infiziert, 2 Jahre später mit HIV. Im Rahmen der Hepatitisinfektion sei er auch erstmals stationär entgiftet worden. Seither habe er 4 weitere stationäre Entgiftungen mitgemacht, die anschließenden Langzeittherapien jedoch nach jeweils einem Monat wieder abgebrochen. Er sei in den letzten Jahren immer wieder obdachlos gewesen; zwischenzeitlich habe er auch in betreuten Wohngemeinschaften gelebt, aus denen er aber immer wieder wegen seines Drogenkonsums disziplinarisch entlassen wurde. Seit einem Dreivierteljahr sei er in einem Polamidonsubstitutionsprogramm, würde aber immer noch regelmäßig Kokain und Cannabis konsumieren.

Herr P. beschreibt, dass er schon immer ein eher ängstlicher und depressiver Mensch gewesen sei, er habe sich immer viel zurückgezogen, schon als Kind sei das so gewesen. Er sagt, dass die Drogen ihm geholfen hätten, die Angst, mit anderen in Kontakt zu treten, zu überwinden. Seit etwa 5 Jahren habe sich diese ängstliche Stimmung verschlechtert, er habe Stimmen gehört, die er zunächst seinen Nachbarn bzw. den Menschen auf der Straße zugeordnet habe, die ihn ständig beschimpften und bedrohten. Er habe zunehmend Angst vor anderen Menschen bekommen, habe sich verfolgt gefühlt und hatte das Gefühl, abgehört zu werden.

Herr P. berichtet, dass seine Mutter ebenfalls drogenabhängig gewesen sei. Die ersten beiden Lebensjahre habe er überwiegend bei Pflegeeltern verbracht, kurze Zeit sei er auch bei seiner Mutter gewesen; seinen Vater habe er nie kennen gelernt. Der Versuch, Herrn P. der Obhut seiner Großeltern mütterlicherseits zu überlassen, scheiterte, da sich diese durch die Erziehung überfordert fühlten. Herr P. verbrachte den Rest seiner Kindheit und den größten Teil seiner Jugend in diversen Kinderheimen in B.

Mit 11 Jahren sei er erstmals aufgrund dissozialer Verhaltensweisen auffällig geworden und kam in stationäre kinderpsychiatrische Behandlung. Die Schule habe er nach 9 Jahren mit dem Hauptschulabschluss beendet; eine Lehre als Koch habe er begonnen und vorzeitig abgebrochen, seither war er nie längerfristig beschäftigt gewesen.

Während des stationären Aufenthalts wurde Herr P. auf ein atypisches Neuroleptikum eingestellt, was zu einer deutlichen Besserung, wenngleich auch nicht zu einer vollständigen Remission der psychotischen Symptomatik führte. Die Stimmen wurden insgesamt seltener und weniger aggressiv wahrgenommen. Seine damalige Medikation von (unter anderem) 60 mg Diazepam wurde schrittweise auf 7,5 mg reduziert, wodurch Herr P. deutlich weniger sediert wirkte und allmählich auch aktiver wurde; er nahm zum Schluss regelmäßig an den verschiedenen Therapieprogrammen – wie Sport, Beschäftigungstherapie, Psychoedukation und Musiktherapie – teil. Die Polamidondosis von 7,0 ml wurde beibehalten. Herr P. wurde in der klinikinternen HIV-Ambulanz vorgestellt und ei-

ne antivirale Therapie noch stationär begonnen. Des Weiteren erfolgte die Anmeldung in einem betreuten Wohnheim, das auf komorbide Opiatabhängige spezialisiert ist. Zur Überbrückung der Wartezeit wurde Herr P. in ein anderes Krankenhaus verlegt, wo das Diazepam endgültig ausgeschlichen wurde.

Die einzelnen Diagnosen lauten:
Heroinabhängigkeit, derzeit substituiert (F11.22)
Polyvalente Drogenabhängigkeit (F19.24)
Paranoid-halluzinatorische Schizophrenie (F20.04)
HIV-Infektion
HCV-Infektion mit manifester Leberzirrhose und mäßiggradiger portaler Hypertension

6.7 Literatur

Addington J, Duchak V. Reasons for substance use in schizophrenia. Acta Psychiatr Scand. 1997;96:329–33.

Alaja R, Seppa K, Sillanaukee P, et al. Physical and mental comorbidity of substance use disorders in psychiatric consultations. European Consultation-Liaison Workgroup. Alcohol Clin Exp Res. 1998;22:1820–4.

Alterman AI, Cacciola JS. The antisocial personality disorder diagnosis in substance abusers: Problems and issues. J Nerv Ment Dis. 1991;179:401–9.

Anthony JC, Helzer JE. Syndromes of drug abuse and dependence. In: Robins LN, Regier DA, eds. Psychiatric disorders in America: The Epidemiologic Catchment Area Study. New York: Free Press; 1991: 116–154.

Baigent M, Holme G, Hafner RJ. Self reports of the interactions between substance abuse and schizophrenia. Austr New Zea J Psychiatry. 1995;29:69–74.

Barbee JG, Clark PD, Crapanzano MS, Heintz GC, Kehoe CE. Alcohol and substance abuse among schizophrenic patients presenting to an emergency psychiatric service. J Nerv Ment Dis. 1989;177:400–7.

Bartels SB, Drake RE. Depressive symptoms in schizophrenia: Comprehensive differential diagnosis. Comprehen Psychiatry. 1988;29:467–83.

Bebout RR. Housing solutions: The Community connections housing program – preventing homelessness by integrating housing and support. Alcoholism Treat Quart. 1999;17:93–112.

Becker DR, Drake RE. Individual placement and support: A community mental health centre approach to vocational rehabilitation. Comm Ment Health J. 1994; 30:193–206.

Berman SM, Noble EP. Childhood antecedents of substance misuse. Curr Opinion Psychiatry. 1993;6:382–87.

Bidaut-Russell M, Bradford SE, Smith EM. Prevalence of mental illness in adult offspring of alcoholic mothers. Drug Alc Depend. 1994;35 81–90.

Birchwood M, Mason R, MacMillan F, Healy J. Depression, demoralization and control over psychotic illness: A comparison of depressed and non-depressed patients with a chronic psychosis. Psychological Med. 1993;23.387–95.

Bleuler E. Dementia praecox oder die Gruppe der Schizophrenien. In: Aschaffenburg G, Bleuler E, Blum K, Hrsg. Handbuch der Psychiatrie. Leipzig: Deuticke; 1911.

Bohnen DU. Psychiatrische Komorbidität bei männlichen Opiatabhängigen: ein Vergleich behandlungssuchender und inhaftierter Probanden. Inaugural-Dissertation, Rheinische Friedrich-Wilhelms-Universität, Bonn; 2000.

Bricker M. The evolution of mutual help groups for dual recovery. Tie-Lines. 1994;6:1–4.

Bron B, Fröscher W, Gehlen W. Differentialdiagnostische und syndromgenetische Probleme und Aspekte drogeninduzierter Psychosen bei Jugendlichen. Fortschr Neurol Psychiat. 1976;12:673–82.

Bruce ML, Takeuchi DT, Leaf PJ. Poverty and psychiatric status: Longitudinal evidence from the New Haven Epidemiologic Catchment Area Study. Arch Gen Psychiatry. 1991;48:470–4.

Cardoret R, Troughton E, Widmer R. Clinical differences between antisocial and primary alcoholics. Comprehen Psychiatry. 1984;25:1–8.

Carey KB, Carey MP. Reasons for drinking among psychiatric outpatients: Relationship to drinking patterns. Psychol Add Behav. 1995;9:251–7.

Caton CLM. Mental health service use among homeless and never-homeless men with schizophrenia. Psychiatr Serv. 1995;46:1139–43.

Caton CLM, Shrout PE, Eagle PF, Opler LA, Felix AF, Dominguez B. Risk factors for homelessness among women with schizophrenia. Am J Pub Health. 1994;84:265–70.

Centre for Substance Abuse Treatment. Assessment and treatment of patients with coexisting mental illness and alcohol and other drug abuse (Tretament Improvement Protocol [TIP] Series). Rockville, MD: U.S. Department of Health and Human Services, Substance Abuse and Mental Health Services Administration, Centre for Substance Abuse Treatment; 1994.

Ciompi L. Affects as central organising and integrating factors: a new psychological/biological model of the psyche. Br J Psychiatry. 1991;159:97–105.

Cleghorn JM, Kaplan RD, Szechtman B, Szechtman H, Brown GM, Franco S. Substance abuse and schizophrenia: Effect on symptoms but not neurocognitive function. J Clin Psychiatry. 1991.

Clerici M, Carta I, Cazzullo CL. Substance abuse and psychopathology. Soc Psychiatr Epidemiology. 1989;24:219–26.

Cuffel BJ. Comorbid substance abuse disorder: Prevalence, patterns of use, and course. In: Drale RE, Mueser KT, eds. Dual diagnosis of major mental illness and substance abuse disorder II: Recent research and clinical implications (New Directions for Mental Health Services No. 70, pp.65–77). San Francisco: Jossey-Bass; 1996.

Detrick A, Stiepock V. Treating persons with mental illness, substance abuse, and legal problems: The Rhode Island experience. In: Stein LI, ed. Innovative Community Mental Health Programs. San Francisco, CA: Jossey-Bass; 1992:65–77.

Dilling H, Mombour W, Schmidt MH. Weltgesundheitssorganisation. internationale Klassifikation psychischer Störungen. ICD-10 Kapitel V (F). Klinisch-diagnostische Leitlinien, 2.Aufl. Bern: Huber; 1993.

Dixon L, Haas G, Weiden PJ, Sweeney J, Frances AJ. Acute effects of drug abuse in schizophrenic patients: Clinical observations and patients' self report. Schizophr Bull. 1990;16:69–79

Dixon L, Haas G, Weiden PJ, Sweeney J, Frances AJ. Drug abuse in schizophrenic patients: Clinical correlates and reasons for use. Am J Psychiatry. 1991;148:224–30.

Drake RE, Cotton PG. Depression, hopelessness and suicide in chronic schizophrenia. Br J Psychiatry. 1986;148:554–59.

Drake RE, Mercer-McFadden C, Mueser KT, McHugo GJ, Bond GR. Treatment of substance abuse in patients with severe mental illness: A review of recent research. Schizophr Bull. 1998;24:589–608.

Drake RE, Wallach MA. Moderate drinking among people with severe mental illness. Hosp Comm Psychiatry. 1993;44:780–2.

Drake RE, Xie H, McHugo GJ, Green AI. The effects of clozapine on alcohol and drug use disorders among patients with schizophrenia. Schizophr Bull. 2000;26:441–9.

Durell J, Lechtenberg B, Corse S, Frances RJ. Intensive case management of persons with chronic mental illness who abuse substances. Hosp Comm Psychiatry. 1993;44:415–6.

Fariello D, Scheidt S. Clinical case management of the dually diagnosed patient. Hosp Comm Psychiatry. 1986;40:1065–7.

Freed EX. Alcoholism and schizophrenia: the search for perspectives. J Stud Alcohol. 1975;36:853–81.

Freyberger HJ, Stieglitz RD. Kompendium der Psychiatrie und Psychotherapie, 10.Aufl. Freiburg i. Br.: Karger; 1996:24–45.

Galanter M, Castaneda R, Ferman J. Substance abuse among general psychiatric patients. Am J Drug Alc Abuse. 1988;14:211–35.

Gershon ES, DeLisi LE, Hamovit J, et al. A controlled family study of chronic psychoses: Schizophrenia and schizoaffective disorder. Arch Gen Psychiatry. 1988;45:328–36.

Gershon ES, Hamovit J, Guroff JJ, et al. A family study of schizoaffective, bipolar I, bipolar II, unipolar, and normal control probands. Arch Gen Psychiatry. 1982;39:1157–67.

Gerstley LJ, Alterman AI, McLellan AT, Woody GE. Antisocial personality disorder in patients with substance abuse disorders: A problematic diagnosis? Am J Psychiatry. 1990;147:173–8.

Gupta S, Hendricks S, Kenkel AM, Bhatia SC, Haffke EA. Relapse in schizophrenia: Is there a relationship to substance abuse? Schizophren Res. 1996;20:153–6.

Häfner H, Nowotny N. Epidemiology of early onset schizophrenia. Eur Arch Psychiatry. 1995;62:80–6.

Hawkins DJ, Catalano RF, Miller JY. Risk and protective factors for alcohol and other drug problems in adolescence and early adulthood: Implications for substance abuse prevention. Psycholog Bull. 1992;112:64–105.

Haywood TW, Kravitz HM, Grossman LS, Cavanaugh JL Jr, Davis JM, Lewis DA. Predicting the revolving door phenomenon among patients with schizophrenic, schizoaffective, and affective disorders. Am J Psychiatry. 1995;152:856–61.

Hellerstein DJ, Rosenthal RN, Miner CR. A prospective study of integrated outpatient treatment for substance-abusing schizophrenic patients. Am J Addict. 1995;4:33–42.

Helzer JE, Burnam A, McEvoy LT. Alcohol abuse and dependence. In: Robins LN, Regier DA, eds. Psychiatric disorders in America: The Epidemiologic Catchment Area Study. New York: Free Press; 1992: 82–115.

Hesselbrock MN. Childhood behavior problems and adult antisocial personality disorder in alcoholism. In. Meyer RE, ed. Psychopathology and addictive disorders. New York: Guilford; 1986:78–94.

Jones P, Guth C, Lewis S, Murray R. Low intelligence and poor education achievement precede early onset schizophrenic psychosis. In: David AS, Cutting JC, eds. The neuropsychology of schizophrenia. East Essex, UK: Erlbaum; 1994: 131–44.

Kandel D, Simcha-Fagan O, Davies M. Risk factors for delinquency and illicit drug use from adolescence to young adulthood. J Drug Issues. 1986;16:67–90.

Keith SJ, Regier DA, Rae DS. Schizophrenic disorders. In: Robins LN, Regier DA, eds. Psychiatric disorders in America: The Epidemiologic Catchment Area Study. New York: Free Press; 1991: 33–52.

Kendler KS. A twin study of individuals with both schizophrenia and alcoholism. Br J Psychiatry. 1985;147:48–53.

Kessler RC, Crum RM, Warner LA, Nelson CB; Schulenberg J, Anthony JC. Lifetime co-occurence of DSM-III-R alcohol abuse and dependence with other psychiatric disorders in the National Comorbidity Survey. Arch Gen Psychiatry. 1994;54:313–21.

Kessler RC, McGonagle KA, Zhao S, et al. Lifetime and 12-month prevalence of DSM-III-R psychiatric disorders in the United states. Arch Gen Psychiatry. 1994;51:8–19.

Khantzian EJ. The self-medication hypothesis of addictive disorders: Focus on heroin and cocaine dependence. Am J Psychiatry. 1985.

Knudsen P, Vilmar T. Cannabis and neuroleptic agents in schizophrenia. Acta Psychiatr Scand. 1984;69:162–74.

Kofoed L, Kania J, Walsh T, Atkinson RM. Outpatient treatment of patients with substance abuse and coexisting psychiatric disorder. Am J Psychiatry. 1986;143:867–72.

Kratzer L, Hodgins S. Adult outcomes of child conduct problems: A cohort study. J Abnormal Psychol. 1997;25:65–81.

Krausz M, Degkwitz P, Kühne A, Verthein U. Comorbidity of opiate dependence and mental disorders. Addict Behav. 1998a;23:767–83.

Krausz M, Verthein U, Degkwitz P. Prävalenz psychischer Störungen bei Opiatabhängigen mit Kontakt zum Drogenhilfesystem. Nervenarzt. 1998b;69:557–67.

Kuntze M, Ladewig D, Stohler R. Art und Häufigkeit der Komorbidität bei methadonsubstituierten Opiatabhängigen in der ambulanten Versorgung. Sucht. 1997;44:96–103.

Lehmann AF, Myers CP, Corty E. Assessment and clasification of patients with psychiatric and substance abuse syndromes. Hosp Comm Psychiatry. 1989 ;40:1019–25.

Lehman AF. heterogeneity of person and place: Assessing co-occuring addictive and mental disorders. Am J Orthopsychiatry. 1996;66:32–41.

Liberman RP, Mueser KT, Wallace CJ, Jacobs, HE, Eckman T, Massel HK. Training skills in the psychiatrically disabled: Learning coping and competence. Schizophr Bull. 1986;12:631–47.

Lungerhausen E. Differentialdiagnose sogenannter drogeninduzierter und endogener Psychosen. Fortschr Med. 1984;45:1149–52.

Maier W, Lichtermann D, Minges J, Delmo C, Heun R. The relationship between bipolar disorder and alcoholism: A controlled family study. Psychol Med. 1995;25:787–96.

McLellan AT, Woody GE, O'Brien CP. Development of psychiatric illness in drug abusers. N Engl J Med. 1979;201:1310–4.

Meisler N, Blankertz L, Santos AB, McKay C. Impact of assertive community treatment on homeless persons with co-occurring severe psychiatric and substance use disorder. Comm Ment Health J. 1997;33:113–22.

Mercer-McFadden C, Drake RE, Brown NB, Fox RS. The community support program demonstrations of services for young adults with severe mental illness and substance use disorders. Psychiatr Rehab J. 1997;20:13–24.

Merikangas KR, Mehta RL, Molnar BE, et al. Comorbidity of substance use disorders with mood and anxiety disorders: results of the International Consortium In Psychiatric Epidemiology. Addict Behav. 1998;23:893–907.

Miner CR, Rosenthal RN, Hellerstein DJ, Muenz LR. Prediction of compliance with outpatient referral in patients with schizophrenia and psychoactive substance use disorder. Arch Gen Psychiatry. 1997;54:706–12.

Morrison JR. The family histories of manic-depressive patients with and without alcoholism. J Nerv Ment Dis. 1975;160:227–9.

Morse GA, Casyn RJ, Allen G, Tempelhoff B, Smith R. Experimental comparison of the effects of three treatment programs for homeless mentally ill people. Hosp Comm Psychiatr. 1992;43:1005–10.

Mueser KT, Bennett M, Kusher MG. Epidemiology of substance use disorders among persons with chronic mental illness. In: Lehman AF, Dixon L, eds. Double Jeopardy: Chronic mental illness and substance abuse. New York, NY: Harwood Academic Publishers; 1995:9–25.

Mueser KT, Yarnold PR, Bellack AS. Diagnostic and demographic correlates of substance abuse in schizophrenia and major affective disorders. Acta Psychiatr Scand. 1992;85:48–55.

Mueser KT, Yarnold PR, Levinson DF, et al. Prevalence of substance abuse in schizophrenia: Demographic and clinical correlates. Schizophrenia Bull. 1997;16:31–56.

Mueser KT, Rosenberg SD, Drake RE, et al. Conduct disorder, antisocial personality disorder and substance use disorders in schizophrenia and major affective disorders. J Stud Alcohol. 1999;60:278–84.

Nace EP. The treatment of alcoholism. New York: Brunner/Mazel; 1987.

Negrete JC, Knapp WP, Douglas DE, Smith WB. Cannabis affects the severity of schizophrenic symptoms: results of clinical survey. Psychol Med. 1986;16:515–20.

Noordsy DL, Drake RE, Teague GB, et al. Subjective experiences related to alcohol use among schizophrenics. J Nerv Ment Dis. 1991;179:410–4.

Noordsy DL, Schwab B, Fox L, Drake RE. The role of self-help programs in the rehabilitation of persons with mental illness and substance use disorders. Comm Ment Health J. 1996;32:71–81.

Penick EC, Powell BJ, Othmer E, Bingham SF, Rice AS, Liese BS. Subtyping alcoholics by coexisting psychiatric syndromes: Course, family history, outcome. In: Goodwin DW, Teilman-Van Dusen K, Mednick SA, eds. Longitudinal research in alcoholism. Boston: Kluwer-Nijhoff; 1984: 167–96.

Pristach CA, Smith CM. Self-reported effects of alcohol use on symptoms of schizophrenia. Psychiatric Serv. 1996;47:421–3.

Regier DA, Farmer ME, Rae DS, et al. Comorbidity of mental disorders with alcohol and other drug abuse: Results from the Epidemiologic Catchment Area (ECA) Study. JAMA. 1990;264:2511–8.

Rimmer J, Jacobsen B. Alcoholism in schizophrenics and their relatives. J Stud Alc. 1977;38:1781–4.

Robins LN, McEvoy L. Conduct problems as predictors of substance abuse. In: Robins LN, Rutter M, eds. Straight and devious pathways from childhood to adulthood. Cambridge, UK: Cambridge University Press; 1990:192–204.

Rounsaville BJ, Weissman MM, Kleber H, Wilber C. Heterogeneity of psychiatric diagnosis in treated opiate addicts. Arch Gen Psychiatry. 1982;39:161–8.

Schaar I, Öjehagen A. Severely mentally ill substance abusers: an 18-month follow-up study. Soc Psychiatr Epidemiol. 2001 ;36:70–8.

Schuckit MA. Alcoholism and other psychiatric disorders. Hosp Comm Psychiatry. 1983 ;34:1022–7.

Swarrt MS, Swanson JW, Hiday VA, Borum R, Wagner HR, Burns BJ. Violence and severe mental illness: The effects of substance abuse and nonadherence to medication. Am J Psychiatry. 1998;155:226–31.

Swofford CD, Kasckow JW, Scheller-Gilkey G, Inderbitzin LB. Substance use: A powerful predictor of relapse in schizophrenia. Schizophr Res. 1996;20:145–51.

Täschner KL. Zur Psychopathologie und Differentialdiagnose sogenannter Cannabispsychosen. Fortschr Neurol Psychiat. 1983;51:253–48.

Test MA, Wallisch LS, Allness DJ, Ripp K. Substance use in young adults with schizophrenic disorders. Schizophrenia Bull. 1989;15:465–76.

Treffert DA. Marijuana use in schizophrenia: A clear hazard. Am J Psychiatry. 1987;135:1213–5.

Tsuang MT, Simpson JC, Kronfol Z. Subtypes of drug abuse with psychosis. Arch Gen Psychiatry. 1982;39:141–7.

Vaillant GE. Natutal history of male alcoholism V: Is alcoholism the cart of the horse to sociopathy? Br J Addiction. 1983;78:317–26.

van Limbeek J, Wouters L, Kaplan CD, Geerlings PJ, van Alem V. Prevalence of psychopathology in drug addicted Dutch. J Subst Abuse Treat. 1992;9:43–52.

Vardy MM, Kay SR. LSD psychosis or LSD-induced schizophrenia? A multimethod inquiry. Arch Gen Psychiatry. 1983;40:877–83.

Walker E, Lewine RJ, Lucas M. Neuropsychological aspects of schizophrenia. In: Puente T, McCaffrey B, eds. Psychobiological factors in clinical neuropsychological assessment. New York: Plenum; 1991.

Warner R, Taylor D, Wright J, et al. Substance use among the mentally ill: Prevalence, reasons for use, and effects on illness. Am J Orthopsychiatry. 1994.

Zimmet SV, Strous RD, Burgess ES, Kohnstamm S, Green AI. Effects of clozapine on substance use in patients with schizophrenia and schizoaffective disorder: a retrospective survey. J Clin Psychopharmacol. 2000 ;20:94–8.

Zubin J, Spüring B. Vulnerability: A new view of schizophrenia. J Abnormal Psychol. 1977;86:103–23.

7 Notfälle in der Suchtbehandlung

M. Backmund

7.1. Einleitung

Ausmaß und Bedeutung. Suchtkrankheit ist eine schwere Erkrankung. Zum Verlauf gehören drogenfreie Phasen nach erfolgreichen Entzugsbehandlungen genauso wie Intoxikationen mit tödlichem Ausgang. Notfälle im Zusammenhang mit Suchterkrankungen zählen zu den häufigsten Notarzteinsatzindikationen: Aufgrund von Überdosierung psychotroper Substanzen rückt das Notarztteam jedes 10. Mal aus (Backmund et al. 1999). Dies spiegelt sich auch in der Belegung internistischer Intensivstationen wider: Bis zu 20% der Betten sind durch Patienten mit Überdosierungen belegt (Backmund u. Eichenlaub 1999, Backmund et al. 1999). Unterschieden werden können Intoxikationen, die suizidal beabsichtigt waren, und akzidentielle. Insgesamt 22–28% der Drogenabhängigen haben nach 10-jährigem Drogenkonsum schon einmal versucht, sich mit einer Überdosis das Leben zu nehmen (Abb. 7.1). Akzidentielle Überdosierungen stellen mit 72% (Heckmann et al. 1993) den größten Anteil an Überdosierungen dar und sind mit schwankenden Reinheitsgraden des Heroins assoziiert (Darke et al. 1999) sowie wahrscheinlich auch mit häufigen Mischintoxikationen (Heckmann et al. 1993). Die meisten Drogenabhängigen gebrauchen täglich neben den Opioiden zusätzlich Benzodiazepine (50%) und Alkohol (30%). Crack, Kokain

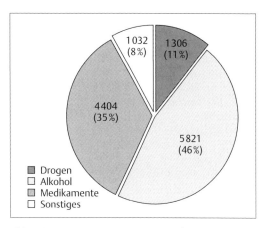

Abb. 7.**1** Notarzteinsätze wegen Intoxikationen (n=12.563).

und Amphetamine spielen, je nach Großstadt und Gemeinde, eine unterschiedliche Rolle. Quantitativ an erster Stelle der Vergiftungsnotfälle steht die Alkoholintoxikation (Abb. 7.2). Alkoholkranke leiden häufig zudem an Depressionen; die Prävalenz an Suiziden und Suizidversuchen ist im Vergleich zur Allgemeinbevölkerung deutlich erhöht: 25% aller Suizide werden von alkoholkranken Menschen verübt, Alkoholkranke versuchen 60- bis 120-mal häufiger, sich das Leben zu nehmen, als Gesunde.

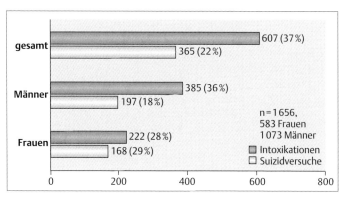

Abb. 7.**2** Intoxikationen und Suizidversuche.

Besonderheiten, Eigenschutz. Aufgrund der Häufigkeit der Notfälle wäre es wünschenswert, wenn alle im Suchtkrankenhilfesystem Tätigen das standardisierte Vorgehen im Notfall regelmäßig trainieren könnten. Entscheidend kann auch das Wissen der Suchtkranken selbst sein. Prinzipiell unterscheidet sich die Notfalltherapie eines bewusstlosen Suchtkranken nicht von der eines nicht suchtkranken Bewusstlosen. Allerdings sollte bei Suchtnotfällen immer besonders auf den Eigenschutz geachtet werden, da bis zu 95% der Drogenabhängigen mit dem Hepatitis-C-Virus infiziert sind; 2,7–3,5% leiden unter einer chronischen, infektiösen Hepatitis-B-Erkrankung, 6–16% sind HIV-infiziert (Backmund 1999a). Auch unter den Alkoholkranken ist die Prävalenz der Hepatitis-C-Infektion deutlich höher als unter der Allgemeinbevölkerung. Vor allem Patienten im akuten Erregungszustand, der unterschiedliche Ursachen haben kann, können die Helfer erheblich gefährden.

Venenverhältnisse. Patienten in einem lebensbedrohlichen Zustand benötigen sofortige Hilfe. Neben den Basismaßnahmen müssen Medikamente und Volumen intravenös verabreicht werden. Die bei intravenös Heroin- und/oder Kokainabhängigen oft sehr schlechten Venenverhältnisse können dabei ein Problem darstellen und Zeit kosten. Manchmal sind die Vv. jugulares externae noch unberührt, selten muss ein zentraler Zugang zur V. subclavia gewählt werden.

Intoxikation als psychiatrischer Notfall. Alle Alkohol- und Drogenintoxikationen sind im Grunde psychiatrische Notfälle – insbesondere dann, wenn die Patienten noch bei Bewusstsein sind. Psychiatrische Kenntnisse sind insbesondere bei Vergiftungen durch Alkohol, Kokain, Amphetamine, Cannabis und LSD (Lysergsäurediethylamid, siehe unten) notwendig. Für den gut ausgebildeten Rettungsassistenten oder Notarzt stellt eine schwere Intoxikation mit Koma, Atem- und Herz-Kreislauf-Stillstand den einfachsten Notfall dar: Klare Leitlinien und Algorithmen werden immer wieder einstudiert und trainiert. Schwieriger sind Situationen, in denen agitierte und erregte Patienten lebensbedroht sind bzw. wenn davon auszugehen ist, dass sie in Kürze in einen lebensbedrohlichen Zustand geraten. Entscheidend ist hier das Auftreten des behandelnden Arztes und ob es gelingt, mit dem Patienten in Kontakt zu kommen.

Vorgehen. Bei Eintreffen des Notarztes erreichen 54% der drogenabhängigen Patienten auf der Glasgow-Coma-Scale (GCS) lediglich noch 3 (Minimum) bis 4 Punkte (Heckmann et al. 1993), sind also bereits klinisch tot. Jede Erste-Hilfe-Maßnahme beginnt mit der Elementardiagnostik, die einen schnellen Überblick über die Bewusstseinslage, den Zustand des Herz-Kreislauf-Systems und die Atmung gibt. Als erstes wird überprüft, ob die leblose Person auf Ansprache, Schütteln und/oder Schmerzreiz reagiert. Anschließend werden die Atmung und das Herz-Kreislauf-System überprüft. Letzteres geschieht, indem konsekutiv für 5 Sekunden beide Aa. carotis internae palpiert werden. Im Folgenden sind 4 mögliche Situationen skizziert:

- Werden eine Bewusstlosigkeit, ein Atemstillstand und ein Zirkulationsstillstand diagnostiziert, muss sofort mit der kardiopulmonalen Reanimation (CPR) begonnen werden: Die Atemwege werden freigemacht und nach 2-maliger Atemspende überprüft, ob jetzt Thoraxbewegungen zu sehen oder zu fühlen sind. Wenn dies nicht der Fall ist, wird mit Maske und Beutel weiter beatmet und der Druckpunkt für die Herzdruckmassage aufgesucht, indem man als Rechtshänder mit der rechten Hand am unteren Rippenbogen entlang bis zum Sternum fährt, dann einen Finger darunter und einen darüber legt. Oberhalb des Sternums wird der Ballen der linken Hand aufgesetzt, der rechte Handballen auf den linken gelegt, der Thorax mit ausgestreckten Armen 4–5 cm in Richtung der Wirbelsäule komprimiert. Dabei ist der Druck nicht aus den Oberarmen, sondern durch den Oberkörper zu erzeugen. Ein Helfer allein drückt auf diese Art 15-mal hintereinander mit einer Frequenz von 100 Kompressionen pro Minute und spendet dann 2-mal Atem. Auch bei 2 Helfern ist im Rhythmus 15:2 zu komprimieren und Atem zu spenden. Bei vorhandenem EKG mit Defibrillator wird das erste Paddel rechts parasternal unterhalb der Klavikula aufgelegt, das zweite in der linken vorderen Axillarlinie am unteren Rippenbogenrand. Bei Kammerflimmern erfolgt die erste Defibrillation mit 200 J und anschließender Pulskontrolle. Bei Pulslosigkeit wird nochmals mit 200 J defibrilliert, schließlich mit 360 J. Anschließend erfolgt die erneute CPR. Für die Intubation ist alles vorzubereiten und für den Intubationsvorgang die CPR kurz zu unterbrechen. Falls noch kein intravenöser Zugang gelegt wurde, muss dies nun nachgeholt werden, was bei Drogenabhängigen aufgrund der schlechten Venenverhältnisse sehr schwierig sein kann, da auch die Vv. carotis externae möglicherweise zerstochen sind. Diese Situation kann die seltene Indikation für das Legen eines Vena-subclavia-Katheters darstellen. Anschließend wird 1 mg Adrenalin intravenös injiziert, alternativ werden 3 mg Adrenalin über den Tubus appliziert. Anschließend ist für mindestens eine Minute die CPR fortzusetzen. Bei weiterhin fehlendem Puls über den Aa. carotis schließt sich eine Serie von 3 Defibrillationen mit 360 J und jeweiliger Pulskontrolle an. Alle 2–3 Minuten wird Adrenalin injiziert, beim 4. Mal ist die Adrenalindosis auf 5 mg zu erhöhen. CPR und Defibrillationsserien wechseln sich ab. Frühestens nach der 6. Defibrillation können eventuell 100 mg Lidocain oder 50 mg Ajmalin versuchsweise intravenös verabreicht, nach mindestens 10-minütiger Reanimation Natriumbikarbonat in einer Dosierung von 0,5 mval/kgKG infundiert werden (Backmund 1999).

- Bei Opioidintoxikation findet der erste Helfer nicht selten einen bewusstlosen Patienten vor, bei dem die Atmung ausgesetzt hat, jedoch noch ein Puls über den Aa. carotis zu tasten ist. Hier muss sehr schnell beatmet werden – je nach Möglichkeiten in Form einer Mund-zu-Mund-, Mund-zu-Nase- oder Beutel-Maske-Beatmung mit Sauerstoffinsufflation. Lässt sich die Atmung auf diese Weise nicht sicherstellen bzw. stabilisieren, muss intubiert und mit Beutel sowie zusätzlicher 100%iger Sauerstoffgabe beatmet werden. Häufig gelingt es, durch suffiziente Beatmung den Kreislauf aufrechtzuerhalten. Eine Rettung ohne bleibenden Schaden ist häufig möglich.
- Die Patienten sind bewusstlos oder aber reagieren schwach auf Schmerzreiz, eine Atmung kann beobachtet, ein Puls über den Aa. carotis getastet werden. Hier müssen Atmung und Herz-Kreislauf-Situation gesichert und überwacht werden.
- Die Patienten sind ansprechbar. Wichtigste Aufgabe ist es zuerst, mit dem Betroffenen durch ruhiges Zureden in Kontakt zu kommen, damit Vertrauen aufgebaut werden kann. Angestrebt wird, dass die Patienten angstfrei möglichst genau erzählen, welche Substanzen sie eingenommen haben und in welcher Menge. Da die Dynamik eines Alkohol- oder Drogennotfalls nicht abzusehen ist, sollten prophylaktisch immer eine Venenverweilkanüle gelegt, der Blutzucker bestimmt und Sauerstoff (2–4 l/min) insuffliert werden.

7.2 Alkoholintoxikation

Die Schwere der Intoxikation hängt vor allem von der Alkoholkonzentration der Getränke, der getrunkenen Menge, der Zeit, in der diese Getränke getrunken und resorbiert wurden, und der interindividuell sehr unterschiedlichen Alkoholtoleranz ab. So kann der gleiche Mensch bei gleicher endgültiger Blutalkoholkonzentration (BAK) schwerste Intoxikationssymptome zeigen, wenn er den Alkohol schnell trinkt, jedoch nahezu unauffällig wirken, wenn er langsam trinkt. Abgebaut wird Alkohol zu 90% durch die Alkoholdehydrogenase in der Leber, ab einer Blutalkoholkonzentration (BAK) von 1 ‰ zu 10% durch das mikrosomale ethanoloxidierende System.

Intoxikationsstadien. Klinisch werden 4 Stadien der Alkoholintoxikation differenziert. Den Stadien sind zwar Blutalkoholkonzentrationen zugeordnet, die aber aufgrund der großen individuellen Toleranzunterschiede nicht obligat sind.

- Im Stadium 1 (durchschnittlich BAK von 0,5–1,5‰) spricht der Betroffene verwaschen und viel, ist benommen, wirkt distanzlos, ist leicht reizbar und kann nur unsicher gehen.
- Im Stadium 2 (BAK von 1,5–2,5‰) können zusätzlich eine euphorische Glücksstimmung oder auch eine aggressive Gereiztheit wahrgenommen werden. Der Intoxikierte geht nur noch schwankend.
- Das Stadium 3 (BAK von 2,5–3,5‰) ist gekennzeichnet durch Verwirrtheit sowie Somnolenz bis zur Bewusstlosigkeit. Der Intoxikierte ist schmerzunempfindlich und bewegt sich kaum noch. Dadurch ist er, wenn er sich im Freien aufhält, stark durch eine mögliche Unterkühlung bedroht. Es bestehen schwere Koordinations- und Gangstörungen. Komplizierend kann eine Hypoglykämie auftreten.
- Im Stadium 4 (ab einer BAK von 3,5‰) ist der Intoxikierte komatös und reflexlos. Er reagiert nicht mehr auf Schmerzreize. Die Atmung wird flacher und hochfrequent, mündet in eine Cheyne-Stokes-Atmung und schließlich in die Atemlähmung mit anschließendem Herz-Kreislauf-Versagen. Darüber hinaus kann der Intoxikierte erbrechen und aspirieren.

Sorgfältige Diagnostik. Verletzungen, wie Frakturen und Schädel-Hirn-Traumata nach Stürzen durch Gangunsicherheit oder zerebrale Krampfanfälle, dürfen nicht übersehen werden. So kommt es leider immer wieder vor, dass bei Alkoholintoxikierten ein Schädel-Hirn-Trauma lange Zeit übersehen wird. Auch schwerwiegendste Fehldiagnosen werden im Zusammenhang mit einem komatösen Patienten immer wieder beschrieben: Der komatöse Patient riecht nach Alkohol, es wird die Diagnose „Alkoholintoxikation im Stadium 3 oder 4" gestellt, obwohl tatsächlich ein Schädel-Hirn-Trauma mit Hirnblutung oder ein anderer Zustand vorliegt und der Patient vorher lediglich ein Glas Bier getrunken hat. Auch in den Stadien 1 und 2 können Reizbarkeit und Aggressivität differenzialdiagnostisch nicht von einer Hypoglykämie unterschieden werden. Der Blutzuckerwert ist daher unbedingt bereits präklinisch zu bestimmen. In diesen Stadien sind die Patienten wegen der Gang- und Koordinationsstörungen sturzgefährdet. Wenn sie einschlafen, besteht die Gefahr, an Erbrochenem zu ersticken. Im Freien droht vor allem im Winter der Tod durch Erfrieren.

Stadien 1 und 2. Die wichtigste Therapie bei Patienten in den Stadien 1 und 2 besteht in der Kontaktaufnahme und der Blutzuckerbestimmung. Die Patienten müssen überwacht werden. In der Regel benötigen sie keine weitere Therapie.

Bewusstlose Patienten müssen in eine stabile Seitenlage gebracht werden. Bei Verdacht auf Schädel-Hirn-Trauma ist eine Oberkörperhochlagerung angezeigt. Die beträchtliche Aspirationsgefahr bei Erbrechen ist jedoch schwerwiegender, sodass bis zur Sicherung der Atemwege durch Intubation die stabile Seitenlage vorzuziehen ist. Sauerstoff wird mit 4–6 l/min verabreicht, außerdem eine Venenverweilkanüle angelegt und darüber Elektrolytlösung infundiert. Der Blutzuckerwert wird bestimmt, bei einer Hypoglykämie ist 20- bis 40%ige Glukose intravenös zu verabreichen. Bei Patienten, die im Freien liegen, sind vor allem im Winter wegen der meist bestehenden Hypothermie das Zudecken und ein rascher Transport in den Rettungswagen wichtig.

Ateminsuffizienz. Ateminsuffiziente, tief bewusstlose Patienten werden intubiert und mit reinem Sauerstoff beatmet. Auch bei Verdacht auf Schädel-Hirn-Trauma sollte intubiert werden. Anschließend kann der Patient in Oberkörperhochlage (30°) gebracht werden. Für die Intubation ist ein Absauggerät bereitzustellen, da die Gefahr des Erbrechens und der Aspiration besteht. Häufig haben die Patienten jedoch schon vorher erbrochen und aspiriert. Im Krankenhaus werden respiratorisch insuffiziente Patienten

maschinell beatmet und die Herz-Kreislauf-Funktionen überwacht sowie ein eventueller Kaliummangel ausgeglichen, ebenso eine Hypoglykämie. Eine Multivitamingabe, insbesondere die Vitamine B_1 und B_{12}, ist sinnvoll. Bei einer Blutalkoholkonzentration von 6‰ oder einer Azidose mit einem pH-Wert von 7 und einer Blutalkoholkonzentration von 4‰ muss hämo- oder peritonealdialysiert werden.

7.3 Opioidintoxikation

Die Trias aus Miosis, Bewusstseinseinschränkung bis zum Koma, und Atemdepression bis zum Atemstillstand wurde Anfang der 1970er Jahre erstmals beschrieben und findet sich seitdem in fast jedem Lehrbuch. Diese Leitsymptome sollten immer dazu führen, dass eine Opioidintoxikation in die Differenzialdiagnostik einbezogen wird. Allerdings werden die Pupillen bei länger bestehender Hypoxie weit. Auch bei Speedball-Injektionen (Mischung aus Kokain und Heroin) ist die Pupillenweite kein zuverlässiges Symptom. Klinisch können oft mehrere Symptome beobachtet werden.

Symptome der Opioidintoxikation

Miosis, bei Hypoxie Mydriasis
Müdigkeit, Somnolenz bis Koma
Verlangsamte Atmung, Cheyne-Stokes-Atmung, Atemstillstand
Hyporeflexie, Areflexie
Bradykardie, Asystolie
Hypotonie
Hypothermie
Hypalgesie, Analgesie
Emesis (Frühphase)

7.3.1 Präklinische Notfalltherapie

Somnolente Patienten mit Verdacht auf eine Opioidintoxikation, ausreichender Spontanatmung und guter Herz-Kreislauf-Situation sind in eine stabile Seitenlage zu bringen, 4–6 Liter Sauerstoff können über eine Nasensonde insuffliert werden. Eine Venenverweilkanüle sollte gelegt und Ringer-Lactat-Lösung infundiert werden, außerdem ist der Blutzuckerwert zu bestimmen. Elektroden für ein kontinuierliches Elektrokardiogramm (EKG) werden angebracht und die Patienten zur Überwachung der Vitalwerte auf eine internistische Notfallaufnahmestation verlegt. Am häufigsten werden opioidintoxikierte Patienten von Rettungsassistenten und Notärzten bewusstlos, mit verlangsamter Atmung oder gerade ausgesetzter Atmung, aber noch tastbarem, bradykardem Puls über den Aa. carotides aufgefunden. Hier kann eine sofortige suffiziente Maske-Beutel-Beatmung das Überleben ohne Schaden sichern. Falls die Patienten erbrochen und damit höchstwahrscheinlich aspiriert haben oder eine suffiziente Maske-Beutel-Beatmung nicht möglich ist, sind die Patienten unverzüglich zu intubieren und mit Beutel, später auch maschinell zu beatmen. Bei Bradykardie wird Atropin (0,5 mg) und bei ausbleibendem Erfolg Epinephrin intravenös injiziert, bei Atemstillstand und Asystolie sofort mit der CPR begonnen. Die Antidotgabe – 0,4 mg Naloxon in 0,9%iger NaCl-Lösung 1:10 verdünnt – wird, je nach Großstadt und Notarztstandort, unterschiedlich eingesetzt: Entweder wird das Antidot bei Verdacht auf Opioidintoxikation primär verabreicht oder erst dann, wenn die üblichen Maßnahmen zur Stabilisierung der Vitalwerte erfolglos bleiben. Unabhängig davon ist Naloxon intravenös nur langsam zu injizieren – in dem Wissen, dass ein akutes Entzugssyndrom mit aggressivem Erregungszustand und dadurch beträchtlicher Gefährdung für die Helfer, aber auch mit Asystolie, zerebralen Krampfanfällen, Lungenödem sowie Erbrechen mit Aspiration ausgelöst werden kann (Osterwalder 1996).

7.3.2 Therapie der Komplikationen

Scheinbar unabhängig von der Schwere der Intoxikation können im Rahmen der Opioidintoxikation Komplikationen auftreten, die teilweise oder vollständig die Symptomatik der Opioidintoxikation überdecken können. Selten, aber immer wieder beschrieben treten zerebrale Krampfanfälle bis hin zum Status epilepticus auf, der behandelt werden muss. In der Frühphase wirken Opioide am µ-Rezeptor emetisch – eine Überdosis kann dazu führen, dass die Patienten erbrechen und bei erloschenen Schutzreflexen aspirieren, mit der möglichen Folge einer Aspirationspneumonie (Mendelson-Syndrom). Typisch ist dann das Einsetzen der Symptomatik nach einer Latenzzeit mit Bronchospasmus, subfebrilen Temperaturen und Dyspnoe. Auf dem Röntgenbild sind primär keine pathologischen Befunde zu erheben, erst später lassen sich Atelektasen oder Infiltrationen nachweisen. Das Erregerspektrum besteht meist aus Anaerobiern und gramnegativen Bakterien. Therapeutisch kommen

Breitbandantibiotika, wie Clindamycin, plus Cephalosporine oder Meropenem plus eventuell Rifampicin in Betracht. Dosisunabhängig kann bei jeder Opioidgabe – auch bei Naloxongabe – ein toxisches Lungenödem auftreten. Hier muss rasch intubiert und maschinell mit positivem endexspiratorischen Druck (PEEP) beatmet werden. Medikamentös werden initial Furosemid (40–60 mg) und Methylprednisolon (1 g) oder Prednisolon (250–500 mg) intravenös injiziert (Übersicht in Backmund 1999, Backmund u. Eichenlaub 1999). Sowohl Heroin- als auch Kokainintoxikationen können eine Rhabdomyolyse auslösen. An Symptomen sind eine Dunkelfärbung des Urins, Fieber, Muskelschmerzen, Lähmungen und eine Oligurie bzw. Anurie bei akutem Nierenversagen zu beobachten. Die Werte der Kreatinkinase können auf über 100.000 U/l ansteigen. Auf der Intensivstation wird bei einer Rhabdomyolyse ohne akutes Nierenversagen sofort eine forcierte Diurese mit Furosemid, meist als Perfusorspritze, bei gleichzeitiger Ein- und Ausfuhrmessung eingeleitet. Bei akutem Nierenversagen müssen die Patienten vorübergehend hämodialysiert, Patienten mit Rhabdomyolyse und Kompartmentsyndrom müssen chirurgisch versorgt werden (Tabelle 7.1).

7.4 Cannabisintoxikation

Durch das Rauchen von Cannabis werden kaum toxische Konzentrationen erreicht. Allerdings können durch Cannabisgebäck und -tee derart beträchtliche Mengen aufgenommen werden, dass ein Intoxikationssyndrom entsteht. Beobachtet werden eine Pulsfrequenzsteigerung bis zu tachykarden Herzrhythmusstörungen, eine Blutdruckerhöhung und eine Rötung der Bindehaut, oft auch ein trockener Mund.

7.4.1 Präklinische Notfalltherapie

Kontaktaufnahme und beruhigendes Sprechen mit dem Patienten sind Mittel der ersten Wahl. Durch die intravenöse Applikation von Diazepam (10 mg) kann ängstlichen Patienten zusätzlich geholfen werden, dadurch normalisieren sich in der Regel auch Pulsfrequenz und Blutdruck. Zusätzlich wirken Nitroglycerinspray und gegebenenfalls Urapidil bei einer hypertensiven Krise sowie Verapamil bei Tachykardie (Tabelle 7.1).

Tabelle 7.1 Häufige Notfallsyndrome im Zusammenhang mit der Einnahme von Drogen

Symptom, Syndrom	Häufige Auslöser	Therapie
Grundsätzlich steht vor der Therapie der Eigenschutz: Handschuhe anziehen, gebrauchte Kanülen sofort in einen Abfallbehälter entsorgen.		
Atemstillstand	• Opioide • Kokain	• Beutel-Maske-Beatmung, Intubation und maschinelle Beatmung
Herz-Kreislauf-Stillstand	• Opioide • Kokain • Amphetamine	• kardiopulmonale Reanimation
Toxisches Lungenödem	• Opioide • Kokain	• Intubation, maschinelle Beatmung mit PEEP • Furosemid 20–60 mg i.v. • Kortison i.v.
Aspirationspneumonie	• Opioide • Kokain	• Antibiose
Rhabdomyolyse	• Opioide • Kokain • Amphetamine	• forcierte Diurese
Akutes Nierenversagen	• Opioide • Kokain • Amphetamine	• Hämodialyse
Kompartmentsyndrom	• Opioide • Kokain • Amphetamine	• chirurgische Intervention
Akuter Erregungszustand	• Kokain • Amphetamine • Halluzinogene	• Talk down • Midazolam 5–10 mg i.v. oder Diazepam 10–30 mg i.v. • eventuell Haloperidol 5–10 mg i.v.
Status epilepticus	• Kokain • Amphetamine • (Opioide)	• Diazepam 10–40 mg i.v., alternativ Clonazepam 3- bis 4-mal 2 mg i.v. • bei Erfolglosigkeit Thiopental 125 mg i.v. bis zur Narkose, vorher Intubation • eventuell vorher Versuch mit Phenytoin
Hypertensive Krise	• Kokain • Amphetamine • (Cannabis)	• Diazepam 10 mg i.v. • Nitrospray • Verapamil 5–10 mg i.v. • Urapidil 25–50 mg i.v.
Tachykarde Herzrhythmusstörungen	• Kokain • Amphetamine	• Diazepam 10 mg i.v. • Verapamil 5–10 mg i.v.
Hyperthermie	• Kokain • Amphetamine • Halluzinogene	• physikalische Kühlung • Dandrolen 2,5 mg/kgKG i.v.

7.4.2 Therapie der Komplikationen

Bei kardial vorgeschädigten Patienten kann ein Angina-pectoris-Anfall oder eine hypertensive Krise ausgelöst werden. Ein psychotisches Syndrom mit optischen und akustischen Halluzinationen sowie meist ängstlich-paranoiden Wahnvorstellungen kann zu Selbst- und Fremdgefährdung führen.

7.5   Kokainintoxikation

Die Symptomatik einer Kokainintoxikation kann sehr variieren (Übersicht bei Backmund 1999a, b, Schütz 1999). Thoraxschmerzen (Angina pectoris) und Myokardinfarkte im Zusammenhang mit Kokain sind häufig beschrieben worden (Gitter et al. 1991). Auch Hirninfarkte werden durch Kokaineinnahme verursacht.

Symptome und Syndrome im Zusammenhang mit einer Kokain- oder Amphetaminintoxikation

Zerebral: akuter Erregungszustand, manisches Syndrom, paranoid-halluzinatorisches Syndrom, zerebraler Krampfanfall, Status epilepticus, Apoplexie durch Ischämie oder Blutung, Mydriasis, Hyperthermie

Herz-Kreislauf-System: Tachykardie, Tachyarrhythmie, Kammerflimmern, Angina pectoris, Myokardinfarkt, Hypertonie, hypertensive Krise

Atmung: Hyperventilation, Atemstillstand

Rhabdomyolyse: mit Kompartmentsyndrom bzw. mit akutem Nierenversagen

7.5.1 Präklinische Notfalltherapie

Auf Patienten im akuten Erregungszustand sollte beruhigend eingeredet werden (Talk down, siehe auch unten: LSD-Intoxikation). Prinzipiell kann bei einer Kokainintoxikation Diazepam (10–40 mg) intravenös als Mittel der ersten Wahl gegeben werden. Es wirkt beruhigend und sedierend, angstlösend, muskelrelaxierend und antikonvulsiv. Dadurch werden auch Blutdruck und Pulsfrequenz gesenkt. Es ist wichtig, eine Hyperthermie frühzeitig festzustellen. In diesem Fall ist eine physikalische Kühlung mit kalten Tüchern wirksam. Bei ausbleibendem Erfolg sollte Dandrolen (2,5 mg/kgKG) verabreicht werden. Patienten mit manischem oder paranoid-halluzinatorischem Syndrom benötigen zusätzlich eventuell Haloperidol. Auch niederpotente Neuroleptika können eingesetzt werden. Dabei ist auf die krampfschwellensenkende Wirkung der Neuroleptika zu achten. Der Atemstillstand tritt über eine Hyperventilation oder bei hohen Dosierungen prompt ein. Eine sofortige Maske-Beutel-Beatmung bzw. eine Intubation mit Maske-Beutel- oder maschineller Beatmung kann lebensrettend sein.

7.5.2 Therapie der Komplikationen

Bei eingetretenem Status epilepticus wird versucht, diesen mit 10–40 mg Diazepam (intravenöse Verabreichung) zu durchbrechen. Gelingt dies nicht, kann eine Barbituratnarkose mit initial 125 mg Thiopental eingeleitet werden. Die Patienten sind zu intubieren und zu beatmen. Alternativ kann Phenytoin per infusionem verabreicht werden, bei einem Angina-pectoris-Anfall primär Nitroglycerin als Spray, bei Verdacht auf Herzinfarkt Azetylsalizylsäure (intravenös) und zusätzlich Morphin (ebenfalls intravenös) bis zur Schmerzfreiheit. Betablocker sind kontraindiziert, da sie die Kokainwirkung, vor allem auch die Vasokonstriktion der Koronararterien, verstärken (Hollander 1995, Pitts et al. 1997). Nitroglycerin und Kalziumantagonisten wie Verapamil vermindern dagegen die kokaininduzierte Hypertension und Vasokonstriktion und sollten daher bei einem kokaininduzierten Myokardinfarkt zur Anwendung kommen (Pitts et al. 1997). Bei über der Hälfte der Patienten finden sich im EKG nach Kokaineinnahme abnorme Veränderungen, die zum größten Teil die Kriterien einer Lysetherapie erfüllen, obwohl tatsächlich kein Myokardinfarkt vorliegt (Gitter et al. 1991). Auch scheint bei den Patienten, die einen kokaininduzierten Myokardinfarkt erlitten haben, die spontane frühe Wiedereröffnungsrate der verschlossenen Herzkranzgefäße hoch zu sein. Daher wird von einer Lyse eher abgeraten.

Therapie des kokaininduzierten Myokardinfarkts

Grundsätzlich steht vor der Therapie der Eigenschutz: Handschuhe anziehen, gebrauchte Kanülen sofort in einen Abwurfbehälter entsorgen
Sauerstoff via Nasensonde oder Maske
2 Hub Nitroglycerin
Intravenöse Gabe von Azetylsalizylsäure
Intravenöse Gabe von 10 mg Diazepam
Intravenöse Gabe von 5–30 mg Morphin
Intravenöse Gabe von 5–10 mg Verapamil
Keine Lyse
Frühe PTCA bei Thrombusnachweis

Patienten mit einer hypertensiven Krise werden mit Nitroglycerin (als Spray) sowie Diazepam (10 mg intravenös) therapiert. Meist senken diese Medikamente den Blutdruck in ausreichendem Maße. Zusätzlich können Verapamil (5–10 mg intravenös) oder Urapidil (25–50 mg intravenös) injiziert werden. Bei tachykarden Herzrhythmusstörungen werden Diazepam (10 mg intravenös) und Verapamil (5–10 mg intravenös) appliziert. Patienten, die einen Atemstillstand und/oder einen Herz-Kreislauf-Stillstand (meist Kammerflimmern) erlitten haben, werden reanimiert (Backmund et al. 1999).

7.6 Amphetaminintoxikation (Psychostimulanzien, Entaktogene, Halluzinogene)

Die Symptomatik der Amphetaminintoxikation ähnelt der bei Kokainintoxikation. Zu beobachten sind Mydriasis, Angst-, Panik- und Erregungszustände, paranoid-halluzinatorische Syndrome, Tachykardie, tachykarde Herzrhythmusstörungen, Hypertonie und hypertensive Krisen, Hyperthermie, Somnolenz bis zum Koma sowie Hyperventilation bis zum Atemstillstand.

7.6.1 Therapie der Komplikationen

Die Komplikationen einer Amphetaminintoxikation gleichen denen der Kokainintoxikation: Status epilepticus, Rhabdomyolyse ohne oder mit akutem Nierenversagen und Kompartmentsyndrom, Angina pectoris und Myokardinfarkt, Tachyarrhytmie, Apoplexie durch Ischämie oder Blutung sowie Hyperthermie. Die Therapie dieser Komplikationen wurde oben beschrieben. Erschwerend kann ein akutes Leberversagen auftreten.

7.7 Intoxikation mit Halluzinogenen: Lysergsäurediethylamid (LSD), Phenzyklidin (PCP)

Auch nach LSD-Einnahme werden die Pupillen weit (Mydriasis). Neben den vegetativen Intoxikationssymptomen (Blutdruck-, Pulsfrequenz- und Temperatursteigerung) treten vor allem psychische Veränderungen auf, die zu Selbst- und Fremdgefährdung führen können. Im Vordergrund stehen Halluzinationen und Wahnphänomene, affektive Störungen und Angststörungen, Panikattacken sowie Zwangsgedanken und Zwangshandlungen (vor allem bei PCP-Intoxikation). Stellvertretend für alle Halluzinogene werden nur LSD und PCP beschrieben, wenn auch PCP in Deutschland kaum eine Rolle spielt. Imponieren bei der Kokain- und Amphetaminintoxikation eher die vegetativen, somatischen Symptome und Syndrome im Verhältnis zu den psychischen Syndromen, so stehen bei den Halluzinogenen letztere ganz im Vordergrund. Präklinisch kann ein psychotisches Syndrom nicht einer Krankheit zugeschrieben werden. So ist es

für die Notfallärzte nur wichtig, bei einem Patienten mit paranoid-halluzinatorischem Syndrom differenzialdiagnostisch daran zu denken, dass dieses drogeninduziert sein könnte.

Symptome und Syndrome der LSD-Intoxikation

Psychisch: Depersonalisation, Derealisation, Mikropsie, Makropsie, illusionäre Verkennungen, Synästhesien, Halluzinationen, Denkstörungen, Störungen des Zeitempfindens, Angst- und Panikattacken (Horrortrip)
Vegetativ: Pulsfrequenz- und Blutdrucksteigerung

7.7.1 Präklinische Notfalltherapie

Die größten Probleme bereitet die Kontaktaufnahme bei Patienten mit Angst- oder Panikattacken und/oder paranoid-halluzinatorischem Syndrom. Ziel ist es, durch Talk down mit den Patienten in Kontakt zu kommen. Auch wenn in der Klinik auf Medikamente primär verzichtet werden kann, sollten Patienten aufgrund der Unberechenbarkeit intravenös Diazepam (10 mg, bis 30 mg) erhalten. Zusätzlich kann bei produktiver Symptomatik (Halluzinationen, Paranoia etc.) Haloperidol benötigt werden. Bei Hyperthermie wird physikalisch mit kalten Tüchern gekühlt. Bei ausbleibendem Erfolg kann in der Klinik Dandrolen (2,5 mg/kgKG) versuchsweise verabreicht werden.

7.7.2 Therapie der Komplikationen

Wie auch bei anderen akuten Erregungszuständen ist eventuell durch Talk down eine selbst- und/oder fremdgefährdende Situation nicht zu beheben. Wenn sich der Patient nicht medikamentös behandeln lässt, kann es notwendig werden, ihn gegen seinen Willen zu therapieren. Eine rasche Sedierung mit Midazolam (15 mg intravenös) oder Diazepam (bis zu 30 mg intravenös) ist Mittel der ersten Wahl, zusätzlich können Haloperidol und niederpotente Neuroleptika gegeben werden.

7.8 Literatur

Backmund M. Drogen- und Alkoholnotfälle im Rettungsdienst. Edewecht-Wien: Stumpf & Kossendey; 1999a.

Backmund M. Notfallversorgung Suchtkranker. In: Backmund M, Hrsg. Suchttherapie. Landberg/Lech: Ecomed Verlag; 1999b.

Backmund M, Eichenlaub D. Drogennotfälle. In: Zerkowski H-R, Baumann G, Hrsg. HerzAkutmedizin. Darmstadt: Steinkopff Verlag; 1999:491–6.

Backmund M, Pfab R, Rupp P, Zilker T. Häufiger Notfall: Intoxikationen Suchtkranker durch Drogen und psychotrope Substanzen. Notarzt. 1999;15:29–33.

Darke S, Hall W, Eatherburn D, Lind B. Fluctuations in heroin purity and the incidence of fatal heroin overdose. Drug Alcohol Depend. 1999;54:155–61.

Freye E. Kokain, Ecstasy und verwandte Designerdrogen. Heidelberg, Leipzig: Johann Ambrosius Barth; 1997.

Gitter MJ, Goldsmith SR, Dunbar DN, Sharkey SW. Cocaine and chest pain: Clinical features and outcome of patients hospitalized to rule out myocardial infarction. Ann Int Med. 1991;111:277–82.

Heckmann W, Püschel K, Schmoldt A, et al. Drogennotfallstudie. In: Das Bundesministeriumm für Gesundheit, Hrsg. Drogennot- und -todesfälle. Baden-Baden: Nomos; 1993:132–49.

Hollander JE. The management of cocaine-associated myocardial ischemia. N Engl J Med. 1995;333:1267–72.

Osterwalder JJ. Naloxone – for intoxications with intravenous heroin and heroin mixtures – harmless or hazardous? A prospective clinical study. J Toxicol Clin Toxicol. 1996;34:409–16.

Pitts WR, Lange RA, Cigarroa JE, Hillis LD. Cocaine-induced myocardial ischemia and infarction: pathophysiology, recognition, and management. Prog Cardiovasc Dis. 1997;40:65–76.

Schütz CG. Kokain. In: Backmund M, Hrsg. Suchttherapie. Landberg/Lech: Ecomed Verlag; 1999.

8 Suchtbehandlung unter besonderen Bedingungen

E. Nika, P. Briken

Suchttherapien werden sehr stark durch die Lebensbedingungen der Betroffenen beeinflusst oder aber auch durch Bedingungen, die für Geschlecht und Lebensphase spezifisch sind. Diesen Fragen soll in diesem Kapitel exemplarisch nachgegangen werden. Sie haben für die Durchführung der Behandlung große Bedeutung.

8.1 Schwangerschaft

Stand des Wissens. Suchterkrankungen in der Schwangerschaft sind bislang nur wenig untersucht worden. Dies mag daran liegen, dass der Erforschung geschlechtsspezifischer Unterschiede hinsichtlich Erkrankungsentstehung, Verlauf, Komplikationen und Therapie insgesamt bisher wenig Aufmerksamkeit entgegengebracht wurde (Schreiberhuber et al. 2001). In der Literatur finden sich zwar Einzelfalldarstellungen über Zusammenhänge zwischen bestimmten Noxen und der Entstehung von Komplikationen in der Schwangerschaft oder resultierenden fetalen Missbildungen, jedoch fehlen insgesamt groß angelegte Studien. Insofern ist es auch nicht verwunderlich, dass genaue epidemiologische Daten zu Sucht und Schwangerschaft fehlen. In einer amerikanischen Metaanalyse zeigte sich eine fetale Exposition mit Opiaten in 2–3%, mit Kokain in 4,5%, mit Cannabis in 17% und mit Alkohol in 73% der Fälle (Finnegan u. Kandall 1997). Nach Banger et al. (2001) liegt die geschätzte Inzidenz für das fetale Alkoholsyndrom in der Bundesrepublik Deutschland bei 1–3 Fällen pro 1000 Lebendgeburten. Nach der Trisomie 21 und der Spina bifida ist das fetale Alkoholsyndrom die dritthäufigste Ursache für eine geistige Behinderung bei Kindern. Wenn man bedenkt, dass viele fetale Alkoholsyndrome nicht oder erst spät erkannt werden, dürfte die Fallzahl höher liegen.

Situation der betroffenen Frauen. Für die betroffenen Frauen kommt erschwerend hinzu, dass Sucht in der Schwangerschaft in unserer Gesellschaft tabuisiert wird. Die Betroffenen nehmen aufgrund von Schuldgefühlen oder aus Angst, stigmatisiert zu werden, das Hilfesystem nur unzureichend in Anspruch. Dabei sind gute Aufklärung, Geburtsvorbereitung, Therapieplanung sowie ambulante medizinische und psychosoziale Nachbetreuung prognostisch von großer Bedeutung. Nicht zu vernachlässigen ist auch die Tatsache, dass viele suchterkrankte Frauen mit suchtmittelabhängigen Männern zusammenleben. Diese sollten optimalerweise in Geburtsvorbereitung und Therapieplanung mit einbezogen werden.

Folgen für das Kind. Bis zum 15. Tag post conceptionem führen chemische Noxen entweder zum Absterben oder zur völligen Erholung der Frucht. In der Embryonalphase bis zum Ende des ersten Trimenons kann die Organogenese in schwerster Form beeinträchtigt werden. Gravierende Missbildungen beim Kind sind möglicherweise die Folge. Auch in der Fetalperiode können verschiedene chemische Substanzen das Kind schwer schädigen.

Fetales Alkoholsyndrom. Bei regelmäßigem und übermäßigem Alkoholkonsum in der Schwangerschaft kann es zum fetalen Alkoholsyndrom kommen. Sowohl Ethanol als auch Acetaldehyd sind plazentagängig. Die tägliche Alkoholmenge, die zum fetalen Alkoholsyndrom führen kann, beträgt 60–70 ml Alkohol (absolut) oder mehr. Charakteristische Merkmale des fetalen Alkoholsyndroms sind unter anderem (siehe auch Tabelle 8.1):

* intrauteriner Minderwuchs und spätere Untergewichtigkeit,
* geistige und statomotorische Retardierung,
* Mikrozephalie,
* kraniofaziale Dysmorphie (schmale Lidspalten, kurzer und breiter Nasenrücken, flaches Mittelgesicht, schmales Lippenrot, Hypoplasie der Unterkiefer),
* Herzfehler,
* Genitalfehlbildungen,
* Handlinienveränderungen.

Tabelle 8.1 Substanzspezifische Auswirkungen eines Suchtmittelkonsums in der Schwangerschaft

Substanz	Mögliche Folgen
Alkohol	fetales Alkoholsyndrom • intrauteriner Minderwuchs, spätere Untergewichtigkeit • geistige und statomotorische Retardierung, Mikrozephalie • kraniofaziale Dysmorphie • Herzfehler • Genitalfehlbildungen • Handlinienveränderungen • intellektueller und motorischer Entwicklungsrückstand
Heroin und andere Narkotika	Fetus • Entzugssyndrom mit Hypoxie • starke Kindsbewegungen • Mekoniumabgang • Abort neonatales Abstinenzsyndrom • exzessives Schreien • Tremor • übersteigerte Reflexe • epileptische Anfälle • gesteigerter Muskeltonus • Schwitzen • gastrointestinale und respiratorische Störungen Neugeborenes • Atemdepression • Apnoe • Hypotonie • Apathie • vermindertes Geburtsgewicht • erhöhtes Risiko für Hepatitis- und HIV-Infektion sowie für Endokarditis • plötzlicher Kindstod
Kokain	kardiovaskuläre Missbildungen • verminderter uteroplazentarer Blutfluss • akute und chronische Plazentainsuffizienz mit Gefahr der intrauterinen Wachstumsretardierung • vorzeitige Plazentalösung • vorzeitige Uteruskontraktionen • Vasokonstriktion auch beim Fetus • Herzfehler sonstige Schäden • Schäden des Zentralnervensystems • Fehlbildungen des Urogenitaltrakts

Der intellektuelle und motorische Entwicklungsrückstand kann in unterschiedlicher Ausprägung bestehen bleiben.

Suchtproblematik bei den Kindern. Weiterhin ist zu berücksichtigen, dass elterliche Alkoholabhängigkeit einen Risikofaktor für die frühe Entwicklung von Suchtproblemen bei Kindern darstellt. Hierbei spielen sowohl die genetische Belastung als auch Umweltfaktoren eine Rolle. In einer Untersuchung von Lieb et al. (2001) berichteten doppelt so viele Jugendliche mit einer elterlichen Alkoholbelastung wie Jugendliche ohne eine solche Belastung, bereits schädliche Mengen an Alkohol konsumiert zu haben. Die elterliche Alkoholbelastung erhöhte nicht nur das Risiko für einen vermehrten Alkoholkonsum in der Jugend, sondern ebenfalls für einen höheren Konsum von Nikotin und illegalen Drogen. Im Hinblick auf diese Risikopopulation sind spezifische Präventions- und Interventionsprogramme gefordert, die der

Suchtentwicklung bei familiär vorbelasteten Kinder und Jugendlichen vorbeugen.

Neonatales Opiatabstinenzsyndrom. Heroin besitzt, im Gegensatz zu Alkohol und Kokain, offenbar kein teratogenes Potenzial. Die Substanz kann beim Neugeborenen zu Atemdepression, Apnoe, Hypotonie und Apathie führen. Das Geburtsgewicht ist im Vergleich zu anderen Neugeborenen im Mittel niedriger. Ein abruptes Absetzen des Suchtmittels in der Spätschwangerschaft kann zur Entwicklung eines Entzugssyndroms beim Kind führen, das sich durch Hypoxie, starke Kindsbewegungen und Mekoniumabgang äußert (Tabelle 8.1). Das Entzugssyndrom kann zum Abort des Feten führen. Nach der Geburt im Rahmen des neonatalen Abstinenzsyndroms möglicherweise auftretende Symptome sind:

- exzessives Schreien,
- Tremor,
- übersteigerte Reflexe,
- epileptische Anfälle,
- gesteigerter Muskeltonus,
- Schwitzen,
- gastrointestinale und respiratorische Störungen.

Der Entzug beginnt meist gleich nach Geburt, die Symptome können für 8–16 Wochen persistieren. Die Häufigkeit des neonatalen Abstinenzsyndroms wird in der Literatur mit 20–90% angegeben.

Folgen für die spätere Entwicklung. Kinder opiatabhängiger Mütter zeigen nach einer Untersuchung von van Baar (1990) vermehrt Verhaltensauffälligkeiten, die sich unter anderem in gesteigerter Aggressivität und depressiver Verstimmung äußern. Außerdem wurde bei den betroffenen Kindern eine Sprachentwicklungsverzögerung festgestellt.

Kokain. Als Risiken, die durch den Konsum von Kokain und der Kokainbase Crack entstehen, sind beschrieben worden (Tabelle 8.1):

- verminderter uteroplazentarer Blutfluss,
- akute und chronische Plazentainsuffizienz, verbunden mit der Gefahr der intrauterinen Wachstumsretardierung,
- Hypertonie, verbunden mit der Komplikation einer vorzeitigen Plazentalösung,
- vorzeitige Uteruskontraktionen,
- Vasokonstriktionen, auch beim Kind.

Folgeschäden. Bei regelmäßigem und übermäßigem Kokainkonsum der Mutter, kann es beim Neugeborenen zu Herzfehlern, Schäden des Zentralnervensystems und Fehlbildungen im Urogenitaltrakt kommen, wobei man einschränkend erwähnen muss, dass die Studien zur Teratogenität von Kokain inkonsistent sind und oben beschriebene Symptome auch Folgen eines Beikonsums sein können.

Cannabis, LSD. Die Wirkungen von Cannabis auf Schwangerschaft und Kind sind bislang nicht vollständig geklärt. Ein teratogener Effekt wurde bisher nicht festgestellt. LSD (Lysergsäurediethylamid) hat möglicherweise mutagene Wirkungen.

Betreuung der Schwangeren. Die Schwangerschaft ist eine für die Frau insgesamt sensible Phase. Durch den Eintritt in einen neuen Lebensabschnitt und die daraus resultierende Verantwortung für das werdende Kind werden viele Gefühle mobilisiert. In diesem Zusammenhang können Ängste hervorgerufen werden und Partnerschaftsprobleme zutage treten. Gerade suchtmittelabhängige Frauen mit den für die Erkrankung typischen vielschichtigen und vielseitigen Problemen brauchen besonders viel Unterstützung in der Schwangerschaft und in der anschließenden Mutterschaft. Schuldgefühle gegenüber dem heranwachsenden Kind und Angst vor Stigmatisierung führen häufig zu einer hohen Hemmschwelle, das Hilfesystem in Anspruch zu nehmen. Ein besonders sensibler und stützender Umgang ist bei diesen Schwangeren zu fordern. Wichtig ist neben einer medizinischen und psychosozialen Behandlung eine geburtsvorbereitende Maßnahme mit anschließender Nachsorge durch mit dieser Problematik erfahrene Hebammen. Eine Therapie sollte möglichst durch multiprofessionelle Einrichtungen mit gynäkologischem, psychiatrischem oder psychologischem sowie psychosozialem Schwerpunkt erfolgen. Insbesondere wenn die Partner der betroffenen Schwangeren ebenfalls suchtmittelabhängig sind, sollten sie in die Therapie, z.B. mittels Paargesprächen, eingebunden werden.

Entgiftung und Entwöhnung. Generell sollte für alle Substanzen, außer für Opiate, während der Schwangerschaft eine Entgiftungs- und Entwöhnungsbehandlung, falls notwendig unter stationären Bedingungen mit gynäkologischer Betreuung, angestrebt werden. Bei opiatabhängigen Schwangeren wird empfohlen, während der Schwangerschaft und 6 Monate nach der Entbindung mit Methadon zu substituieren. Falls eine Entgiftung in den ersten Monaten der Schwangerschaft erwünscht ist, sollte die Methadondosis in ein- bis 2-wöchigen Abständen um jeweils 5 mg reduziert werden. Aufgrund einer schwangerschaftsbedingten Enzyminduktion ist das Methadon am besten 2-mal täglich zu verabreichen. Möglich ist auch ein langsamer Teilentzug auf eine Tagesdosis von 20–40 mg. In der Spätschwangerschaft kann es während eines Methadonentzugs zum Abort kommen.

Fallbeispiel

Frau A. ist 36 Jahre alt. Sie stellte sich um 3 Uhr morgens mit diffusen Bauchschmerzen in der Notaufnahme eines Krankenhauses vor. Sie war alkoholisiert und gereizt und kam in Begleitung eines deutlich älteren, ebenfalls alkoholisierten Partners. Nach kurzer Anamnese zog der Internist die diensthabende Gynäkologin hinzu, da die Patientin angab, im 3. Monat schwanger zu sein. Bis auf eine Verwahrlosungstendenz war bei der Patientin kein pathologischer Befund zu erheben. Die Gynäkologin zog aufgrund der Alkoholabhängigkeit die diensthabende Psychiaterin hinzu. Bei der Exploration ergab sich, dass die Patientin während des 20. Lebensjahres im Rahmen einer Trennungssituation angefangen hatte, vermehrt Alkohol zu trinken. Schon nach einem Jahr habe sie täglich etwa eine Flasche Wein getrunken. Zwar habe sie über einen langen Zeitraum (bis zum 30. Lebensjahr) die Dosis nicht gesteigert, jedoch auch keine Abstinenzphase durchlaufen. Im 30. Lebensjahr habe sie aufgrund ihres Alkoholkonsums ihre Anstellung als Sekretärin in einer Speditionsfirma verloren. Von da an sei es ihr noch schlechter gegangen, sie habe neben der einen Flasche Wein am Abend zusätzlich während des Tages bis zu einer Flasche Sekt und diverse Liköre getrunken.

Zur Schwangerschaft sei es ungewollt und überraschend gekommen. Obwohl aufgrund ihrer sozialen Situation anfänglich ein Schwangerschaftsabbruch geplant war, habe sie sich kurz vor dem Eingriff dagegen entschieden, da sie sich mit dem werdenden Kind verbunden gefühlt habe. Bislang habe sie keine Einrichtung besucht, um irgendwelche Hilfe zu bekommen. Sie habe versucht, selbstständig den Alkoholkonsum zu beenden, was ihr jedoch nach 3-tägiger Abstinenz nicht gelungen sei. Dennoch habe sie ihren Konsum auf eine halbe Flasche Wein täglich reduziert. Sie sei

bislang nicht zu den vorgeschriebenen Vorsorgeuntersuchungen gegangen. Einerseits habe sie Schuldgefühle, wenn sie beim Arzt sei und das Trinken nicht sein lassen kann, andererseits habe sie Angst davor, dass der Arzt beim Kind eine Missbildung feststellt. Zu Einrichtungen wie beispielsweise „Pro Familia" sei sie aus Angst, das Jugendamt könne ihr das Kind wegnehmen, nicht gegangen. Es war zu erfahren, dass Frau A. nicht sicher sei, ob der Lebenspartner der Kindsvater ist. Er selbst sei auch Alkoholiker, zu ihm bestehe emotional und finanziell ein abhängiges Verhältnis.

Frau A. hatte zuvor keine Entzugsbehandlung erhalten. Sie konnte motiviert werden, am nächsten Tag aufgenommen zu werden. Sie kam nüchtern mit einer Atemalkoholkonzentration von 0,00‰ zur Aufnahme. Es erfolgte ein stationärer, 3-wöchiger, qualifizierter Entzug. In dieser Zeit besuchte Frau A. die gynäkologische Klinik des Krankenhauses zur anstehenden Vorsorgeuntersuchung. Seitens der Schwangerschaft stellten sich keine Probleme ein. Die Entgiftung verlief komplikationslos. In der Gruppen- und Einzeltherapie wurde jedoch deutlich, dass Frau A. große Zweifel daran hatte, nach dem Krankenhausaufenthalt abstinent zu bleiben. Ihre Befürchtungen bezogen sich insbesondere auf die Situation mit dem ebenfalls alkoholabhängigen Lebenspartner, der sich weigerte, an der Therapie teilzunehmen – im Gegenteil versuchte er, die Patientin eher zum Trinken zu motivieren, weswegen diese keine Belastungsurlaube wahrnehmen konnte. Aufgrund der sozialen und psychischen Gesamtsituation entschloss sich Frau A., nach dem qualifizierten Entzug in eine stationäre Vorsorgeeinrichtung zu gehen, und plante für den Anschluss eine Entwöhnungstherapie. Dieser Entschluss führte zur endgültigen Trennung vom Partner, der sie auch aus der gemeinsamen Wohnung verwies, sodass sie wohnungslos wurde.

Nach 4-wöchiger stationärer Vorsorge begann Frau A. nahtlos die stationäre Entwöhnungstherapie. Im Rahmen dieser Therapie wurde die Geburtsvorbereitung mit Hilfe einer erfahrenen Hebamme in die Wege geleitet. Diese Hebamme übernahm auch die Nachsorge der Patientin. Für die Zeit nach der Entwöhnungstherapie kontaktierte Frau A. eine Beratungsstelle mit einem speziellen Angebot für suchtmittelabhängige Frauen. Dort vereinbarte sie wöchentliche Einzelgespräche, daneben plante sie wöchentliche Treffen mit einer Selbsthilfegruppe. Mit Hilfe der Sozialarbeiter der Einrichtung konnte sie einen Antrag auf Dringlichkeit für den Erhalt einer Sozialwohnung stellen. Im 7. Schwangerschaftsmonat besuchte sie den Geburtsvorbereitungskurs, der ihr, neben einer wichtigen Aufklärung zu Geburt und Säuglingszeit, den Kontakt zu anderen schwangeren Frauen ermöglichte. Im 8. Monat nach Beendigung der Entwöhnungstherapie fand mit Hilfe der Beratungsstelle der Einzug in die eigene Wohnung statt. Die Geburt verlief ohne wesentliche Komplikationen, und Frau A. gebar ein gesundes Kind. In der Folgezeit wurde Frau A., die sich für das Stillen des Kindes entschied, 6 Monate von ihrer Hebamme betreut.

8.2 Kinder und Jugendliche

Risikofaktoren. Langzeitstudien vom Kleinkindalter bis zur Adoleszenz zeigen, dass Risikofaktoren für die Entwicklung einer späteren Suchterkrankung bereits frühzeitig erkannt werden können: Die Kinder fallen durch aggressives Verhalten mit mangelnder Selbstkontrolle, erhöhter Impulsivität, Gefahrenblindheit, vorschnellem Handeln, ausgeprägter Suche nach unmittelbaren Verstärkern und einer erhöhten Empfindlichkeit für Außenreize auf (Remschmidt u. Schmidt 2000).

Komorbidität. Hinzuweisen ist insbesondere auf das Problem der Komorbidität mit kinder- und jugendpsychiatrischen Störungsbildern, die im Zusammenhang mit Suchterkrankungen auftreten (Remschmidt u. Schmidt 2000):

- Begünstigung der Entwicklung einer Suchterkrankung durch familiäre und psychosoziale Risikofaktoren, z.B. zerrüttetes Elternhaus, familiäre Belastung mit Suchterkrankungen, Deprivationssyndrome, antisoziale Persönlichkeitsstörung;
- psychopathologische Symptome als Folge der Suchterkrankung, z.B. amotivationales Syndrom durch Cannabiskosnum;
- Begünstigung des Auftretens und Beeinflussung des Verlaufs in Interaktion zwischen Suchterkrankung und anderen Störungen, z.B. hyperkinetisches Syndrom, Störungen des Sozialverhaltens, depressive Symptome, Bulimia nervosa.

Der Übergang zwischen Kindheit und Jugend, also zwischen dem 10. und dem 15. Lebensjahr, stellt für die Jugendlichen eine schwierige Lebensphase dar. Es kommt zu Verunsicherungen, Überforderungsgefühlen, einer Abgrenzung gegenüber dem Elternhaus und zur Suche nach Identität. In dieser Phase beginnen die Jugendlichen, psychotrope Substanzen auszuprobieren. Wenn in dieser sensiblen Phase wesentliche Probleme hinzukommen (z.B. familiäre Konflikte, gravierende Schulprobleme), verleitet dies dazu, psychotrope Substanzen gezielt in konflikthaften Situationen einzusetzen. Später in der Adoleszenz, also zwischen dem 18. und dem 25. Lebensjahr, ist der nächste wichtige Schritt der Eintritt in das Berufsleben mit dem damit verbundenen neuen und existenziellen Leistungsdruck. Auch die erste längere Partnerschaft stellt ein kritisches Lebensereignis dar. Diese Phase mit neuen Irritationen und Schwierigkeiten prädisponiert zur Entwicklung eines problematischen Suchtmittelgebrauchs, wenn sich vermehrt Probleme einstellen und Lösungsstrategien vermeintlich oder tatsächlich fehlen.

Entwicklung des Suchtmittelkonsums. Der häufigste Erstkonsum bei Jugendlichen erfolgt zwischen dem 13. und dem 15. Lebensjahr und betrifft Alkohol und Cannabis. Zwischen dem 16. und dem 18. Lebensjahr werden eher andere Drogen, wie z.B. Ecstasy, konsumiert. Mädchen beginnen später mit dem Suchtmittelkonsum als Jungen, sie konsumieren weniger und entwickeln in der Erwachsenenzeit schwerere Folgeschäden (Wilmsdorff u. Banger 1996).

8.3 Prostitution

Prostitution spielt vor allem im Zusammenhang mit illegalen Drogen (Heroin, Kokain, Crack), aber auch im Zusammenhang mit Alkohol eine Rolle. Es ist davon auszugehen, dass 20–50% der weiblichen Drogenabhängigen dauerhaft oder gelegentlich der Prostitution nachgehen (Kleiber 1990).

Prostituierte/Drogenabhängige. Die Prostitution ist nicht nur unter dem Aspekt der Beschaffung der für den Kauf von Drogen notwendigen finanziellen Mittel zu sehen. Im Rahmen einer Untersuchung von 51 Prostituierten gaben 53% der Frauen an, der Tätigkeiten nachzugehen, um ihren Drogenkonsum finanzieren zu können. Der überwiegende Anteil dieser Prostituierten war heroinabhängig. Die Hälfte der Betroffenen gab zudem an, erst nach dem Beginn der Drogenproblematik mit der Prostitution begonnen zu haben. Der Drogengebrauch wurde jedoch auch im Sinne eines Hilfsmittels beschrieben, um die Umstände der Prostitution und den damit verbundenen Ekel ertragen und unterdrücken zu können. Aufgrund der unterschiedlichen Einstiegsmotivation in die Prostitution und den dadurch notwendigen unterschiedlichen Beratungsansätzen kann zwischen drogenmissbrauchenden/-abhängigen Prostituierten und sich prostituierenden Drogenabhängigen (Beschaffungsprostituierte) differenziert werden. Beschaffungsprostituierte sind Drogenabhängige, die durch Prostitution ihren Drogenkonsum finanzieren. Häufig werden zusätzlich zum Heroin Medikamente, Alkohol und andere illegale Drogen (z.B. Ecstasy, Kokain) konsumiert. Das durchschnittliche Alter der drogenabhängigen Prostituierten liegt bei Anfang 20. Zunehmend gehen jüngere, zum Teil noch minderjährige Frauen der Beschaffungsprostitution nach.

Belastende Situation. Frauen, die als Prostituierte tätig sind, haben häufig sexuelle Missbrauchs- und Misshandlungserfahrungen in der Kindheit gemacht und sind einem erhöhten Risiko physischer Gewalt und sexuellen Missbrauchs durch Freier, aber auch Zuhälter ausgesetzt. Drogenabhängige Prostituierte mit Missbrauchserfahrungen und/oder posttraumatischen Belastungsstörungen zeigen darüber hinaus häufiger sexuelles Risikoverhalten, wie z.B. ungeschützten Geschlechtsverkehr, und eine erhöhte Gefahr für HIV- und Hepatitisinfektionen (El Bassel et al. 2001). Viele Frauen, die der Beschaffungsprostitution nachgehen, sind HIV-infiziert und zum Teil bereits an AIDS erkrankt. Die Frauen stecken sich über infizierte Spritzbestecke oder durch ungeschützten Geschlechtsverkehr mit bereits infizierten Partnern an. Insgesamt ist der Gesundheitszustand der Frauen schlecht, überwiegend verursacht durch die Lebensbedingungen und die Umstände, unter denen die Drogen beschafft und konsumiert werden müssen. Viele Prostituierte sind wohnungslos oder ihnen droht der Wohnungsverlust. Sie schlafen entweder auf der Straße, in billigen Hotels, die dafür sexuelle Dienstleistungen verlangen, oder bei Freunden und Bekannten, die oft ebenfalls sexuelle Dienstleistungen oder Drogen als Miete fordern. Sich prostituierende Frauen haben oft drogenabhängige Partner, die teilweise über die Prostitution mitfinanziert werden.

Häufige Probleme sich prostituierender Drogenabhängiger sind:

- finanzielle Sorgen;
- Unsicherheit im Umgang mit offiziellen Stellen, Gesetzen und Vorschriften;
- Isolation, fehlende Kontakte zu Personen außerhalb des Milieus;
- Gefühle von Schuld und eigener Wertlosigkeit, Verlassenheitsgefühle;
- Probleme mit Partnern, Eltern und Kindern, ehemaligen Zuhältern;
- Angst vor Krankheit, Alter, Tod, Arbeitslosigkeit und dadurch bedingter Mittellosigkeit;
- Angst, unfähig zu sein, sich aus dem Milieu zu lösen;
- Bedrohungen durch Kriminelle, Lebenspartner und Zuhälter.

Erkrankungen, Schulden. Häufig werden körperliche Krankheiten nicht rechtzeitig und fachgerecht behandelt, und es kommt zu Noteinweisungen in Krankenhäuser. Viele Prostituierte sind verschuldet. Teilweise war die Verschuldung schon ein Grund für die Aufnahme der Tätigkeit. Vielen Frauen gelingt es durch die Prostitution nicht, ihre Schulden abzutragen. Oft kommen neue Schulden hinzu.

Vergewaltigungen und Misshandlungen von Seiten der Kunden werden nur äußerst selten bei der Polizei angezeigt. Die geschädigten Frauen fürchten, dass ihnen nicht bzw. weniger geglaubt wird als den angezeigten Männern. Einige Frauen sind aus Gewaltsituationen entflohen, beschließen sich zu wehren und begeben sich dadurch erneut in bedrohliche Situationen. Diese Frauen benötigen Unterstützung zur Einleitung von Auskunftssperren bei den Meldebehörden, für die Begleitung zu Gerichtsverhandlungen und zur Polizei sowie bei der Entwicklung von Zukunftsperspektiven. Dazu sind häufig intensive sozialarbeiterische Hilfestellungen notwendig.

Hilfsmöglichkeiten. Problematisch ist, dass Beratungszeit und -ort oft nicht mit den Bedürfnissen der Patientinnen in Einklang zu bringen sind. Termine bei Ämtern und Behörden müssen häufig in den frühen Morgenstunden wahrgenommen werden. Das Hilfsangebot kann zunächst nur niedrigschwellig sein. Die Bereitschaft zu intensiven Gesprächen und weitergehender Beratung ist nur vorhanden, wenn die körperlichen Grundbedürfnisse befriedigt sind. Hilfen sind unter anderem:

- Gespräche über Probleme der Klientinnen mit Familienangehörigen, Freunden, Zuhältern und Kunden,
- Vermittlung zur Drogenberatungsstelle,
- Vermittlung in einen Entgiftungs- und/oder Therapieplatz,
- Hilfe im Umgang mit Behörden und Ämtern,
- Hilfe im Umgang mit der Polizei und bei Gerichtsverhandlungen,
- Hilfe bei der Wohnungssuche,
- Beschaffung von Einrichtungsgegenständen und Kleidung.

„Therapie statt Strafe". Oftmals wird durch Gefängnisaufenthalte der Verlauf verzögert und verschlechtert. Eine konsequente Anwendung von „Therapie statt Strafe" ist förderlich und sollte stärker berücksichtigt werden. Die Zulassung zu Substitutionsprogrammen muss leichter erreichbar sein. Ausreichende stationäre und ambulante Nachsorgemöglichkeiten zur Verringerung der Rückfallgefahr nach der Therapie und Hilfen zum Aufbau beruflicher Zukunftsperspektiven sind unbedingt erforderlich. Aufklärungsarbeit zum Thema „Prostitution" in Schulen und Einrichtungen der Kinder- und Jugendarbeit könnte dazu beitragen, falsche Vorstellungen zu korrigieren sowie Illusionen und Mythen abzubauen.

Fallbeispiel

Frau B. ist 21 Jahre alt. Sie stellte sich in der psychiatrischen Klinik vor. Seit Wochen quäle sie sich mit Suizidgedanken. Gestern habe sie sich erstmalig mit der Planung eines Suizids befasst, was sie sehr erschrocken habe, da sie einen 3-jährigen Sohn habe und ihn nicht im Stich lassen wolle. Frau B. berichtete, dass sie vor 2 Jahren mit dem Lebenspartner und Vater des Kindes aus einer ländlichen Region in die Großstadt gezogen sei. Im früheren Wohnort hätten sie sich eingeengt gefühlt. Außerdem hätten sie in der Großstadt auf bessere Arbeits- und Verdienstmöglichkeiten gehofft, jedoch habe der Lebenspartner nach dem Umzug keine passende Arbeit gefunden, und sie habe sich um das Kind kümmern müssen. In einer Anzeige habe der Partner gelesen, dass Frauen mit „esoterischen Kenntnissen" in einem Massagesalon gesucht werden. Sie habe sich dort vorgestellt und sei angenommen worden.
Die Arbeit dort sei ihr anfangs leicht gefallen. Meist waren die Kunden ältere Männer, die erotische Massagen verlangten. Sie habe zu dieser Zeit auch nicht schlecht verdient, jedoch habe sie – mehr aus Spaß – angefangen, Kokain zu konsumieren, dann wiederum auch Beruhigungstabletten, um abends „mal runterzukommen". Der Kokainkonsum sei ihr jedoch entglitten, und da der Partner auch konsumiert habe, reichte das Geld nicht mehr, so dass der Partner ihr den Vorschlag gemacht habe, eine Wohnung zu mieten und sich zu prostituieren. Da sie mit ihrem Angebot nicht genügend Geld verdient habe und die Schulden immer größer wurden, habe sie sich auch als Domina versucht. Während eines Männerbesuchs habe der Kunde sie mit einer Waffe bedroht und ausgeraubt. Danach habe sie so große Angst gehabt, dass sie über Wochen keine Kundschaft empfangen konnte und sich in ihrer Wohnung versteckt habe. Darüber sei es auch zum Zerwürfnis mit dem Lebenspartner gekommen. Zum Schluss habe sie nicht mal mehr ihre Miete zahlen können. Ihr Sohn lebe seit einem Jahr bei ihrer Mutter auf dem Land.
Die Patientin wurde stationär aufgenommen. Neben der Kokainabhängigkeit bestanden ein Alkohol-, ein Benzodiazepin- und ein Amphetaminmissbrauch. Ebenfalls wurde die Diagnose einer posttraumatischen Belastungsstörung gestellt. Im stationären Verlauf erfolgte aufgrund einer stark ausgeprägten depressiven Verstimmung mit Suizidgedanken die Einstellung auf ein Antidepressivum. Bei der Klärung der Schulden- und der Wohnsituation half ein Sozialarbeiter der Klinik. Frau B. besuchte eine Beratungsstelle für drogenabhängige Prostituierte und vereinbarte dort ambulante Gesprächstermine. Nach 2-monatiger Behandlung wurde Frau B entlassen. Nach 6 Monaten zog die Patientin zu ihrer Mutter und ihrem Kind aufs Land.

8.4 Obdachlosigkeit

Momentane Situation. In den meisten westlichen Industrieländern verschärfte sich die Obdachlosenproblematik seit den 1970er Jahren mit der Verteuerung des Wohnraums und steigenden Arbeitslosenraten (Fichter 2000). Im Vergleich zu den angloamerikanischen Ländern stellen wohnungslose Menschen in Deutschland noch eine relativ kleine und in der psychiatrischen Diskussion um Versorgung wenig beachtete Gruppe dar. Zwar wurden in den 1980er und 1990er Jahren kommunalpolitische Maßnahmen eingeleitet, die den Betroffenen Hilfe in Bezug auf Wohnraum (Heime, Pensionen) boten – die medizinische und psychiatrische Versorgung blieb allerdings mangelhaft. Wohnungslose suchtkranke Menschen stellen wegen ihrer sozialen Desintegration, ihrer oft fehlenden Behandlungsmotivation, ihrer Multimorbidität und den oft chronifizierten Krankheitsverläufen eine sehr schwierig zu behandelnde Patientengruppe dar, die häufig durch „die Maschen" des Suchthilfesystems fällt.

Prävalenz. Exakte Angaben über die Zahlen wohnungsloser Menschen liegen nicht vor. Untersuchungen stehen vor der Schwierigkeit, wohnungslose Menschen in entsprechenden Hilfeinrichtungen zu erfassen, sodass nur die institutionelle Prävalenz genauer beschrieben wird. In Deutschland leben derzeit 30.000–50.000 Menschen ohne Unterkunft auf der Straße. Für die alten Bundesländer wurde eine Rate von 0,17–0,18% der Gesamtbevölkerung angegeben (Reker et al. 1997). In ihrer Größenordnung unterschiedlich bewertet wird die Zahl derer, die jegliche Hilfeangebote meiden. Übereinstimmend fanden Studien aus dem angloamerikanischen und dem deutschen Sprachraum eine erhöhte Prävalenz für

psychische Störungen unter Wohnungslosen, insbesondere für die Schizophrenie, affektive Erkrankungen und Suchterkrankungen. In Nordamerika und inzwischen auch in Deutschland wurden zum Teil repräsentative Untersuchungen zu Suchterkrankungen bei Obdachlosen durchgeführt. Dazu waren genaue Definitionen der Grundgesamtheiten und die Anwendung standardisierter Erhebungsinstrumente notwendig. In verschiedenen Studien ergab sich für Alkohol- und Drogenmissbrauch eine Lebenszeitprävalenz von 60–80% (Pörksen u. Wessel 1998).

Verschiedene Ebenen. Eine Reihe von Ursachen, aber auch Gründen für die Aufrechterhaltung von Obdachlosigkeit sind beschrieben worden; sie siedeln sich auf unterschiedlichen Ebenen an (Fichter 2000; Tabelle 8.2). Auf der kulturellen Ebene können negative Grundeinstellungen gegenüber Minderheiten oder Randgruppen von Bedeutung sein. Die wichtige institutionelle Ebene betrifft Bereiche wie Arbeitslosigkeit und Wohnungsangebot, aber auch Versorgungsangebote wie ambulante und stationäre medizinische Dienste. Deren Bedarfsgerechtheit, Integration und Zugänglichkeit kann eine Reihe organisatorischer Probleme mit sich bringen. Denkbar ist, dass

Tabelle 8.2 Mögliche Ursachen für Obdachlosigkeit (modifiziert und ergänzt nach Fichter 2000)

Betrachtungsebene bzw. Kausalfaktor	Auslöser oder aufrechterhaltende Faktoren bei Obdachlosigkeit	Gründe für Obdachlosigkeit aus Sicht der Betroffenen
Kulturelle Ebene	• Diskrimination von Minoritäten/ Randgruppen	• finanzielle Probleme (65%) • Arbeitslosigkeit, Arbeitsplatzverlust (49%)
Institutionelle Ebene	• Arbeitslosigkeit • unzureichendes Wohnungsangebot • Kürzungen finanzieller Mittel • Mangel an medizinischen und psychiatrischen Versorgungsstrukturen für Obdachlose	• Alkoholprobleme (37%) • Drogenprobleme (3%) • psychische Probleme (17%) • allgemeine Gesundheitsprobleme (12%) • familiäre Probleme (11%) • Scheidung (8%)
Gemeinde	• einseitige gemeindepolitische Maßnahmen	
Organisatorische Ebene	• unzureichende Organisation und Koordination der angebotenen Dienste • schwere Zugänglichkeit • fehlende Bedarfsgerechtigkeit	
Gruppe	• unzureichende Unterstützung im Einzelfall	
Individuum	• Erkrankungen • Behinderungen • persönliche Präferenzen • unterschiedliche Adaptierung an neue (z.B. berufliche) Anforderungen	

Personen, die seit langer Zeit und in großen Mengen Suchtmittel konsumieren, überproportional häufig krank sind und sich dadurch berufliche und soziale Abstiege ergeben. Neben solchen suchtbedingten Selektionsprozessen können die Obdachlosigkeit selbst sowie Armut und andere soziale Probleme zu einem erhöhten Konsum von Suchtmitteln führen, z. B. Alkohol und Drogen als Nahrungsersatz, Analgetika gegen körperliche Schmerzen oder Hypnotika gegen Schlafstörungen bzw. als Drogen zur Verdrängung sozialer Benachteiligung und Diskriminierung oder als Selbstmedikation bei psychischer Krankheit.

Eine Reihe individueller und familiärer Faktoren sind ebenfalls von Bedeutung. Andere psychische Erkrankungen, wie z. B. Psychosen, erhöhen das Risiko für Obdachlosigkeit und haben einen negativen Einfluss auf den Verlauf. Eine Untersuchung von Reker et al. (1997) konnte z. B. zeigen, dass im Verlauf von 4 Jahren von den psychisch kranken Nutzern einer Obdachloseneinrichtung ein Großteil weiter im Obdachlosenmilieu lebte oder verstorben war, während Nutzer ohne psychische Störung oft wieder eine eigene Wohnung fanden. Oft liegt der Beginn der psychischen Erkrankung zeitlich vor dem Beginn der Obdachlosigkeit.

Traumatisierende Erfahrungen, wie sexueller Missbrauch oder Misshandlungen, spielen bei Frauen eine größere Rolle als bei Männern (Hermann et al. 1997) und sind oft mit anderen schwierigen Lebensbedingungen, wie Prostitution (siehe oben), verbunden und bedingen damit wiederum besondere Risiken. In der Fachliteratur zum Thema „psychische Krankheit bei Wohnungslosen" finden sich sehr wenige frauenspezifische Analysen, mit deren Hilfe die Hintergründe beleuchtet werden könnten. Für Frauen stellt das Leben in der Wohnungslosigkeit eine besondere Belastung dar. Es ist gekennzeichnet durch soziale Isolation, Stigmatisierung, existenzielle Unsicherheit und Schutzlosigkeit. Suchtkrankheiten und sozial problematische Verhaltensweisen sind als Versuch aufzufassen, subjektiv unkontrollierbare bedrohliche und schmerzliche Lebenserfahrungen zu bewältigen.

Präventionsbedarf. Die epidemiologischen Befunde belegen, dass für Obdachlose ein überdurchschnittlicher Präventionsbedarf besteht. Es zeigt sich eine inverse Beziehung zwischen Einkommen und Suchtmittelkonsum. Die meisten Obdachlosen sind gezwungen, die Lösung alltäglich wiederkehrender Schwierigkeiten – wie Sicherung von Nahrung, Schlafplätzen und Kleidung – vor die Lösung von Gesundheitsfragen zu stellen. Entsprechend der dargestellten Faktoren in der Verursachung siedeln sich auch präventive und therapeutische Möglichkeiten auf verschiedenen Ebenen an (Tabelle 8.3). Die Diskriminierung von wohnungslosen Suchtkranken ist,

Tabelle 8.**3** Präventive und therapeutische Maßnahmen bei Obdachlosigkeit

Betrachtungsebene bzw. Kausalfaktor	Präventive und therapeutische Maßnahmen
Kulturelle Ebene	• Aufklärung • Nutzung von Medien
Institutionelle Ebene	• Abbau von Massenarbeitslosigkeit und Armut • gezielte Wohnungspolitik für sozial Schwache • professionelle Schulung des Personals im Suchthilfesystem • schulische Drogenprävention
Organisatorische Ebene	• Verbesserung der Koordination bestehender Strukturen • mobile, aufsuchende Gesundheitsdienste zur Basisversorgung • niedrigschwellige Behandlungsangebote • intensive psychosoziale Begleitung (Case Management) • Einbettung und Verzahnung suchttherapeutischer in attraktive, lebensrelevante Angebote (Freizeitgestaltung für Jugendliche, Arbeitsvermittlung, Betreuung von Kleinkindern bei Frauen etc.)
Gruppe	• Aufbau neuer Bindungen, Einbeziehung in bestehende Strukturen
Individuum	• gesundheitliche Basisversorgung (Ernährung sowie Schutz vor Erfrieren, Gewalt und Misshandlung) • Erkennung und Berücksichtigung komorbider Störungen

wie auch bei anderen Randgruppen, ein vielschichtiger Prozess, der an dieser Stelle nicht näher erläutert werden kann und dem bewusste, aber auch unbewusste Motive zugrunde liegen. Gezielt stützen die empirischen Forschungsergebnisse die Forderungen nach dem Abbau von Massenarbeitslosigkeit, der Minderung der Armut und gezielter Wohnungspolitik.

Notwendige Veränderungen. Bestehende Versorgungsstrukturen – insbesondere die, zu denen Obdachlose ohnehin häufig Kontakt haben, wie Krankenhäuser und Arztpraxen, Notdienste oder Polizei – müssen besser vernetzt und genutzt werden. Ohne eine grundlegende Veränderung der Lebensverhältnisse haben bei Obdachlosen suchttherapeutische Angebote keine Chance. Oft hat nicht Abstinenz oder eine Reduktion des Konsums Priorität, sondern die Sicherung des Lebens und der Schutz vor weiteren, schlimmeren Folgeerscheinungen bis hin zum Tod. Hier muss eine niedrigschwellige, aufsuchende gesundheitliche Basisversorgung erfolgen. Der weit reichenden Problemlage bei Obdachlosen scheint am ehesten die Methode des Case-Management angemessen zu sein, das heißt einer Einzelfallbetreuung durch eine professionelle Person, die medizinische, psychosoziale und berufliche Probleme individuell angeht und, wenn notwendig, an kompetente Hilfe delegiert. Die wenigen empirischen Studien, die sich bisher mit dieser Thematik befassen, weisen in eine positive Richtung (Fichter 2000).

Fallbeispiel

Herr G. ist ein 46-jähriger Mann, der seit 3 Jahren auf der Straße lebt. Nach seiner Scheidung verlor der aus Ostdeutschland stammende Gabelstaplerfahrer wegen seines zunehmenden Alkoholkonsums seine Anstellung. Er ging nach Hamburg, um nach Arbeit zu suchen, da hier seine Schwester lebte, bei der er zunächst unterkam. Als er nicht sofort eine Arbeit fand, kam es mit der Schwester zu zunehmenden Diskussionen über seinen Alkoholkonsum. Der Ehemann der Schwester forderte sie – auch im Hinblick auf die beiden kleinen Kinder – auf, sich zu entscheiden: Ihr Bruder müsse ausziehen, sonst würde sie mit den Kindern verlassen. Herr G. verlor seinen Wohnsitz und kam für eine Zeit in einem Männerwohnheim unter. Hier infizierte er sich zunächst mit Scabies, später wurde er bestohlen, sodass er weitere Aufenthalte im Männerwohnheim vermied. Er lebte von Sozialhilfe, bettelte und geriet durch Mangelernährung tiefer in den Alkoholkonsum als je zuvor. Nach einem erstmalig aufgetretenen epileptischen Anfall kam er in ein Allgemeinkrankenhaus, wo die entstandene Kopfplatzwunde chirurgisch versorgt wurde. Ein suchttherapeutisches Angebot wurde ihm hier nicht gemacht. Immer wieder kam er in der Folgezeit auch in Ausnüchterungsbereiche von Krankenhäusern, wo er zumindest duschen konnte und eine warme Mahlzeit bekam. Beim ersten Auftreten von Entzugserscheinungen verließ er regelmäßig gegen ärztlichen Rat das Krankenhaus.

Nach 3 Jahren trat erstmals ein Alkoholentzugsdelir auf. Herr G. wurde in eine psychiatrische Abteilung eingewiesen, wo er zunächst gegen seinen Willen behandelt werden musste. Später wurde mit seinem Einvernehmen eine gesetzliche Betreuung angeregt. Nach einer abgeschlossenen Entzugsbehandlung begab sich Herr G. über eine stationäre Vorsorgeeinrichtung in eine Langzeittherapie.

8.5   Haft

Untersuchungen zur Prävalenz. Die psychiatrische Versorgung gewinnt in Haftanstalten zunehmend an Bedeutung, da sich dort Risikopopulationen befinden (z.B. Alkohol- und Drogenabhängige). In Deutschland besteht eine Inhaftierungsrate von 73,9 pro 100.000 Einwohner (Konrad 2000). Bei Studien zur Prävalenz psychischer Erkrankungen bei Häftlingen muss zwischen Untersuchungen, die sich auf Untersuchungshäftlinge beziehen, und solchen, die Strafgefangene als Zielgruppe haben, unterschieden werden (Tabelle 8.4). Während in der ersten Gruppe relativ ungefiltert alle erfasst werden, die in das Gefängnissystem eintreten, ist bei der anderen Gruppe bereits ein Selektionsprozess erfolgt, der ernsthaft psychisch Kranke in die entsprechenden Krankenanstalten verwiesen hat. Weichenstellend kann sich aber bereits das Verhalten der Polizei auswirken, wenn sie einen psychisch auffälligen Täter unter Umständen nicht in das Justizsystem einschleust. In den Ländern der Europäischen Union weisen 20–40% der Inhaftierten eine Suchterkrankung auf, 80–90% der Suchtkranken waren innerhalb von 5 Jahren einmal im Gefängnis, 50% sogar 3-mal und häufiger. Jedes Jahr werden rund 500.000 Suchtkranke innerhalb der Europäischen Union in Gefängnissen untergebracht.

Wandel der Abhängigkeitserkrankungen. Im Längsschnitt der letzten Jahre lässt sich ein Wandel von der Alkoholabhängigkeit hin zur Opiat- oder Mehrfachabhängigkeit beobachten (Anderson et al. 1996). Überlappungen zeigen sich vor allem bei den Diagnosen „Alkohol- und Drogenabhängigkeit", „antisoziale Persönlichkeitsstörung" und „Major-Depression" (Abram 1990). Frauen weisen gegenüber männlichen Gefangenen höhere Morbiditätsraten auf, die auf unterschiedliche Selektionsprozesse (wie oben dargestellt) zurückzuführen sind. Bei Frauen zeigen sich hohe Raten an HIV-Infektionen und anderen sexuell übertragbaren Erkrankungen, die in Beziehung zu den Lebensumständen vor der Haft (Gewalterfahrungen, Drogenkonsum, Prostitution, Obdachlosigkeit) stehen (Fogel et al. 1999). Es wurde berichtet, dass Urinkontrollen von Häftlingen zu 14% positive Substanzbefunde aufwiesen, wobei diese Befunde das tatsächliche Missbrauchverhalten wahrscheinlich unterschätzen. In Anstalten wird oft nur bei Ausgangsbegehren der entsprechenden Häftlinge ein Drogensreening durchgeführt, auf das die Häftlinge dann oft eingestellt sind und entsprechend reagieren.

Trotz Kontrollmaßnahmen kommen Alkohol- und Drogenmissbrauch in Haftanstalten vor. Absolute Alkohol- oder Drogenfreiheit ist nicht zu erreichen. Alkohol kann z.B. aus Hefe, Früchten und Brot, welches an einem warmen Ort selbst angesetzt wird, gewonnen werden. In größere Haftanstalten gelangen auf verschiedenen Wegen auch andere Drogen, insbesondere Cannabis und Heroin.

Alkohol und Gewalt. Obwohl seit langem eine Verbindung zwischen substanzassoziierten Problemen und Gewalt bekannt ist, sind die zugrunde liegenden Mechanismen bisher nicht vollständig geklärt. Von allen psychoaktiven Substanzen ist Alkohol am häufigsten mit Gewalt assoziiert. Korrelative Studien zeigen einen deutlichen Zusammenhang zwischen Alkoholkonsum und Gewaltverhalten; aber auch biphasische Effekte (zunächst Erregung und Euphorie, dann Depressivität) wurden beschrieben (Briken et al. 2000). Antisozialität und eine Aggressionsproblematik treten häufig gemeinsam auf. Patienten mit solchen Störungen kommen oft selbst aus suchtbelasteten Herkunftsfamilien, haben häufig selbst Missbrauchs- oder Misshandlungserlebnisse in der Kindheit gehabt, sind oft arbeitslos, begehen Akte physischer Gewalt gegen Familienangehörige oder Partnerinnen und weisen, bezogen auf therapeutische Erfolge, die schlechteste Prognose auf. Der Einfluss von Alkohol auf Gewaltverhalten kann als risikohaft auslösender und begünstigender, aber nicht zwingend ursächlicher Faktor beschrieben werden. Die Unterdrückung von Ängsten, das aggressivere Reagieren auf Provokationen und Erwartungen an die aggressionsfördernde Wirkung spielen dabei eine Rolle.

Tabelle 8.**4** Untersuchungen zur Prävalenz von Abhängigkeitserkrankungen in Gefängnissen (modifiziert nach Konrad 2000)

Autor	Land	Untersuchte Population	n	Prävalenz der Alkoholabhängigkeit (%)	Prävalenz der Drogenabhängigkeit (%)
Gunn et al. 1991	England	verurteilte Männer	1769	11,5	11,5
Maden et al. 1994	England	verurteilte Frauen	258	9	26
Brooke et al. 1996	England	Untersuchungsgefangene	750	3	keine Angaben
Anderson et al. 1996	Dänemark	Untersuchungsgefangene	228	44	keine Angaben
Hermann et al. 1991	Australien	Verurteilte	189	69	keine Angaben
Bland et al. 1990	Kanada	verurteilte Männer	180	50,6	24,4
Hodgins u. Coté 1990	Kanada	verurteilte Männer	495	37,8	22,3
Arboleda-Florez 1994	Kanada	Inhaftierte	1200	46,4	keine Angaben
Roesch 1996	Kanada	Untersuchungsgefangene (Männer)	790	77,6	63,7
Chiles et al. 1990	USA	verurteilte Männer	109	66	61
Teplin 1994	USA	inhaftierte Männer	728	19,1	15,3
Teplin et al. 1996	USA	Untersuchungsgefangene (Frauen)	1272	23,9	52,4
Jordan et al. 1996	USA	verurteilte Frauen	805	17,1	30,3

Weitere Suchtmittel. Während der alleinige Konsum von Opiaten eher ein Prädiktor gegen gewalttätiges Verhalten bei Drogenkonsumenten ist, wurde für Amphetamine, Kokain und Crack ebenfalls ein erhöhtes Risiko beschrieben (Athanasiadis 1999).

Verlauf. In den ersten Tagen der Haft sind Entzugserscheinungen mit hoher intraindividueller Variabilität zu beobachten. Der Antritt einer Haftstrafe stellt aber auch ein erhöhtes Risiko für die Entwicklung psychischer Probleme – wie Suizidalität, Angst, depressive Symptome – oder die Entwicklung einer Abhängigkeitserkrankung dar. Substanzmissbrauch kann jedoch auch ein Hinweis auf eine psychische Störung sein, die einer gezielten therapeutischen Intervention bedarf. Dazu ist unter anderem zu klären, ob dissoziales Verhalten mit der Bereitschaft, sich über Normen hinwegzusetzen, zum Konsum führt, ob tatsächlich eine Substanzabhängigkeit vorliegt oder ob der Konsum als Versuch der „Selbstmedikation" im Rahmen einer psychischen Störung oder bei Suizidalität erfolgt.

Sozialstruktur im Gefängnis. Von Bedeutung ist auch die subkulturelle Einbindung im Rahmen der Haft, das heißt inwieweit Unterdrückungsbeziehungen zu Mitgefangenen herrschen und welche Rolle die entsprechende Person in diesem Lebensraum einnimmt. Nicht selten kommen Ausbeutung, Schikanen, körperliche Gewalt und sexueller Missbrauch vor (Konrad 2000).

Die ärztliche und/oder psychotherapeutische Rolle im Justizvollzug beinhaltet den Konflikt zwischen dem Interesse des Patienten mit dem Erhalt und der Wiederherstellung seiner Gesundheit auf der einen Seite und den Maßnahmen des Justizvollzugs, die sich unter Umständen auch gesundheitsschädigend auswirken können (z.B. so genannte Haftreaktionen), auf der anderen Seite (Tabelle 8.5). In ethisch fragwürdige Bereiche gerät der Psychiater im Justizvollzug, wenn er psychopharmakologische Maßnahmen ohne primär ärztliche Indikation vornimmt, um einen reibungslosen Ablauf zu gewährleisten. Das Personal sollte sich insbesondere der Risiken eines großzügigen Umgangs mit Tranquilizern, aber auch einer Suchtverlagerung, z.B. auf Analgetika, bewusst sein.

Anfängliche Risiken können insbesondere gemindert werden durch:

- **Zuwendung des Gefängnispersonals:** Eine persönliche Kontaktaufnahme (z.B. durch eine Pflegekraft) am ersten Tag kann hilfreich sein, um einen ersten Eindruck über den Gesundheitszustand des Betroffenen zu erhalten und auf die Möglichkeit des ärztlichen Gefängnisdienstes hinzuweisen. Beim Vorliegen medizinischer Probleme sollte der Inhaftierte innerhalb von 24 Stunden (je nach Dringlichkeit) ärztlich untersucht werden.
- **Informationen über die Organisation des Lebens im Gefängnis:** Dazu sollte auch eine hinreichende Information über Risiken und Schutzmaßnahmen, bezogen auf Infektionskrankheiten (HIV, Hepatitis etc.), erfolgen.
- **Kontakte** mit der Außenwelt.

Drogenscreening. Manche inhaftierten Drogenabhängigen versuchen, ihre Sucht zu verheimlichen, können aber durch einen reduzierten Allgemein- und

Tabelle 8.5 Umstände und Auswirkungen im Rahmen einer suchttherapeutischen Versorgung während der Haft

Umstände	Auswirkungen
• Art, Ausmaß und Dauer der Suchtmittelabhängigkeit	• Schweregrad der Entzugssymptomatik • mögliche Chronifizierung • Unterschiede im Suchtmittelgebrauch
• Dauer der vorangegangenen Polizeihaft • Alter und Geschlecht	• Schweregrad der Entzugssymptomatik • erhöhte Vulnerabilität für Haftfolgen bei jüngeren und hafterfahrenen Menschen • bei Frauen ist auf Schwangeschaft und die Folgen einer Trennung von Kindern zu achten
• voraussichtliche Dauer des Freiheitsentzugs	• Folgen für Perspektive und psychische Verfassung • Folgen für die Zugänglichkeit zu therapeutischen Maßnahmen
• soziale Herkunft, kulturelle Zugehörigkeit	• Mentalitätsunterschiede • Verständigungsprobleme

Ernährungszustand, Einstichstellen und dunkel ge-
färbte Venenbezirke auffallen. Drogenscreenings
sollten verlässlich unter Aufsicht durchgeführt werden, um die Anwendung vorbereiteter Urinproben zu
verhindern.

Entzug. Das Nichterkennen eines Entzugssyndroms
oder die Verweigerung einer adäquaten Entzugsbehandlung ist nicht nur menschenunwürdig und wi-
derspricht den Grundsätzen ärztlicher Tätigkeit – eine solche Nichtbehandlung birgt auch ein erhöhtes
Risiko für die Ausbildung zum Teil lebensbedroh-
licher Entzugssymptome, wie Delir, epileptische
Krampfanfälle oder Kreislaufkollaps. Auch die Gefahr
möglicher Suizidhandlungen ist in solchen Fällen erhöht. Die Behandlung der Entzugssymptomatik entspricht der in den entsprechenden Kapiteln dargestellten Durchführung.

Entwöhnung. Je nach Dauer der Freiheitsstrafe können sich suchtkranke Inhaftierte für eine Entwöhnung zugänglich zeigen. Die Indikation muss im Einzelfall überprüft werden, insbesondere die Bedeutung suchtspezifischer Aspekte in Beziehung zu kri-
minellen Aktivitäten. Ein Sexualdelinquent, der pä-
dophile Taten immer in leicht alkoholisiertem Zustand begangen hat, benötigt eine andere Therapie
als eine Heroinabhängige mit Beschaffungsdelikten.
Individuelle Behandlungen können im Rahmen des
Normalvollzugs, in Sonderabteilungen oder auch
Sondereinrichtungen durchgeführt werden. In jedem
Fall sind eine Vorbereitung für die Phase nach der
Haft und eine qualifizierte Nachbehandlung zu gewährleisten. Eine medikamentöse Unterstützung,
z.B. eine Substitution, erfolgt nach den üblichen
Richtlinien.

Begleiterkrankungen. Zu beachten sind insbesondere Erkrankungen wie Tuberkulose, Hepatitis, HIV-Infektion und Geschlechtskrankheiten. Eine systematische Tuberkuloseuntersuchung ist empfehlenswert.
Unfreiwillige HIV- und Hepatitistests sind wenig
sinnvoll. Kondome, Spritzenmaterial und Desinfek-
tionsmittel sollten erhältlich sein, sodass intramural
die gleichen Grundsätze wie außerhalb des Gefäng-
nisses gegeben sind. Die Realität sieht leider in vielen
Gefängnissen noch anders aus.

8.6 Fazit für die Praxis

Die in diesem Kapitel dargestellten Problembereiche
sind in der wissenschaftlichen Evaluation und der klinischen Versorgung von Suchtkranken nach wie vor
vernachlässigte Themen. Gleichzeitig sind sie sowohl
für das Individuum als auch für die Gesellschaft von
hoher Bedeutung. Alle hier behandelten Gruppen
sind neben den schwerwiegenden Problemen im Zusammenhang mit ihrer Suchterkrankung durch zusätzliche Stigmatisierung und Ausgrenzung belastet,
was sich auch in Form fehlender Forschungsbemühungen und Versorgungsstrukturen abzeichnet.

8.7 Was hat sich in den letzten 3–5 Jahren verändert?

Frauenspezifische Aspekte. Es zeichnet sich ab, dass
frauenspezifische Aspekte in der Psychiatrie zunehmend berücksichtigt werden. Bisher betrifft dies aber
überwiegend die Erforschung ätiologischer Fragestellungen und weniger gezielte Interventionen, die
für besondere Problembereiche Hilfen anbieten und
diese auch evaluieren. Dies gilt z.B. für die Behandlung traumatisierender Lebenserfahrungen, wie sie
im Zusammenhang mit der Prostitution vorkommen,
aber auch für die Versorgung schwangerer suchtkranker Frauen und alleinerziehender Mütter mit
Suchtproblemen oder systemisch-familiäre Problembereiche, die im klassischen Suchthilfesystem
(Entgiftung, Entwöhnung) oft nicht ausreichend berücksichtigt werden.

Situation in den Gefängnissen. Obdachlose psychiatrische Patienten und psychische Probleme in Gefängnissen sind in den USA inzwischen zu einem großen Problembereich geworden, da dort durch das
medizinische Versorgungssystem noch stärker als
hierzulande eine 2-Klassen-Medizin entstanden ist
und psychisch Kranke durch „die Maschen des Net-
zes" fallen. Hinsichtlich der Gefängnisse wird inzwischen schon von der „Psychiatrie für die Armen" gesprochen. Es bleibt zu hoffen, dass sich diese unsägli-
che Entwicklung bei dem zunehmenden Kosten-
druck nicht auch bei uns ergibt.

Auf mögliche Fehlerquellen und Probleme ist in den
einzelnen Unterkapiteln eingegangen worden. An
dieser Stelle soll betont werden, dass es sich bei den
hier beschriebenen Patientengruppen um Suchterkrankte mit häufig vorkommenden komorbiden Stö-

rungen handelt, die differenzierte, individuell abgestimmte therapeutische Interventionen notwendig machen. Das oft stark strukturierte und an vielen Stellen hochschwellige suchtmedizinische Angebot kann diesen Gruppen unter Umständen nicht gerecht werden. Es sollte nicht in jedem Fall der Versuch gemacht werden, die Patienten dem System anzupassen.

Zur Vermeidung der Stigmatisierung sind Aufklärung und Informationsvermittlung notwendig.

8.8   Literatur

Abram KM. The problem of co-occuring disorders among jail detainees. Law Hum Behav. 1990;14:333–45.

Anderson HS, Sestoft D, Lillebaeck RT, Gabrielsen G, Kramp P. Prevalence of ICD-19 psychiatric morbidity in random samples of prisoners on remand. Int J Law Psychiatry. 1996;19:61–74.

Athanasiadis L. Drugs, alcohol and violence. Curr Opin Psych. 1999;12:281–6.

Banger M, Kutscher S, Hummes J. Frauenspezifische Aspekte der Alkohol- und Drogensucht. In: Rhode A, Riecher-Rössler A, Hrsg. Psychische Erkrankungen bei Frauen. Regensburg: Roderer Verlag; 2001:63–70.

Briken P, Nika E, Berner W. Alkoholisierung und Alkoholprobleme im Zusammenhang mit sexuell motivierten Tötungsdelikten – eine thematische Übersicht und Ergebnisse aus 30 psychiatrischen Gutachten. Recht und Psychiatrie. 2000;18:183–8.

El-Bassel N, Witte SS, Wada T, Gilbert L, Wallace J. Correlates of partner violence among female street-based sex workers: substance abuse, history of childhood abuse, and HIV risks. AIDS-Patient-Care-STDS. 2001;15:41–51.

Englert E, Ziegler M. Kinder opiatabhängiger Mütter – Ein Überblick. In: Krausz M, Körkel J, Hrsg. Suchttherapie. Stuttgart: Thieme; 2001:143–51.

Fichter MM. Psychiatrie der Obdachlosigkeit. In: Helmchen H, Henn F, Lauter H, Sartorius N, Hrsg.. Psychiatrie der Gegenwart, Bd. 3, 4. Aufl. Berlin, Heidelberg: Springer; 2000:579–88.

Finnegan LP, Kandall SR. Maternal and neonatal effects of alkohol and drugs. In: Loewinson JH, Ruiz P, Millman RB, Langrod JG, Hrsg. Substance abuse. A comprehensive Textbook. Baltimore: Williams & Wilkins; 1997: 513–34.

Fogel CI, Belyea M. The lives of incarcerated women: violence, substance abuse, and at risk for HIV. J Assoc Nurses AIDS Care. 1999;10:66–74.

Hermann DB, Susser ES, Struening EL, Link LB. Adverse childhood experiences: are they risk factors for adult homelessness? Am J Public Health. 1997;87:249–55.

Kassenärztliche Bundesvereinigung. Richtlinien des Bundesausschusses der Ärzte und Krankenkassen über die Einführung neuer Untersuchungs- und Behandlungsmethoden (geänderte Fassung vom 26. 4. 1999). Dtsch Ärztebl. 1999:1382–4.

Kleiber D. HIV-positiv und drogenabhängig. Sozialmagazin. 1990;1: 41–5.

Konrad N. Psychiatrie in Haft, Gefangenschaft und Gefängnis. In: Helmchen H, Henn F, Lauter H, Sartorius N, Hrsg. Psychiatrie der Gegenwart, Bd. 3, 4. Aufl. Berlin, Heidelberg: Springer; 2000:555–76.

Lieb R, Isensee B, Höfler M, Pfister H, Wittchen H-U. Elterliche Alkoholbelastung und die Entwicklung von Suchtproblemen bei ihren Kindern – Ergebnisse der prospektiven-longitudinalen EDSP-Studie. Stuttgart: Thieme; 2001:125–36.

Pörksen N, Wessel T. Zur Versorgung Abhängigkeitskranker mit Armutsproblemen in psychiatrischen Krankenhäusern. In: Henkel D, Hrsg. Sucht und Armut. Alkohol, Tabak, illegale Drogen. Opladen: Leske & Budrich; 1998:81–100.

Reker T, Eikelmann B, Folkerts H. Prävalenz psychischer Störungen und Verlauf der sozialen Integration bei wohnungslosen Männern. Gesundheitswesen. 1997;59:79–82.

Remschmidt H, Schmidt MH. Störungsbilder in der Kinder- und Jugendpsychiatrie. In: Helmchen H, Henn F, Lauter H, Sartorius N, Hrsg. Psychiatrie der Gegenwart, Bd. 3, 4. Aufl. Berlin, Heidelberg: Springer; 2000:103–204.

Schreiberhuber A, Schlegel W, Mendelsohn A, Fischer G. Geschlechtsspezifische Ansätze in der Suchttherapie. In: Krausz M, Körkel J, Hrsg. Suchttherapie Sonderheft. Stuttgart: Thieme; 2001:6–10.

Van Baar AL. Development of infants of drug dependent mothers. J Child Psychol Psychiat. 1990 :911–20.

Welsh A, Ogloff RP. Mentally ill offenders in jails and prisons: advances in service planning and delivery. Curr Opin Psychiat. 1998;11:683–7.

Wilmsdorff M, Banger M. Geschlechtsspezifische Akzentuierung des akuten Alkoholentzugssyndroms. In: Müller HJ, Müller-Spahn F, Kurtz G, Hrsg. Aktuelle Perspektiven der Biologischen Psychiatrie. 1996:385–6.

9 Gesundheitssystemforschung und Suchthilfe

A. Lachmann

Aufgaben. Eine Kernaufgabe der Gesundheitssystemforschung liegt in der Erforschung der Struktur, der Funktion, der Leistungsfähigkeit und der Wirksamkeit des Krankenversorgungs- und Gesundheitswesens. In diesem Sinne befasst sich das Netzwerk mit dem Bedarf, den Ressourcen, den Strukturen, den Prozessen, den Ergebnissen und den zuschreibbaren Resultaten, das heißt dem Outcome von systemisch organisierten Ansätzen der Krankheitsverhütung, -bekämpfung oder -bewältigung und verknüpft diese Elemente analytisch-bewertend (Schwartz 1996).

Einordnung. Wenn man die Gesundheitssystemforschung in die Landschaft der Gesundheitswissenschaften einordnen will, so findet man sie unter der so genannten „New Public Health" neben der Epidemiologie. Gesundheitssystemforschung ist also kein neuer Begriff für Altbekanntes, sondern vereint systematisch angrenzende Fachdisziplinen zum besseren Verständnis fächerübergreifender Zusammenhänge bzw. Ziele und bietet die Möglichkeit zur interdisziplinären Zusammenarbeit – mit dem Ziel, die Entwicklung im Gesundheitswesen angemessen komplex zu erfassen. Dies ist notwendig, um geeignete Kriterien für die Beurteilung der Entwicklung auf verschiedenen Ebenen (Gesamtsystem, Träger, Sektor, Einrichtung) zu erhalten und entsprechend steuern zu können.

9.1 Struktur des Suchthilfesystems

Die Strukturen des Suchthilfesystems sind von großer Komplexität. Die relativ junge Anerkennung der Suchtkrankheiten auf gesellschaftlicher Ebene macht verständlich, dass die Strukturen noch nicht ausreichend aufgebaut und koordiniert sind. Hinzu kommt das Grundproblem des Suchthilfesystems, das erst Strukturen und Konzepte aufbaut, wenn ein neues Problem (z.B. Ecstasy) aufgetaucht ist. Damit die Wissenschaft hinter der sozialen Realität nicht mehr um

Jahre zurückliegt, sind repräsentative epidemiologische Untersuchungen und Ursachenforschung notwendig.

Im Suchthilfesystem arbeiten verschiedene Professionen – wie Psychologen, Ärzte, Sozialpädagogen, Sozialarbeiter etc. – zusammen. Neben diesen unterschiedlichen Professionen stehen auch differierende Konzepte der einzelnen Berufsgruppen (medikamentengestützt, verhaltenstherapeutisch orientiert, psychoanalytisch orientiert, personenzentriert, selbsthilfeorientiert etc). Das Hilfesystem hat sich in unterschiedlichen Trägern (kommunale oder freie Träger, ambulante oder stationäre Versorgung) institutionalisiert. Ebenfalls unterschiedlich gehandhabt wird die Finanzierung der einzelnen Angebote. So wird die Akuttherapie durch die Krankenkasse, die Entwöhnungstherapie durch die Rentenversicherung, Prävention und Beratung hingegen durch öffentliche Gelder bestritten (Tretter u. Sonntag 2001). Aus dieser Vielzahl an Faktoren und gegebenenfalls unterschiedlichen Interessen können sich Planungs- und Steuerungsprobleme ergeben.

Unterschiedliche Ansätze. Zu nennen ist in diesem Zusammenhang der unterschiedliche fachliche Hintergrund der Experten. Daraus ergeben sich zwangsläufig verschiedene Meinungen und Problemlösestrategien. In diesen fachlichen Diskurs fallen auch die unterschiedlichen Erfolgsvariablen, die bei der Bewertung einer Intervention angelegt werden können. Es ist sicher sinnvoll, nicht nur von einem abstinenten Verhalten als Indikator für den Erfolg auszugehen, sondern auch die Verbesserung und Stabilisierung der Situation der Klienten als Zielparameter mit einzubeziehen.

Aufgaben der Suchthilfe. In vielen Bereichen des Suchthilfesystems finden Patienten nicht die spezifische Unterstützung, die sie brauchen. Sie kommen nicht in die Institutionen, die für ihre individuellen Probleme geeignet sind, oder sie scheitern in Behandlungen, da diese für ihre Bedürfnisse nicht angemessen sind. Diese Patienten profitieren oft gar nicht oder nur unzureichend von dem derzeitigen Behandlungsangebot. Die traditionelle Suchtkrankenhilfe hat das Problem, dass sie sich auf sehr unterschiedliche Versorgungsrealitäten einlassen muss, und zwar unterstützen, fördern, begleiten, „ambulant vor stationär" – d.h. gemeindenahe Versorgung, präventive Angebote und die Akzeptanz von Rückfällen müssen integriert werden.

9.2 Modelle

Die Dynamik der Suchtproblematik lässt sich nicht auf einfache kausale Modelle reduzieren. In der Forschung wird von einem Modell ausgegangen, das biologische, psychologische, soziologische und oft auch biographische Einflussgrößen berücksichtigt, die die Affinität einer Person gegenüber psychoaktiven Substanzen beeinflusst. Sozialgeographische Faktoren sind ebenfalls für das Verständnis erforderlich. Für den Einfluss von Umweltfaktoren im weitesten Sinne sprechen die Modewellen der konsumierten Substanzen (z.B. Ecstasy). Der Konsum von Suchtmitteln ist in ein Netzwerk aus Familie, Peer Group, Arbeit, Verfügbarkeit von Substanzen und geographischen Merkmalen eingebettet (Tretter 1998). Aber jeder Mensch verfügt nicht nur über pathogene, sondern auch über salutogene Wirkfaktoren. Warum einige Personen trotz belastender Lebensereignisse keine Suchtproblematik entwickeln, während andere schon bei weniger schweren Episoden süchtiges Verhalten zeigen, kann mit dem derzeitigen Stand der Wissenschaft nicht beantwortet werden (Fuchtmann 1994). Die Suchtkrankheiten sind so vielschichtig mit der sozialen Umwelt verbunden wie kaum eine andere Krankheitsgruppe. Dieses umfassende Spektrum der involvierten Bereiche deutet darauf hin, dass Antworten auf das Drogenproblem nicht von einer einzelnen wissenschaftlichen Disziplin zu erwarten sind.

9.3 Sucht als chronische Erkrankung

Ausdifferenzierung und Professionalisierung des Suchthilfesystems sind in hohem Maße von den Erfahrungen mit Patienten abhängig, die mehr als ein Problem aufweisen. Das Hilfesystem wird in Struktur und Reichweite den tatsächlichen Problemen von Menschen mit Abhängigkeitserkrankungen nur un-

zureichend gerecht bzw. es werden nur einige Gruppen erreicht (Alte-Teigeler et al. 1997). Unter den Drogenabhängigen spielen diejenigen mit einem mehrfachen Substanzmissbrauch, einer zusätzlichen psychiatrischen Erkrankung oder anderen medizinischen Problemen sowie schweren sozialen Defiziten eine zunehmende Rolle (Sobell et al. 2000, Goldsmith 1999, Krausz et al 1998a, Alaja et al. 1998, Word u. Bowser 1997). Diese Personen sind hinsichtlich einer Verschlechterung ihres somatischen Zustands gefährdet, z.B. durch Infektionen (Latkin et al. 1996, Grella et al. 1996, 1997, Guyon et al. 1999). Weiterhin ist diese Gruppe in den nichtsuchtspezifischen Abteilungen psychiatrischer Kliniken aufgrund der oftmals bestehenden psychiatrischen Störungen vertreten (Darke et al. 1997, Dixon 1999, Wenzel et al. 1996, Krausz et al 1998b, Tondo et al. 1999). Außerdem machen Patienten mit mehrfachem Substanzmissbrauch einen großen Teil derer aus, die als Notfall in Kontakt mit dem Gesundheitssystem kommen (Darke et al. 1996, 1997, McGregor et al. 1998, Püschel et al 1997). Aber nicht nur die Notfallrate, auch die Mortalität ist bei diesen Patienten besonders hoch (Heckmann et al. 1993, Heinemann et al. 1999, Raschke et al. 1999, Siebens u. Püschel 1999). Insbesondere wegen ineffektiver Mehrfachnutzung des Versorgungssystems sind diese Patienten unter gesundheitsökonomischer Betrachtung kurz- und langfristig von großer Bedeutung (Kentner 1996, Williams 1996, Zaric et al. 2000).

9.4 Evaluation

Bedarfsgerechte Versorgung. Die Entscheidungsfindung über die entsprechenden Behandlungen bzw. über durchzuführende Programme oder die richtige Einrichtung werden eher politisch motiviert getroffen. Eine Evaluation über die Qualität und die Effektivität der Programme findet nur selten statt. Hier muss die Gesundheitssystemforschung noch erhebliche Arbeit leisten, damit sich der Sektor an Bedarf und Nutzen orientiert und nicht nach politischen Erwägungen gesteuert wird.

Erfolgskriterien. Um Aufgaben an die Weiterentwicklung des Suchthilfesystems ableiten zu können, ist es angebracht, die derzeitigen Probleme und Defizite zu beschreiben. Dazu erscheint es sinnvoll, folgende 4 Erfolgskriterien als Grundlage der Beurteilung heranzuziehen:

- **Erreichungsquote:** Welcher Anteil der Patienten wird mit dem jeweiligen Suchthilfesystem erreicht? Nach Wienberg (1992) sind dies lediglich 12,4% der Alkoholiker. Diese Zahl bezieht sich auf ein Jahr und auf das spezifische Suchthilfesystem. Allgemeinkrankenhäuser erreichen ca. 24% der Alkoholkranken und niedergelassene Ärzte sogar 70%. Im Vergleich dazu werden vom spezifischen Hilfesystem ca. 30–40% der Drogenabhängigen erreicht (Bühringer et al. 1997). Wenn eine größere Erreichbarkeit gesundheitspolitisch relevant ist, dann sind Zielvorgaben sinnvoll, um Veränderungen überprüfbar zu machen. Das könnte z.B. bedeuten, dass alle Alkoholabhängigen innerhalb eines bestimmten Zeitraums mit einem suchtspezifischen Angebot erreicht werden sollen. Veränderungen sind auch in der Art der Intervention vorstellbar. Durch Kurzinterventionen sind Erfolge bei Risikokonsumenten und Patienten mit schädlichem Gebrauch hinsichtlich der Reduktion des Alkoholkonsums festgestellt worden (Kremer u. Wienberg 2001). Es ist durchaus vorstellbar, solche neuen Therapieansätze in das vorhandene Hilfsangebot zu integrieren und z.B. Kurzinterventionen in Allgemeinkrankenhäusern anzubieten. Ein weiterer wichtiger Punkt zur Steigerung der Erreichbarkeit kann eine stärkere Kundenorientierung sein, das heißt es ist hilfreich, mehr über die Erwartungen der Patienten hinsichtlich der erforderlichen Hilfen zu erfahren (Küfner 2002).
- **Haltequote:** Welcher Anteil der Patienten, die eine Therapie begonnen haben, beendet sie auch regulär? Ein regulärer Therapieabschluss gilt als guter Prädiktor für einen Behandlungserfolg. Bei stationären Alkoholismusbehandlungen kann die Haltequote als befriedigend bezeichnet werden (Küfner u. Feuerlein 1989). In der ambulanten Behandlung Alkoholkranker liegt die Haltequote dagegen nur bei 50%, in der Behandlung Drogenabhängiger durch stationäre Therapie bei 30% (Roch et al. 1992), und bei ambulanten drogenfreien Therapien ist die Haltequote ebenfalls nicht befriedigend. In der Substitutionsbehandlung schwankt die Haltequote zwischen 62 und 84% (Küfner et al. 1999).
- **Wirksamkeit:** Ist im Vergleich zu einer unbehandelten Kontrollgruppe eine Verbesserung im Sinne von Schadensminimierung erreicht? Die Wirksamkeit der Alkoholismusbehandlung ist durchschnittlich höher als die Wirksamkeit der Behandlung Drogenabhängiger. Ein Jahr nach Beendigung stationärer Alkoholismusbehandlungen ergab sich eine Abstinenzrate von durchschnittlich 49% (Sonntag u. Künzel 2000). Im Vergleich dazu betrug die durchschnittliche Abstinenzrate bei stationären Behandlungen Drogenabhängiger in 3 Studien mit 12-Monats-Katamnesen 26,7% (Küfner 2001). Eine Verbesserung der Wirksamkeit der Behandlung ist besonders bei drogenabhängigen Patienten erforderlich.
- **Mortalität:** Das Überleben ist die elementare Voraussetzung für alle anderen Therapieziele. In der Bundesrepublik Deutschland sterben jedes Jahr 2000 Personen durch Drogenmissbrauch und 42.000 Personen durch Alkoholmissbrauch. Die meisten Todesfälle stehen aber im Zusammenhang mit dem Nikotinkonsum (ca. 120.000; Petro et al. 1994). Bei Betrachtung der Mortalitätsraten hat die Behandlung bzw. die Prävention des Nikotinmissbrauchs Vorrang vor Alkohol- oder Drogenmissbrauch. Im Gegensatz zu dieser Reihenfolge steht jedoch in der Öffentlichkeit die Bedeutung der Drogenabhängigkeit an erster Stelle.

Mit den 4 dargestellten Beurteilungskriterien kann aber das Behandlungssystem noch nicht hinreichend beschrieben werden. Ein weiterer entscheidender Aspekt ist, wie bereits erwähnt, die Struktur des Systems.

9.5 Sozioökonomische Bedeutung

Die Kosten-Nutzen-Analysen im Bereich der Suchthilfe sind nicht weniger kompliziert und aufwändig als in anderen Bereichen des Versorgungssystems, wenn sie Einflussvariablen des Settings, Patientenmerkmale und geographische Besonderheiten sowohl in der regionalen Epidemiologie als auch in der regionalen Versorgungsstruktur berücksichtigen. Dennoch sind sie für eine bedarfsorientierte und damit kosteneffektive Planung notwendig und unerlässlich. Diese Analysen sollten sich nicht eindimensional am Sparen orientieren – das Ziel muss die bestmögliche Verteilung der Ressourcen für das Erreichen von Gesundheit sein.

Die sozialen Kosten des Substanzmissbrauchs, das heißt, die von der Solidargemeinschaft zu tragenden Kosten, sind enorm hoch (Fox et al. 1995, Rice et al. 1990). In vielen Staaten mit freier Marktwirtschaft machen sie mehr als 2% des Bruttosozialprodukts aus, rechnet man die Folgen des Tabakmissbrauchs dazu (Rehm 1999). Ein großer Anteil dieser sozialen Kosten besteht nicht unmittelbar aus direkt auftretenden Kosten, wie z.B. Produktivitätsverlust durch vorzeitigen Tod oder Krankheit aufgrund des Substanzmissbrauchs. Murray und Lopez (1997) schätzen, dass in Staaten mit Marktwirtschaft mehr als 10% der Lebensjahre, die durch frühzeitigen Tod oder Behinderung verloren gehen, allein auf Alkoholmissbrauch zurückzuführen sind.

Situation in Deutschland. In der Bundesrepublik Deutschland sind schätzungsweise über 3% der Bevölkerung, das heißt 2,5 Millionen Menschen behandlungsbedürftige Alkoholiker (Schwemmle 1999). Hinzu kommen etwa 5 Millionen Nikotinabhängige, ca. 800.000 Medikamentenabhängige und ungefähr 100.000 Heroinabhängige. Das sind insgesamt ungefähr 10% der Bevölkerung, wobei von einer eher konservativen Schätzung des Problems ausgegangen werden kann – bedingt durch sozial erwünschte Antworten, die ein generelles Problem der Suchtforschung darstellen. Diese Zahlen müssen nach oben korrigiert werden, wenn man die Angehörigen der Suchtkranken in die Überlegungen mit einbezieht. Denn diese Personen leiden psychisch oft erheblich unter dem Verhalten des/der Süchtigen. Tretter (1996) geht hier von zusätzlichen 16 Millionen Menschen aus, die mit der Sucht konfrontiert sind.

Die hohe sozioökonomische Relevanz des Themas wird evident bei der Gegenüberstellung der immer weiter steigenden Kosten der medizinischen und psychosozialen Interventionen mit den erzielten Effekten (Outcome). Suchtkranke sind oft multimorbide Patienten, und Interventionen setzen meist erst in fortgeschrittenem, chronifiziertem Krankheitszustand ein. Daraus resultieren hohe direkte medizinische Kosten. Zu den Kosten der Suchtbehandlung addieren sich medizinische Kosten, etwa für die Behandlung multipler Organschäden am Herz (Kardiomyopathie), an der Leber (Leberzirrhose) und am Pankreas (Pankreatitis) sowie Polyneuropathien und schwere Beeinträchtigungen des zentralen Nervensystems – um nur einige der bekannten Begleit- oder Folgeerkrankungen zu nennen. Weiterhin führt das mit langjähriger Abhängigkeit (insbesondere bei intravenösem Konsum) verbundene Infektionsrisiko zu einem kostenintensiven Ressourcenverbrauch. Gewaltige Kosten entstehen aufgrund suchtbedingter Unfälle und der entsprechenden überdurchschnittlich hohen Prävalenz alkoholkranker Patienten in Intensiv- und Notfallambulanzen.

Kosten der Heroinabhängigkeit. Die volkswirtschaftlichen Kosten im Kontext der Heroinabhängigkeit wurden für das Jahr 1992 auf 13 Milliarden DM geschätzt (Hartwig u. Pies 1995). Allein die durch Kriminalität verursachten Kosten schlugen mit mehr als 6 Milliarden DM zu Buche. Dieser Betrag setzt sich jeweils zur Hälfte aus den Delikten und deren Verfolgung zusammen (Harwood et al. 1988). Die Kosten für die Versorgung der Konsumenten illegaler Drogen (ambulante bzw. stationäre Therapie und Krankenhausbehandlung) machten mit ca. 600 Millionen DM 5% der Gesamtkosten aus.

Therapieabbruch, Rückfall. Die sozioökonomischen Belastungen erhöhen sich durch hohe Abbrecher- und Rückfallquoten sowie, aufgrund hoher Therapiekosten bei typischen Suchtfolgeerkrankungen und Mehrfachnutzungen des Systems, bei hohem Chronifizierungsgrad. Die Bedeutung einer aus gesellschaftlicher Perspektive verbesserten Kosteneffizienz des medizinisch-sozialen Suchtbehandlungssystems ist unter sozioökonomischer Betrachtung um die Perspektive der Sozialleistungsträger, die Arbeitgeber-Perspektive, die Leistungserbringer-Perspektive, die Patienten-Perspektive sowie die Angehörigen-Perspektive zu erweitern.

HIV-Infektionen. Untersuchungen zur Effektivität von Substitutionsbehandlungen ergaben im Hinblick auf ihre Effekte bezüglich der HIV-Ausbreitung, dass die Substitutionsbehandlung mit Methadon eine kostengünstige Behandlungsmethode darstellt. Dies würde auch dann noch zutreffen, wenn sie 2-mal so teuer und nur halb so effektiv wäre (Zaric et al. 2000).

Optimierungsansätze. Alles in allem machen die durch Substanzmissbrauch verursachten Kosten einen ansehnlichen Teil des Bruttosozialprodukts in der Marktwirtschaft aus, und ein großer Teil dieser Kosten wird durch Patienten verursacht, die im Sinne des medizinischen Versorgungssystems nicht nur ein Problem aufweisen. Da diese Kosten so enorm sind und sich eine verschärfende Knappheit an Ressourcen ankündigt, hat die Gesundheitssystemforschung die Aufgabe, Ansätze zur Optimierung der Allokation zu suchen. Zur Diskussion stehen dabei eine gesundheitszielorientierte Gesundheitspolitik, die Abwägung integrierter Versorgungsformen, der Einsatz gesundheitsökonomischer Evaluationsverfahren und eine Umstrukturierung des Katalogs an Versicherungsleistungen unter ethischen und nicht nur ökonomischen Aspekten (John et al. 2001).

Bestehende Defizite. Warum gibt es so viele Defizite in der Behandlung und Versorgung von Menschen mit Suchterkrankungen bei zunehmender Professionalisierung der Versorgung und Spezialisierung der Wissenschaft? Gründe dafür sind sicher die unzureichende Lobby dieser Patienten und der enorme Verteilungskampf um Ressourcen (Krausz u. Ullmann 2001). Zudem sind in Deutschland die Ausgaben für Suchtforschung wesentlich geringer als in anderen Ländern, besonders in der Gegenüberstellung zu den USA.

9.6 Fazit

Die Gesundheitssystemforschung ist in ihrer interdisziplinären Ausprägung geeignet, das Problem aufzugreifen und wesentlich umfassender zu bearbeiten. Tatsächlich scheint es so, dass die Gesundheitssystemforschung, die über große Ressourcen in der Wissenschaftstheorie verfügt, diese Ressourcen im Spannungsfeld der Suchterkrankungen und der in diesem Zusammenhang stehenden Begleiterscheinungen nur unzureichend einsetzt. Eine weitere Kritik bezieht sich auf den nur fraglich freien Zugang zu Leistungen des Gesundheitssystems für alle sozialen Schichten. Schwartz und Busse (2000) sprechen von rechtlicher Gleichheit, aber de facto bestehenden Unterschieden, insbesondere in Abhängigkeit von der sozialen Schicht. Die grundlegendste Schwierigkeit der Gesundheitssystemforschung besteht aber darin, dass die Definition des Forschungsgegenstands wenig operationalisiert ist: „Eine gängige sozialmedizinische Definition als Gesamtheit des organisierten gesellschaftlichen Handelns als Antwort auf das Auftreten von Krankheit und Behinderung und zur Abwehr gesundheitlicher Gefahren ist breit und konsensorientiert, aber wenig operationalisiert." (Schwartz u. Busse 2000).

9.7 Literatur

Alaja R, Seppa K, Sillanaukee P, et al. Physical and mental comorbidity of substance use disorders in psychiatric consultations, European Consultation-Liaison Workgroup. Alcohol Clin Exp Res. 1998;22:1820–4.

Alte-Teigeler A, Schmidt B, Hurrelmann K. Defizite in der Versorgung drogengefährdeter Jugendlicher – Ergebnisse einer Experten-, Nutzer- und Jugendbefragung. Gesundheitswesen. 1997;59:640–8.

Bühringer G, Künzel J, Spies G. Methadon-Substitution bei Opiatabhängigen. In: Watzl, Rockstroh, Hrsg. Abhängigkeit und Mißbrauch von Alkohol und Drogen. Göttingen: Hogrefe; 1997:249–64.

Darke S, Ross J, Hall W. Overdose among heroin users in Sydney. Australia: I. Prevalence and correlates of nonfatal overdose. Addiction. 1997a;91:405–11.

Darke S, Sunjic S, Zador D, Prolov T. A comparison of blood toxicology of heroin-related deaths and current heroin users in Sydney, Australia. Drug Alcohol Depend. 1997b;47:45–53.

Dixon L. Dual diagnosis of substance abuse in schizophrenia: prevalence and impact on outcomes. Schizophr Res. 1999;35(Suppl):93–100.

Fox K, Merrill JC, Chang H, Califano JA. Estimating the costs of substance abuse to the medicaid hospital care program. Am J Pub Health. 1995;85:48–53.

Fuchtmann E. Pathogene und salutogene Faktoren – Persönlichkeitsentwicklung und Suchtkarrieren. Gesundh-Wes. 1994;56:92–4.

Grella CE, Anglin MD, Annon JJ. HIV risk behaviours among women in methadone maintenance treatment. Subst Use Misuse. 1996;31:277–301.

Grella CE, Anglin MD, Wugalter SE. Patterns and predictors of cocaine and crack use by clients in standard and enhanced methadone maintenance treatment. Drug Alcohol Depend. 1997;23:15–42.

Goldsmith RJ. Overview of psychiatric comorbidity. Practical and theoretic considerations. Psychiatr Clin North Am. 1999;22:331–49.

Guyon L, Brochu S, Parent I, Desjardins L. At-risk behaviour with regard to HIV and addiction among women in prison. Women Health. 1999;293:49–66.

Hartwig KH, Pies I. Rationale Drogenpolitik in der Demokratie. Tübingen: J C B Mohr (Paul Siebeck); 1997.

Harwood HJ, Hubbard RL, Collins JJ, Rachal JV. The costs of crime and the benefits of drug abuse treatment: a cost-benefit analysis using TOPS Data. In: Leukefeld CG, Tims FM, eds. Compulsory treatment of drug abuse: research and clinical practice. NIDA research Monograph 86. Rockville, MD: National Institute on Drug Abuse; 1988:209–35.

Heckmann W, Püschel K, Schmoldt A, et al. Drug abuse emergencies and fatalities – a differential investigation of prevalence and etiology of drug abuse mortality: Drug addict emergencies in Berlin, Bremen and Hamburg. Schriftenreihe des Bundesministeriums für Gesundheit, Bd 28. Baden-Baden: Nomos; 1993:.

Heinemann A, Iwersen-Bergmann S, Schmoldt A, Püschel K. Epidemiologische und toxikologische Aspekte der Drogenmortalität in Hamburg 1990 bis 1998. In: Krausz M, Raschke P, Hrsg. Drogen in der Metropole. Freiburg. Lambertus; 1999:49–61.

John J, Wismar M, Geraedts M. Aktuelle Forschungsperspektiven von Gesundheitssystemforschung und Gesundheitsökonomie in Deutschland. Gesundheitswesen 63 (Sonderheft 1); 2001:73–8.

Kentner M. Cost-benefit analysis of practical occupational medicine service. Gesundheitswesen. 1996; 58:102–5.

Krausz M, Ullmann R. Die unsichtbare Disziplin. Suchttherapie (Sonderheft 2001); 2001:1–2.

Krausz M, Verthein U, Degkwitz P. Lebensereignisse und psychosoziale Belastungen bis zur Pubertät – Entwicklungsbedingungen Opiatabhängiger und ihrer

„normalen" Altersgenossen. Kindh Entw. 1998a; 7:221–30.

Krausz M, Verthein U, Degkwitz P. Prevalence of psychiatric disorders in opiate dependent patients in contact with the drug treatment system. Nervenarzt. 1998b;69:557–67.

Kremer G, Wienberg G. Evaluation von Kurzinterventionen bei Patienten mit Alkoholproblemen im Allgemeinkrankenhaus. In: R. Olbrich, Hrsg. Neue Therapieansätze zu Alkoholkrankheiten und anderen Suchtformen. Regensburg: S. Roderer; 2001: 109–24.

Küfner H. Therapieevaluation In: Tretter F, Müller A, Hrsg. Psychologische Therapie der Sucht. Götingen: Hogrefe; 2001:S 550–72.

Küfner H. Aufgaben und Herausforderungen für das Suchthilfesystem im 21. Jahrhundert. Sucht aktuell. 2002;1:18–24.

Küfner H, Feuerlein W. In patient treatment for alcoholism. A multi-centre evaluation study. Berlin, Heidelberg: Springer; 1989.

Küfner H, Vogt M, Weiler D. Ambulante Medizinische Rehabilitation und Methadon Substitution – Katamnese nach 12 Monaten (IFT-Berichte, Bd 107). München: Institut für Therapieforschung; 1999.

Latkin CA, Mandell W, Vlahov D. The relationship between risk networks' patterns of crack cocaine and alcohol consumption and HIV-related sexual behaviours among adult injection drug users: a prospective study. Drug Alcohol Depend. 1996;42:175–81.

McGregor C, Darke S, Ali R, Christie P. Experience of nonfatal overdose among heroin users in Adelaide, Australia: circumstances and risk perceptions. Addiction. 1998;93:701–11.

Murray CJL, Lopez A. Global mortality, disability and the contribution of risk factors: global burden of disease study. Lancet. 1997;349:1436–42.

Petro R, Lopez AD, Boreham J, Thun M, Heath D. Mortality from smoking in developed countries 1950–2000. Oxford: Oxford University Press; 1994.

Püschel K. Determining the number of drug-related deaths. In: EMCDDA – Scientific Monograph Series No. 1, eds. Estimating the Prevalence of Problem Drug Use in Europe. Luxembourg: Office for Official Publications of the European Communities. 1997:127–36.

Raschke P, Püschel K, Heinemann A. Forschungsbericht. Drogenhilfe und Drogentod bei Heroinabhängigen in Hamburg von 1990 bis 1996. Hamburg; 1999.

Rehm J. Ökonomische Aspekte von Substanzmißbrauch. In: Gastpar M, Mann K, Rommelspacher H, Hrsg. Lehrbuch der Suchterkrankungen. Stuttgart: Thieme; 1999: 118–127.

Rice DP, Kelman S, Miller LS. Economic costs of drug abuse. In: Cartwright WS, Kaple JM, eds. Economic costs, cost-effectiveness, financing, and community-based

drug treatment: NIDA Research Monograph 113. Rockville, MD: USDHHS; 1999:10–32.

Roch I, Küfner H, Arzt J, Böhmer M, Denis A. Empirische Ergebnisse zum Therapieabbruch bei Drogenabhängigen, ein Literaturüberblick. Sucht. 1992;38:304–22.

Schwemmle K. Perioperative Therapieprobleme. Der Alkoholiker in der operativen Medizin unter besonderer Berücksichtigung des perioperativen Alkoholentzugssyndroms. Krankenpflege Journal. 1999:369.

Siebens GS, Püschel K. Drogennotfälle: Phänomenologie, Epidemiologie und Behandlung. In: Krausz M, Raschke P, Hrsg. Drogen in der Metropole. Freiburg: Lambertus; 1999:95–110.

Schwartz FW. Sozialmedizin und Gesundheitssystemforschung. Situation und Perspektiven. Gesundheitswesen. 1996;58Sonderheft 3):180–2.

Schwartz FW, Busse R. Denken in Zusammenhängen. Gesundheitssystemforschung. In: Schwartz FW, Badura B, Leidl R, Raspe H, Siegrist J, Hrsg. Das Public Health Buch Gesundheit und Gesundheitswesen. München, Jena: Urban & Fischer; 2000:385ff, 396.

Sobell LC, Ellingstad TP, Sobell MB. Natural recovery from alcohol and drug problems: methodological review of the research with suggestions for future directions. Addiction. 2000;95:749–64.

Sonntag D, Künzel J. Hat die Therapiedauer bei alkohol- und drogenabhängigen Patienten einen positiven Einfluß auf den Therapieerfolg) Sucht. 2000;42(Sonderheft 2):89–177.

Tondo L, Baldessarini RJ, Hennen J, et al. Suicide attempts in major affective disorder patients with comorbid substance use disorders. J Clin Psychiatry. 1999 ;60(Suppl 2):63–9;discussion:75–6, 113–16.

Tretter F. Sozialmedizinische Aspekte der Suchtmedizin. Gesundheitswesen. 1996;58(Sonderheft 3):211–8.

Tretter F. Sozialökologie des Drogenproblems. Gesundheitswesen. 1998;60(Sonderheft 1):47–55.

Tretter F, Sonntag G. Ansätze zur Systemanalyse der Suchthilfe. Gesundheitswesen. 2001;63:212–20.

Wenzel K, Bernstein DP, Handelsmann L, Rinaldi P, Ruggiero J, Higgins B. Levels of dissociation in detoxified substance abusers and their relationship to chronicity of alcohol and drug use. J Nerv Ment Dis. 1996; 184:220–7.

Wienberg G. Die vergessene Mehrheit. Bonn: Psychiatrie-Verlag; 1992.

Williams A. QALYS and ethics: a health economist's perspective. Soc Sci Med. 1996;43:1795–804.

Word CO, Bowser B. Background to crack cocaine addiction and HIV high-risk behaviour: the next epidemic. Am J Drug Alcohol Abuse. 1997;23:67–77.

Zaric GS, Barnett PG, Brandeau ML. HIV transmission and the cost-effectiveness of methadone maintenance. Am J Public Health. 2000;90:1100–11.

10 Aktuelle Entwicklungen in der Suchtforschung

M. Krausz

10.1 Forschungsgebiet

Beteiligte Fachdisziplinen. Bei der Untersuchung des schädlichen Konsums psychotroper Substanzen handelt es sich nicht um ein einheitliches Forschungsgebiet, vielmehr sind daran Methoden verschiedener Fachgebiete beteiligt, insbesondere aus den Bereichen Naturwissenschaften und Medizin, Psychologie und Sozialwissenschaften sowie Rechtswissenschaften. Aus historischen Gründen gibt es im deutschen Sprachraum bis heute eine starke sozialwissenschaftliche und kriminologische Tradition, insbesondere bei der Untersuchung des Konsums illegaler Substanzen (Vogt u. Scheerer 1989). Medizinische und psychologische Forschungsprojekte sind dagegen erst in den letzten 10 Jahren in relevantem Umfang entstanden (Krausz u. Lambert 1999).

Forschungsbedarf. Trotz des Förderschwerpunkts „Sucht" des Bundesministeriums für Bildung und Forschung (BMBF) in den 1990er Jahren hat sich an der Situation der Suchtforschung bis heute generell nichts Grundlegendes geändert. Zwar haben sich diese Fördermaßnahmen in Höhe von bisher 17 Millionen Euro sowie einige Fördermaßnahmen der „Deutschen Forschungsgemeinschaft" dahingehend positiv ausgewirkt, dass neue Arbeitsgruppen aktiv sowie relevante Projekte begonnen wurden – trotzdem gibt es bis heute kaum eine institutionelle Verankerung dieses Forschungsgebiets, und es besteht ein erhebliches Defizit insbesondere im Bereich der klinischen und sozialwissenschaftlichen Forschungsförderung (Renn et al. 1991).

Im Folgenden sollen die aktuellen Forschungsrichtungen kurz charakterisiert und einige Projekte vorgestellt werden.

10.2 Epidemiologische Forschung

Situation in Deutschland. Die epidemiologische Forschung ist in der Bundesrepublik Deutschland generell nicht sehr gut entwickelt, dies gilt auch für den Suchtbereich. Die im Jahrbuch der „Deutschen Hauptstelle gegen Suchtgefahren" jährlich veröffentlichten Zahlen basieren zum großen Teil auf der Kriminalstatistik oder methodisch mehr oder weniger qualifizierten Schätzungen. Systematische Felduntersuchungen, wie in den USA üblich, oder Prävalenzstudien unterschiedlicher Wirkungsgruppen liegen nur in geringer Zahl vor. Im Bereich des Förderschwerpunkts „Sucht" des BMBF wurde deshalb unter anderem ein Verbund zur „analytischen Epidemiologie" unter Beteiligung von Arbeitsgruppen aus München und Lübeck gebildet. Im Langzeitverlauf sollen z.B. Vulnerabilitäts- und Protektionsfaktoren bei Frühstadien von Substanzmissbrauch und Abhängigkeit untersucht werden. Nach ersten Ergebnissen verfestigt sich der Eindruck, dass Nikotin-, Alkohol-, Cannabis-, Amphetamin- sowie Halluzinogengebrauch und -missbrauch in den letzten 5 Jahren erheblich zugenommen haben. Weiterhin ist ein absinkendes Erstkonsumalter dieser Substanzen unter das 15. Lebensjahr festzustellen, verbunden mit einem Prävalenzanstieg bei Frauen.

Aktuelle Forschungsbemühungen. Der Drogengebrauch in der Erwachsenenbevölkerung und die Lösung von Drogenproblemen ohne formelle Hilfe wurden am Universitätsklinikum in Lübeck untersucht. Die Kriminalitätskarrieren von Drogenabhängigen werden unter anderem durch den Fachbereich Sozialwissenschaften in Hamburg auf der Grundlage von Daten der Kriminalstatistik und anderen Quellen evaluiert. Determinanten und Auswirkungen des hohen Verbrauchs an Psychopharmaka in Alten- und Altenpflegeheimen als eine Fragestellung im klinisch-epidemiologischen Bereich werden von einer Arbeitsgruppe des Bereichs „Psychiatrische Epidemiologie" des „Zentralinstituts für Seelische Gesundheit" in Mannheim studiert.

Es ist anzunehmen, dass auch im Zuge der Aktivitäten der europäischen Beobachtungsstelle in Lissabon in den nächsten Jahren Instrumente des Monitorings von Drogenabhängigkeit entwickelt und verbessert werden, die einer besseren Beurteilung der Entwicklung von Konsummustern und Prävalenz dienen könnten.

10.3 Neurobiologie und Pharmakologie

Dieses Forschungsgebiet hat sich ohne Frage innerhalb der letzten Jahre erheblich entwickelt und widmet sich verschiedenen Fragen der Wirkung psychotroper Substanzen, zugrunde liegenden Stoffwechselprozessen sowie den biologischen und neurophysiologischen Grundlagen süchtigen Verhaltens.

Forschungsschwerpunkte. Unterschiedliche Forschungsschwerpunkte gelten der Entwicklung eines Tiermodells der Sucht, akuten und chronischen Wirkungen auf Neurone des zentralen Nervensystems und auf neuronale Anpassungsreaktionen im Übertragungssystem sowie dem Verhalten verschiedener Rezeptoren, z.B. der zentralen NO-/cGMP-Rezeptoren bei Alkoholabusus. Ein weiterer wichtiger Forschungszweig untersucht die genetischen Aspekte der Suchtentwicklung und mögliche Faktoren, die zu einer erhöhten Vulnerabilität beitragen.

Grundlagenforschung. Durch die Einrichtung einer klinischen Forschergruppe im Bereich der Neuropsychopharmakologie in Berlin mit gezielter Förderung durch die „Deutsche Forschungsgemeinschaft" und durch Schwerpunktprogramme an den Zentraleinrichtungen der Grundlagenforschung in der Psychiatrie, wie die Max-Planck-Institute für Psychiatrie sowie das „Zentralinstitut für Seelische Gesundheit", wurden diesem Gebiet der Grundlagenforschung erhebliche Ressourcen zugeführt. Im Bereich der Pharmakotherapie ist das Hauptinteresse dabei auf die Beeinflussung des so genannten Craving gerichtet – sowohl in Bezug auf die zugrunde liegenden Mechanismen als auch die klinische Wirksamkeit. Mit Campral und Naltrexon sind in verschiedenen Ländern Substanzen zugelassen, die das Craving gezielt beeinflussen sollen und zur Behandlung des abhängigen Alkoholismus zugelassen sind.

10.4 Substitutionsforschung

Mit verschiedenen Untersuchungen zur Substitution als Intervention in der Behandlung von Drogenabhängigkeit konnte z.B. im Rahmen der „Hamburger Studien" (Degkwitz et al. 1993, Krausz et al. 1999) ge-

zeigt werden, dass diese beträchtlich zur Stabilisierung des Gesundheitszustands von Heroinabhängigen beiträgt. Insbesondere der Einsatz unterschiedlicher Substitutionsmittel, wie z.B. Codein, und die begleitende psychosoziale Betreuung wurden intensiv und im Langzeitverlauf untersucht. Fragen des Langzeitverlaufs sowie differenzielle Indikationsstellungen bezüglich der Substitutionsstrategie befinden sich in der Bearbeitung. Schließlich ist insbesondere das Modellprojekt „Heroingestützte Behandlung" als größte klinische Studie im Bereich der Suchtforschung ein zentraler Bestandteil der Substitutionsforschung (Krausz et al. 2001, Krausz u. Flenker 2001).

10.5 Psychiatrische Suchtforschung – Komorbidität schwerer psychiatrischer Störungen und Sucht

Aufgrund der hohen und anwachsenden Prävalenzraten der Koinzidenz schwerer psychiatrischer Störungen und Sucht sowie im Rahmen der Untersuchung ätiologischer Fragestellungen des Zusammenhangs z.B. von Persönlichkeitsstörungen und abhängigem Konsum wurden in den letzten Jahren einige Studien in diesem Forschungsfeld durchgeführt. Sowohl aus Sicht der psychiatrischen Störungen des Nicht-Sucht-Spektrums, z.B. schizophrene Psychosen, als auch aus Sicht spezifischer missbräuchlich verwendeter Substanzen existieren Studien mit unmittelbarer klinischer Relevanz (Verthein et al. 1998, Krausz et al. 1999b, Basdekis u. Krausz 2002). Neben Fragestellungen zur Prävalenz geht es in diesen Studien vor allem um den Zusammenhang zwischen spezifischen psychischen Störungen und dem Konsum psychotroper Substanzen sowie die Entwicklung eines spezifischen Behandlungsangebots.

10.6 Interventionsforschung

Auch dieser Bereich ist in sich sehr heterogen. Im Rahmen des BMBF-Schwerpunkts „Sucht" werden vor allem Studien zum Versorgungssystem durchgeführt, z.B. eine vergleichende klinische Erforschung der ambulanten und der stationären Kurz-, Mittel- und Langzeittherapie bei Drogenabhängigen sowie Langzeitverlaufsstudien zur Rückfallgefährdung bei alkoholabhängigen Frauen und Männern. Bestimmte therapeutische Vorgehensweisen werden z.B. im Bereich der Psycho- oder Soziotherapie relativ selten evaluiert. Eine Studie beispielsweise befasst sich mit familientherapeutischen Frühbehandlungen Opiatabhängiger als methodisch festgelegter psychotherapeutischer Vorgehensweise. Studien zur Qualitätssicherung des Therapie- und Rehabilitationssystems werden vor allem von den Rentenversicherungsträgern als Kostenträger in diesem Bereich gefördert. Ein weiterer Bereich der Interventionsstudien ist die Untersuchung von Drogennotfällen – mit dem Ziel, Risikofaktoren zu identifizieren und mögliche Frühinterventionsstrategien zu entwickeln. Eine entsprechende Verbundstudie konnte vom Bundesministerium für Gesundheit 1995 vorgelegt werden.

10.7 Zusammenfassende Bewertung der Suchtforschung

Insgesamt handelt es sich bei der Suchtforschung um ein noch recht unterentwickeltes Forschungsgebiet ohne institutionelle Verankerung in der traditionellen Hochschulforschung. Insbesondere fehlen interdisziplinäre Ansätze und Verbindungen zwischen Fragen der Grundlagenforschung, der Neurobiologie und der Pharmakologie einerseits sowie der Sozialwissenschaften, der Psychologie und der Psychotherapie andererseits. In Relation zum sozialen und gesundheitspolitischen Stellenwert sowie der Relevanz für die Medizin insgesamt sind die in diesem Bereich aufgewendeten Forschungsressourcen außerordentlich gering, wenn auch in den letzten Jahren deutliche Anstrengungen zur Veränderung der Situation spürbar wurden. Es ist zu hoffen, dass die in den verschiedenen Bereichen initiierten Projekte auch zu anhaltenden Forschungsaktivitäten führen.

10.8 Literatur

Basdekis R, Krausz M. Psychiatrische Komorbidität als Risikofaktor bei Drogennotfällen. In: Kraus L, Püschel K, Hrsg. Prävention von drogenbedingten Not- und Todesfällen. Freiburg: Lambertus; 2002:99–123.

Degkwitz P, Chorzelski G, et al. Five Years of methadone prescription in Germany. AIDS and drug addiction in the European Community – treatment and mistreatment. European Monitoring Centre for Drugs and Drug Addiction (EMCDA), Commission of the European Community. 1993:79–90.

Krausz M, Degkwitz P, et al. Die suchtmedizinische Bedeutung des Modellversuchs zur heroingestützten Behandlung. Kongress der Deutschen Gesellschaft für Suchtmedizin. Münster: DGS; 2001.

Krausz M, Flenker I. Modell: Heroin als Medikament. Dtsch Ärztebl; 2001.

Krausz M, Lambert M. Psychische Störungen als Risikofaktoren für süchtiges Verhalten. In: Uchtenhagen A, Ziegelgänsberger M, Hrsg. Suchtmedizin. München, Jena: Urban & Fischer; 1999:206–12.

Krausz M, Raschke P, et al. Substitution von Opiatabhängigen mit Methadon. Internist. 1999a;40:645–50.

Krausz M, Verthein U, et al. Komorbidität – Psychische Störungen bei Schwerstabhängigen; Forschungsstand und klinische Konsequenzen. In: Bellmann GU, Jellineck C, WestermannB, Hrsg. Mehr als Abhängig? Weinheim, Beltz: Deutscher Studienverlag; 1999b: 100–19.

Renn H, Hurrelmann K, et al. Suchtforschung. Bestandsaufnahme und Analyse des Forschungsbedarfs. Bonn: Wirtschaftsverlag NW; 1991.

Verthein U, Degkwitz P, et al. Komorbidität von Opiatabhängigkeit und psychischen Störungen – Ergebnisse einer Verlaufsuntersuchung. Sucht. 1998;44:232–46.

Vogt I, Scheerer S. Drogengebrauch. In: Scheerer S, Vogt I, Hrsg. Drogen und Drogenpolitik: Ein Handbuch. Frankfurt: Campus; 1989:5–29.

11 Nichts ist so beständig wie der Wandel – Anforderungen an das Suchthilfesystem in den nächsten Jahren

M. Krausz

Entwicklung. Betrachtet man die bestehende Drogenhilfe oder suchttherapeutische Systeme in ihrer Geschichte, vergleicht sie gar über unterschiedliche Kulturen, so lernt man darüber wahrscheinlich mehr als wenn man versucht, sie über ihren eigentlichen Sinn zu erschließen und von den Bedürfnissen der Betroffenen her zu verstehen. In fast allen Industriestaaten wurden im letzten Jahrhundert Suchtpatienten als etwas „Besonderes" angesehen. Diese Patientengruppe wurde nicht im traditionellen medizinischen System beheimatet, stattdessen entwickelten sich mehrere separate Hilfesysteme, wie die Fürsorge oder die Drogenhilfe. Die gesellschaftliche Stigmatisierung von Suchtpatienten setzte sich im Rahmen besonderer „Fürsorgeangebote" ungebrochen bis zur zweiten Hälfte des vergangenen Jahrhunderts fort. Am ehesten ist diese Entwicklung mit der Ausgrenzung psychisch Kranker vergleichbar (Vogt u. Scheerer 1989).

Erreichen der Suchtkranken. Dort, wo überhaupt etwas wie systematische Suchttherapie entstand, bestand die bis heute verankerte Zweiteilung unterschiedlicher Finanzierungsquellen – in einerseits eher sozialarbeiterisch getragene Beratung, Sucht- und Drogenhilfe sowie andererseits Hilfsangebote im Bereich der traditionellen Psychiatrie und Medizin. Sieht man heute auf die Anteile der verschiedenen Beteiligten an der so genannten Suchtkrankenhilfe oder Therapie, wie sie von Wienberg (2002) mehrfach unter dem Titel „Die vergessene Mehrheit" beschrieben wurden, so kann man getrost davon ausgehen, dass nur ein kleiner Teil von weniger als 5% der Suchtkranken die spezialisierte und dem heutigen Wissensstand entsprechende Hilfestellung erhält. Dies kann auch angesichts der vorhandenen Ressourcen im Verhältnis zu den Abhängigen kaum anders sein. Darüber hinaus gibt es eine unselige Diskussion seitens der Kostenträger bezüglich der Notwendigkeit des Leistungsabbaus und der Reduktion der vorhandenen geringen Ressourcen.

11.1 Rahmenbedingungen des aktuellen Hilfesystems

Es lassen sich folgende Rahmenbedingungen umreißen:

- Nach wie vor ist die Finanzierung des aktuellen therapeutischen Angebots auf nahezu alle möglichen Finanzierungsquellen aufgeteilt: Krankenkassen, Rentenversicherungsträger, Haushalte und Selbstzahler. Dies macht die Steuerung und die effektive Gestaltung des gesamten Systems außerordentlich kompliziert.
- Die Masse der Betroffenen wird nur bezüglich der Begleiterkrankungen im allgemeinmedizinischen System begleitet. Das System der suchtmedizinischen Grundversorgung ist grundlegend sanierungsbedürftig.
- Ein Großteil der Patienten wird überhaupt nicht behandelt, sondern gerät erst bei auftretenden Komplikationen oder im Fall eines Rentenverfahrens in das Netz des „Hilfesystems", so dass trotzdem jedes fünfte Krankenhausbett im Zusammenhang mit Suchterkrankungen genutzt wird.
- Das Interventionsspektrum ist eher durch persönliche Behandlungsphilosophien als durch evidenzbasierte Ansätze gekennzeichnet. Ob ein Patient eine bestimmte Therapie erhält, entscheidet sich eher durch den Therapeuten als durch die möglicherweise angestrebte Therapierichtung.
- Eine systematische Suchtforschung existiert in Deutschland nach wie vor nicht. Die dafür aufgewendeten Ressourcen sind im internationalen Vergleich minimal. In ganz Europa werden etwa 5% der weltweiten Mittel für Suchtforschung aufgebracht im Vergleich zu 95% in den USA (im Jahre 2001 ca. 1,5 Milliarden Dollar).
- Die Ausbildung in den verschiedenen Berufsgruppen ist in diesem Verhältnis uneinheitlich, und viele Beschäftigte haben im Bereich der Suchttherapie überhaupt keine systematische Fort-, Weiter- oder Ausbildung.

11.2 Wie sehen vor diesem Hintergrund die Voraussetzungen für die Entwicklung des Hilfesystems sowie die Grundannahmen aus?

Störungsbedingte Anforderungen an das Hilfesystem. Die Angemessenheit eines therapeutischen Angebots und die Beurteilung des Erfolgs von Interventionen ergeben sich ganz wesentlich aus der Art der Störung. Die Bedürfnisse eines Tumorpatienten sind anders als die eines Unfallopfers, die eines Diabetikers anders als die eines Depressiven. Welchen wichtigen störungsspezifischen Aspekten muss sich das heutige Versorgungssystem Suchtkranker also stellen?

Chronischer Prozess. Sucht verläuft in der Regel chronisch. Es kommt zu Rückfällen und Krisen, verbunden mit Phasen der Stabilität. Der langfristige Verlauf wird stark vom Ausmaß angemessener Hilfe bestimmt und ist im Ergebnis vergleichbar mit den Resultaten der Behandlung anderer chronischer Erkrankungen – wie Diabetes, Asthma und Hypertonie (Antons et al. 1987).

Nicht nur ein einziges Problem. Die Mehrheit der Suchtpatienten weist sowohl andere somatische als auch andere psychische Störungen auf. Komorbidität ist die Regel und nicht die Ausnahme. Im Verlauf treten immer wieder Situationen mit einer extremen Bedrohung der körperlichen oder psychischen Unversehrtheit auf. Suizidalität, hochriskante Konsummuster, Unfälle und anderes begründen eine deutlich höhere Sterblichkeit, gerade bei chronisch Abhängigen.

11.3 Erfolgreiche Behandlung ist möglich

Die Möglichkeiten einer effektiven Suchtbehandlung sind enorm gewachsen. Im Rahmen eines angemessenen Behandlungssettings und einer innovativen Behandlungsstrategie sind die Erfolge der Suchtbehandlung im Vergleich zu anderen vergleichbaren Erkrankungen gut. Zusammenfassend ergeben sich also wichtige Eckpunkte und Anforderungen, die sich in konkreten Entwicklungstrends im Versorgungssystems der nächsten Jahre, im Sinne von Herausforderungen, zusammenfassen lassen.

11.4 Differenzierung der Indikation – Differenzierung der Ziele

Mit der Zunahme von Interventionsmöglichkeiten und auf der Grundlage einer in vielen Studien nachgewiesenen Multimorbidität wird sich in den nächsten Jahren viel schärfer die Frage der differenziellen Indikation für unterschiedliche therapeutische Strategien stellen. Es geht nicht mehr nur um das Erreichen von Abstinenz, sondern im Sinne der WHO-Zielhierarchien um ein profundes Sicherstellen von Risikominimierung, gesundheitlicher Stabilisierung und darüber hinausgehender Behandlung psychischer Störung und körperlicher Erkrankungen im Rahmen einer Abstinenz. Für diese differenzielle Indikationsstellung ist ein normativer Forschungsaufwand notwendig, für den in Europa erst eine Infrastruktur aufgebaut werden muss. Aber um auch die knapper werdenden Ressourcen effektiv im Sinne von rationalisierten Zielen einsetzen zu können, muss untersucht werden, welche Patienten von welchen Interventionen am meisten profitieren. Ein gutes Beispiel dafür ist die Substitutionsbehandlung: Je mehr pragmatische Begrenztheit wegfällt und je mehr allein die gesundheitlichen Effekte von Balanceansätzen zählen, umso mehr ist es notwendig, Kriterien für mögliche Interventionen im Sinne von Protektoren zu untersuchen.

Diagnostik. Dazu gehört natürlich auch ein höherer Stellenwert von systematischer, standardisierter Diagnostik, die in den meisten Suchthilfeeinrichtungen eher unterentwickelt ist. Bei dieser Diagnostik geht es sowohl um die Deskription der Konsummuster und des Konsumverhaltens als auch um die genaue Einordnung von psychischen Störungen oder konsumkorrelierten körperlichen Erkrankungen. Wie soll es sonst auch bei der Überprüfung der therapeutischen Effektivität möglich sein, Veränderungen zu messen? Wie soll es möglich sein, ohne verlaufsorientierte und zielorientierte Diagnostik eine differenzielle Therapieplanung und -erfolgskontrolle durchzuführen?

11.5 Ambulante Versorgung

Betrachtet man die Gesamtversorgung Suchtkranker, so setzen die meisten Interventionen sehr spät im Verlauf ein. Das gesamte therapeutische System beschäftigt sich überwiegend mit dem Management von Komplikationen und Spätfolgen. Bezüglich des suchttherapeutischen Angebots im engeren Sinne hat es zwar in den letzten Jahren eine Verschiebung in Richtung einer Verstärkung ambulanter Angebote und der Einführung einiger Tageskliniken gegeben – gemessen am Ressourcenaufwand ist aber der stationäre Anteil an der Versorgung in vielerlei Hinsicht noch der größte (Wienberg 2002). Bis vor kurzer Zeit war für die Kostenträger der Rentenversicherung die Substitutionsbehandlung ein Ausschlussgrund für die Aufnahme Drogenabhängiger in stationäre Psychotherapie- oder Rehabilitationsprogramme.

Neudefinition. Wahrscheinlich wird schon aus ökonomischen Gründen in den nächsten Jahren eine Neudefinition des Behandlungsanteils stationärer Suchttherapie erfolgen. Es ist zu erwarten, dass sich eine intensive Diskussion um die Behandlungssettings entwickelt; der unsinnige Streit um die Einrichtung von Tageskliniken sowie deren Finanzierung wird dann hoffentlich immer mehr als Anachronismus erscheinen. Ambulantisierung muss aber auch bedeuten, die kontinuierliche und frühzeitige suchtmedizinische Grundversorgung im Rahmen des hausärztlichen Betreuungsangebots neu zu organisieren und mit anderen Angeboten der Suchthilfe zu verbinden – in diesem Rahmen sicher die sozialmedizinisch und suchtmedizinisch bedeutsamste Aufgabe.

Integration. Bei diesen Prozessen müssen sowohl die Institutionen und Vertreter der ambulanten Suchttherapie und Suchtmedizin eine aktive und gestalterische Rolle übernehmen als auch die Prozesse der systematischen Evaluation, Qualitätssicherung und Therapieforschung. Wie in anderen Bereichen in der Medizin ist die bessere Vernetzung der verschiedenen Behandlungssettings durch Integration einzelner Träger die beste Möglichkeit zur Überwindung des Grabens zwischen stationärer und ambulanter Versorgung.

11.6 Neudefinition der stationären Suchttherapie

Als andere Seite des Prozesses muss der Beitrag im stationären und teilstationären Bereich neu definiert werden, orientiert an den differenziellen Bedürfnissen der Betroffenen. Am Anfang dieser Diskussion steht die Frage, welchen Beitrag die Psychiatrie, die Allgemeinmedizin und die klassische Suchtkrankenhilfe mit Entwöhnungsbehandlung leisten sollen.

Was ist das zukünftige Ziel stationärer Behandlungen? Weder der Abbau von Behandlungsressourcen im stationären Bereich noch die reine Kürzung von Behandlungszeiten ist für die Betroffenen von Nutzen. Die Mittel in diesem Bereich sind für eine qualifizierte Suchttherapie dringend nötig, die aber im Sinne einer effektiveren Breitenwirkung neuer innovativer und integrierter Therapieangebote nutzbar gemacht werden müssen. In diesem Prozess werden die Träger der stationären Suchtkrankenhilfe sowie der Allgemeinmedizin entweder einen gestalterischen Prozess einschließlich verschiedener Modellvorhaben in Gang setzen müssen oder aber erheblich an Kapazität verlieren. Geht man von einem langfristig chronischen Prozess aus, bei dem zu einem früheren Zeitpunkt effektiv interveniert werden soll, so stellen sich auch Belange der Rehabilitation, der Krisenintervention und der Rückfallintervention in einem ganz anderen Zusammenhang dar. Sowohl die Interventionsstrategien als auch die Behandlungssettings und die Therapieziele sind in dem jetzigen System weitgehend an der Logik akuter und in solcher Form auch begrenzter „Krankheitsbilder" orientiert, die den Prozess der Sucht nicht angemessen abbilden!

11.7 Standardisierung und Qualitätssicherung

Die Dokumentation ist in vielen Bereichen der Medizin oder der Psychologie so schwach entwickelt, dass sie kaum eine Vergleichbarkeit oder eine Prozesskontrolle zulässt. In den letzten Jahren hat es in einigen Bereichen der Bundesrepublik Deutschland zumindest das Bemühen um die Einführung von Dokumentationsstandards und klinisch begleitenden Dokumentationssystemen gegeben, die sich aber alle noch in einem Anfangsstadium befinden. Über Qualitätssicherung wird wesentlich mehr diskutiert, und hier spielt auch der Bereich der Suchtkrankenhilfe eine aktive Rolle. Trotzdem ist das Ausmaß an Standardisierung mit klaren Erfolgserwartungen und Erfolgsmessung verbunden. Ein hervorragendes Beispiel dafür, wie dies auch anders ablaufen kann, ist der Bereich der stationären Rehabilitation, in dem sehr erfolgreich ein mehrteiliges System der Qualitätssicherung eingeführt wurde. Wenn man nicht nur einfach der Ökonomie die Steuerung überlässt, gibt es gar keine Alternative zu verstärkter Prozessdokumentation, Qualitätssicherung und auch Standardisierung von Abläufen auf der Grundlage systematischer Therapieformen.

Trifft nur ein Teil der systematischen Spekulationen in diesem Kapitel zu, so stehen das gesamte Suchthilfesystem und die Suchtmedizin mit ihren institutionellen fachlichen Trägern vor bewegten Zeiten, die fachlich gestaltet werden müssen.

11.8 Literatur

Antons K, Antons-Brandi V, et al. Ein Modell für das Entstehen von süchtigem Alkoholismus. In: Antons K, Schulz W, Hrsg. Normales Trinken und Suchtentwicklung. 1987:245–53.

Vogt I, Scheerer S. Drogengebrauch. In: Scheerer S, Vogt I, Hrsg. Drogen und Drogenpolitik: Ein Handbuch. Frankfurt: Campus; 1987:5–29.

Wienberg G. Die vergessene Mehrheit. Bonn: Psychiatrie-Verlag; 2002.

Sachverzeichnis

A

Abhängigkeit 13f
- Analgetika 30
- Appetitzügler 30
- Definition 2
- Kriterien, diagnostische 25
- Psychostimulanzien 30
- Screeningverfahren 18
- Therapie, Zielhierarchie 36
Abhängigkeitserkrankung, Wandel 139
Abhängigkeitssyndrom, ICD-10-Klassifikation 16
Ablehnungstraining 7f
Abstinenz 35
Abstinenzparadigma 35f
Addiction Severity Index 20f
Alkohol 26ff
- Entgiftung 51ff
- – Therapieansätze 53ff
- Gewalt 139
- Nikotinkonsum 28
- Schwangerschaft 130
- Screeningverfahren, biochemische 19
Alkoholdelir 52
Alkoholentzug, Therapieansatz, individueller 56
Alkoholentzugssyndrom 51f
- Behandlungsvorschläge 56
- Symptome 52
Alkoholfolgeschäden 27
Alkoholintoxikation 121f
- Patient, bewusstloser 122
- Stadien 121f
Alkoholsyndrom, fetales 129
Ältere, Selbsthilfe 96
Ambulanz
- Suchttherapie, ambulante 95
- Versorgung 154f
Amphetaminintoxikation 126
- Symptome 125
Analgetikaabhängigkeit 30
Angehörige
- Entzugsbehandlung 69f
- Selbsthilfegruppen 96
Anonyme Alkoholiker 95f
Appetitzügler 30
Arzneimittelabhängigkeit 29f
Ärzte, niedergelassene, Suchttherapie, ambulante 93f

B

Basler Drogen- und Alkoholfragebogen (BDA) 18
Behandlung, integrative 111
Behandlungsbedürftigkeit 9
Behandlungsmodell, integratives 113f
Benzodiazepine 56ff
- Alkoholentzug 53f
- Entgiftung 58f
- Screeningverfahren, biochemische 19
Benzodiazepinentzugsschema, Vorschlag 59
Benzodiazepinentzugssyndrom 57f
Beratung, motivierende 97f
Beratungsstelle 90ff
- besondere 95
Betablocker 55
Betreuungsteam, Komorbidität, psychiatrische 111
Bewältigungsstrategie 68
Blaues Kreuz 95
Buprenorphin
- Opiatentzug 60
- Substitution 85f
Butyrophenone 55

C

CAGE-Screeningverfahren 18
Cannabinoide, Missbrauch 31
Cannabis
- Schwangerschaft 131
- Screeningverfahren, biochemische 19
Cannabisintoxikation 123f
Carbamazepin 54
Case Management
- – Komorbidität, psychiatrische 111ff
- – Suchttherapie, ambulante 97
Checklisten 19
Clomethiazol 53f

Clonidin
- Alkoholentzug 55
- Opiatentzug 60
Codein 84f

D

Delirium tremens 52
Deutscher Guttempler Orden 95
Devianz 7
Dextro-Levo-Methadon 83
Diagnostik
- Anforderungen, neue 154
- Komorbidität, psychiatrische 108ff
- suchtspezifische 11f
- Suchttherapie, ambulante 91f
Diagnostikinstrumente 17ff
Doxepin 61
Drogen
- Definition 12f
- illegale, Missbrauch 31f
Drogenabhängigkeit 31f
Drogenaffinitätsstudie 25
Drogenkarriere 6ff
Drogenkonsumräume 46ff
- Effektivität 49
Drogenscreening 51
- bei Haft 140f
DSM-IV-Klassifikation 14ff
Dysphorie 109

E

EBIS 25
Eigenschutz 120
Einzelberatung, versus Gruppenberatung 98
Einzeltherapie, Entwöhnungsbehandlung 64f
Empowerment, Suchttherapie, ambulante 92
Entgiftung 51ff
- Schwangere 131f
Entwicklungsrückstand, motorischer 130
Entwöhnung
- bei Haft 141
- Schwangere 131f
Entwöhnungsbehandlung 62ff

Entzug
– bei Haft 141
– Problemanalyse 67
Erstgespräch, Suchtberatung 91
Expositionsübungen 68

F

Fachdisziplinen, Suchtforschung
  149
Familie
– und Sucht 71 ff
Familienbrett 78
Familienmuster 72
Familienskulptur 79
Familientypen 72 f
Fortbildung, Suchttherapie, ambu-
  lante 99
Frauen, Suchtbehandlung 141
Freundeskreis für Suchtkranken-
  hilfe 95
Funktionalität 3 ff
– individuelle 4 f
– Konstrukt 5
– und Kultur 4

G

GABA-Funktionssystem 56 f
Gebrauch (s. auch Konsum)
– schädlicher 13 ff
– – Kriterien, diagnostische 25
Gefängnis 138 ff
– Problembereich, psychiatrischer
  141
Gelegenheitskonsum 47
Genogramm 79 f
Geschwisterrolle, Suchtfamilie 74 f
Gesundheitssystemforschung 143 ff
Gewalt, und Alkohol 139
Gruppenberatung, versus Einzel-
  beratung 98
Gruppengröße, Entwöhnungs-
  behandlung 64
Gruppentherapie 63 f
Gruppenwirkfaktoren 98

H

Haft 138 f
Halluzinogene
– Intoxikation 126
– Missbrauch 31
Harm Reduction 39 ff
– – Effektivität 48
– – Grenzen 50
– – Konsummuster 40
– – Motivation 40
– – Umsetzung 41 ff
– – Veränderungsbereitschaft 40

– – Ziele 50
– – Zugang zu Drogenhilfesystem
  39 f
Hausärzte, Suchttherapie, ambu-
  lante 93 f
Heroin
– Schwangerschaft 130
– Screeningverfahren, biochemi-
  sche 19
– Substitution 87 ff
Heroinabhängigkeit, Kosten 146
Hilfe
– ambulante 89 f
– betriebliche 94 f
Hilfebedürftigkeit 9
HIV-Infektion, Bedeutung, sozio-
  ökonomische 146
γ-Hydroxybuttersäure 55
Hypnotika, Missbrauch 29 f

I

ICD-10-Klassifikation 14 ff
Indikation, Differenzierung 154
Individualisierungsproblem 74
Infektionsprophylaxe 42 ff
– Drogenkonsumräume 46 f
– Grenzen 48 f
Infektionsrisiko 42
Infektionsverbreitung 45
Informationsvermittlung
– Entzugsbehandlung 66
– Suchttherapie, ambulante 92
Injektionsrisiken 44
Injektionszubehör, Nutzung,
  gemeinsame 49
Interventionen, verhaltensthera-
  peutische 65 ff
Interventionsforschung 150 f
Interview
– halbstrukturiertes 19
– klinisches 19
– standardisiertes 20
– strukturiertes 19 f
Intoxikation 119
– Notfall, psychiatrischer 120
Inzidenz 23

J

Jugendliche, Sucht 133

K

Kinder
– Belastungstoleranz 74
– Rollenmuster 75
– Selbsthilfegruppen 96
– Sucht 133
– Suchtfamilie 3 ff

– Suchtproblematik 130 f
„Kindling-Phänomen" 52
Klassifikationssysteme 14 ff
Ko-Abhängigkeit 76 f
Kokain
– Schwangerschaft 130
– – Folgeschäden 131
– Screeningverfahren, biochemi-
  sche 19
Kokainintoxikation 124 f
Kommunikation, Drogenkonsum-
  räume 47
Komorbidität
– Alkohol 28
– Drogenabhängigkeit 31 f
– Forschungsgebiete 150
– Nikotin 29
– psychiatrische
– – Benzodiazepine 58
– – bei Sucht 114 f
– – Suchterkrankung 105 ff
– Störung
– – jugendpsychiatrische 133
– – kinderpsychiatrische 133
Komorbiditätsmodelle 105
Komorbiditätsprinzip 14
Komplikation
– Amphetaminintoxikation 126
– Cannabisintoxikation 124
– Halluzinogen-Intoxikation
  126
– Opioidintoxikation 123
– Kokainintoxikation 125
Konfrontationsstrategie, motivie-
  rende 66
Konsum 4 f
– kontrollierter 35, 62
– schädlicher 12
Konsumformen 47 f
Konsummuster 40
Kontaktanbahnung 91
Kontrollverlust 8 f
Kosten, Heroinabhängigkeit 146
Kosten-Nutzen-Analyse, Suchthilfe
  145
Kostenträger, Suchtberatung 91
Krampfanfall, generalisierter 53
Kreuzbund e.V. 95
Krisenplanerstellung 68 f

L

LAAM (Levoalphaacetylmethadol)
  60
Lebensqualität, Verbesserung 37
Lebenszeitprävalenz, Störungen,
  komorbide psychische 106
– nach ICD-10 107
Levomethadon 61
Lübecker Alkoholismus Screening
  Test (LAST) 18
Lysergsäurediethylamid (LSD)

– Intoxikation 126
– Schwangerschaft 131

M

Medikamente
– Alkoholentzug 53 ff
– missbräuchlich verwendete 29 f
Medikamentenabhängigkeit vom
  Morphintyp 60
Medikamententherapie, Networ-
  king, Suchttherapie, ambulante
  97
Methadon
– Opiatentzug 60
– Substitution 83 f
Michigan Alcoholism Screening
  Test (MAST) 18
Mikrozensuserhebung 25
Missbrauch 13
Missbrauchsdefinitionen 15
Modellbildung
– interdisziplinäre 8 ff
– klinisch-psychiatrische 3 ff
– sozialwissenschaftliche 6 ff
Modelle, Suchtforschung 1 ff
Monitoring, Komorbidität, psychia-
  trische, bei Sucht 112
Morphin, Substitution 86 f
Mortalität 145
Motivational Interviewing 97 f
Motivationsaufbau 66
Motivierungsprogramm, gruppen-
  therapeutisches, von Petry 63
Multiaxiale Systeme 14
Münchner Alkoholismus Test
  (MALT) 18
Myokardinfarkt, kokaininduzierter
  125

N

Naltrexon 60 f
Narkotika 130
Networking, Medikamenten-
  therapie 97
Netzwerk für Hausärzte 93 f
Neurobiologie 2 f
– Forschung 150
Nikotin 28 f
– Suchtpotenzial 29
Notfall
– psychiatrischer, Intoxikation 120
– Suchtbehandlung 119 ff
Notfallplanerstellung 68 f
Notfallprophylaxe 46
Notfallsyndrome 124
Notfalltherapie, präklinische
– – Cannabisintoxikation 123
– – Halluzinogen-Intoxikation
    126

– – Kokainintoxikation 125
– – Opioidintoxikation 122 f

O

Obdachlosigkeit 135 ff
Opiatabhängigkeit
– Bedeutung 59
– Kombination mit psychotropen
  Substanzen 61
– Lebenszeitprävalenz bei Störun-
  gen, komorbiden psychischen
  106
Opiatabstinenzsyndrom, neo-
  natales 131
Opiatantagonisten 60 f
Opiate, Entgiftung 59 ff
Opiatentzug 61
Opiatentzugssyndrom 60
Opioide, Missbrauch 31
Opioidintoxikation 122 f
Opioidrezeptoren 59
Orientierungshilfe, Suchttherapie,
  ambulante 92

P

Partnerschaft, und Sucht 75 f
Patient, bewusstloser, Alkohol-
  intoxikation 122
Patient-Therapeut-Beziehung 65
Peer Group, Komorbidität, psychia-
  trische 112
Pharmakologie, Forschung 150
Phenzyklidin (PCP) 126
Prävalenz 25
– Arzneimittelabhängige 29
– in Haft 138
– Komorbidität, psychiatrische
  105 f
– Obdachlosigkeit 136
– Störungen, psychiatrische, Allge-
  meinbevölkerung 107 ff
Prävention
– Arzneimittelabhängige 30
– Obdachlosigkeit 137 f
– Überdosierung 45
Problemlösetraining 68
Prostitution 133 ff
Psychostimulanzien 30
Psychotherapie
– Benzodiazepinentzug 59
– stationäre, Entwöhnungs-
  behandlung 62 ff

Q

Qualitätssicherung, Suchttherapie,
  ambulante 93, 99

R

Realitätsbewältigung 9
Rebound 57
Rehabilitation, Komorbidität,
  psychiatrische 112
Relapse
– Benzodiazepine 58
– Bedeutung, sozioökonomische
  146
Ressourcenförderung 66
Ressourcenorientierung 92
Rezeptor-Down-Regulation 57
Risikofaktoren
– Komorbidität, psychiatrische
  108 ff
– Sucht bei Kindern 133
Rückfall
– Benzodiazepine 58
– Bedeutung, sozioökonomische
  146
Rückfallmanagement 69
Rückfallprävention 65

S

Safer-Use-Beratung 43 f
– Effektivität 49
Schwangere, Betreuung 131
Schwangerschaft 129 ff
Screening, Komorbidität, psychia-
  trische 110
Screeningtests 18 f
Screeningverfahren, biochemische
  19
Sedativa, Missbrauch 29 f
Selbstbeobachtungsprotokoll 67
Selbstbestimmung 3
Selbsthilfe am Arbeitsplatz 96
Selbsthilfegruppen 95 ff
– familienorientierte 96
– Komorbidität, psychiatrische 112
Selbsthilfeinitiative JES 96
Selbstkontrollstrategien 45 f
Selbstmedikation 3
Selbstmedikationshypothese 105
Selbstregulation 3
– Scheitern 2
Settingauswahl, Komorbidität,
  psychiatrische 112
Skalenfragen 82
Soziales
– Alkoholkonsum 28
– Gefängnis 140
– Materialisierung 3
Sozioökonomischer Status 109
Spritzenentsorgung, sachgerechte
  43
Spritzentauschprogramme 42 ff
– Effektivität 48
Stigmatisierung
– Komorbidität, psychiatrische 113

Stigmatisierung, Vermeidung 142
Stimulanzien, Missbrauch 31
Stress 3
Substanzabhängigkeit, DSM-IV-
  Klassifikation 16
Substanzen
– erlaubte, Drogenkonsumräume
  47f
– psychotrope
– – Daten, epidemiologische 26ff
– – Störungen 16f
– – – Epidemiologie 23ff
– – – Erhebungsmethoden 24ff
Substanzmissbrauch 15
– Kosten, soziale 145f
Substitution 82ff
Substitutionsbehandlung 47
Substitutionsforschung 150
Suchhilfesystem
– Qualitätssicherung 155f
– Standardisierung 155f
Sucht
– Erkrankung, chronische 144
– und Familie 71ff
– Klassifikationen 14ff
– Komorbidität, psychiatrische
  105ff
– und Konsum 4
– Lebensprinzip, organisiertes 5
– Mechanismen, neurobiologische
  2f
– und Partnerschaft 75f
– Perspektive, systemische 71ff
– Prozess, chronischer 1
– Risikokonstellation 9
– und Strafe 1f
– Syndrom, psychopathologisches
  9
Suchtbehandlung
– Aspekte, frauenspezifische 141
– erfolgreiche, Möglichkeit 154
– Notfälle 119ff
Suchtberatung 89ff
Suchtberatungsstelle 90f
Suchtdefinition, Probleme 4
Suchtdiagnostik 11ff
– Instrumente 17ff
Suchtfamilie
– Definition 72
– Intervention, therapeutische 77ff

– Kinder 73ff
– Rollenmuster von Kindern 75
Suchtforschung
– Bewertung 151
– Entwicklung, aktuelle 149ff
– epidemiologische 149f
– Fachdisziplinen 149
– Modellbildung 1ff
– psychiatrische 150
Suchthilfe
– Aufgaben 143f
– Defizite, bestehende 147
– Erfolgskriterien 144
– Erreichungsquote 145
– Gesundheitssystemforschung
  143ff
– Haltequote 145
– Mortalität 145
– Optimierungsansätze 146
– sozioökonomische Bedeutung
  145ff
– Versorgung, bedarfsgerechte 144
– Wirksamkeit 145
– Ziele, Differenzierung 154
Suchthilfesystem
– aktuelles, Rahmenbedingungen
  153
– Anforderungen
– – neue 153ff
– – störungsbedingte 154
– Evaluation 144f
– Modelle 143
– Struktur 143f
Suchtkranke, Erreichen 153
Suchtkrankenhilfe, Schwerpunkte
  91
Suchtmittel
– Definition 12f
– Haft 140
Suchttherapie
– ambulante 89ff
– – Ärzte, niedergelassen 93f
– – Behandlungsansätze 98f
– – Beratungsstellen 90f
– – Hilfesysteme 89f
– Behandlungsziele 37f
– bei Haft 140f
– Schwangerschaft 129ff
– stationäre, Neudefinition 155
– Ziele 35ff

Suizidversuche 119
Supervision 99

T

Tagebuch, Entzugsbehandlung 67
Therapie
– antipsychotische 113
– integrative 111
– Komorbidität, psychiatrische
  110ff
– medikamentöse, Komorbidität,
  psychiatrische 113
– bei Obdachlosigkeit 137
Therapieabbruch, Bedeutung,
  sozioökonomische 146
Therapiecompliance 112f
Tranquillanzien, Missbrauch 29f
Trinken, kontrolliertes 36
Trinkprotokoll, Entzugsbehandlung
  67

U

Überdosierung, Prävention 45
Übergangseinrichtung 95

V

Venenverhältnisse 120
Verbraucherzahlen 25f
Verhaltensweisen, alternative 66f
Verlaufsindikatoren, Komorbidität,
  psychiatrische 108ff
Vermeidungsstrategie 68
Versorgung, ambulante 154f
Vulnerabilitäts-Stress-Modell 109f

W

Weitervermittlung, Suchttherapie,
  ambulante 92
Wohnungsangelegenheiten, Komorbidität, psychiatrische 112
Wunderfrage 81f

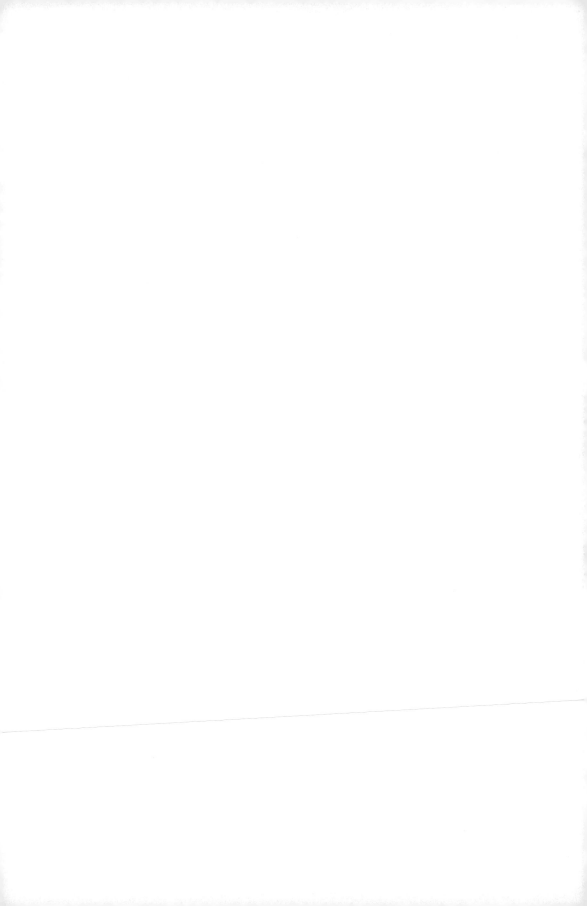